AF357665

T f³
16

T 232 f.
13

MÉDECINE

LÉGALE.

Cinq exemplaires de cet ouvrage ont été déposés pour servir de titre à l'auteur d'après la loi ; en conséquence, ceux qui ne seraient pas revêtus de la signature du libraire seront regardés comme contrefaits et les contrefacteurs poursuivis.

MOREAU, IMPRIMEUR, RUE MONTMARTRE, N. 39.

RECUEIL

DE

MÉMOIRES,

CONSULTATIONS ET RAPPORTS

SUR DIVERS OBJETS

DE MÉDECINE LÉGALE;

Par M. F. CHAUSSIER,

CHEVALIER DE SAINT-MICHEL ET DE LA LÉGION-D'HONNEUR PROFESSEUR A LA FACULTÉ DE MÉDECINE, MÉDECIN EN CHEF DE LA MATERNITÉ, MEMBRE DE L'INSTITUT ET DE L'ACADÉMIE ROYALE DE MÉDECINE, etc.

Sontibus undè tremor, civibus indè salus.

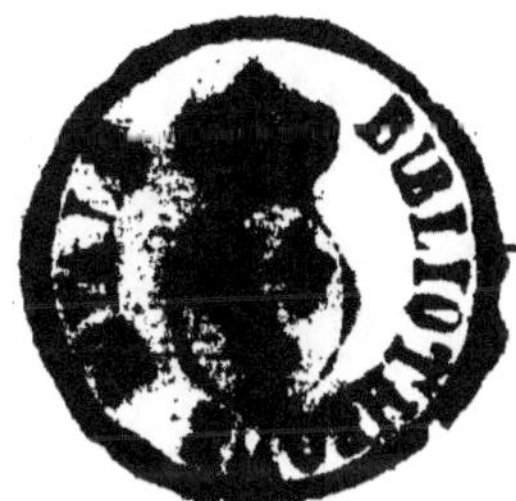

PARIS,

TH. BARROIS, LIBRAIRE, RUE HAUTEFEUILLE.

COMPERE JEUNE, LIBRAIRE,

RUE DE L'ÉCOLE DE MÉDECINE, N°. 8.

1824.

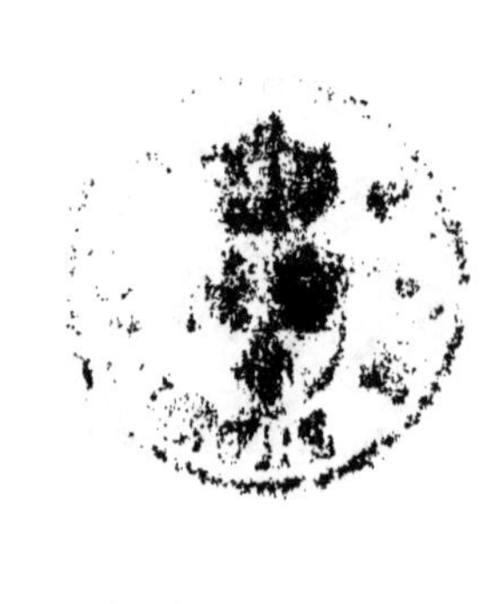

RAPPORT

FAIT A L'INSTITUT DE FRANCE,

CLASSE DES SCIENCES PHYSIQUES ET MATHÉMATIQUES.

Paris, le 26 février 1816.

LE secrétaire perpétuel pour les sciences naturelles certifie que ce qui suit est extrait du procès-verbal de la séance du lundi 26 février 1816.

Nous avons été chargés de rendre compte d'un ouvrage que M. Chaussier est sur le point de publier et qu'il a présenté à la Classe des sciences physiques et mathématiques. Cet ouvrage est intitulé : Recueil de Mémoires, Consultations et Rapports sur divers objets de Médecine légale, avec cette épigraphe remarquable : *Sontibus undè tremor, civibus indè salus.*

Ce Recueil, destiné à l'instruction des médecins qui sont appelés à faire des rapports en justice, est partagé en trois parties.

Dans la première, M. Chaussier présente des considérations sur la manière de procéder à l'ouverture des cadavres, spécialement dans les cas de visite judiciaire.

Dans la deuxième, il réunit plusieurs rapports faits en justice sur des cas remarquables ou célèbres, auxquels il joint des observations et des remarques sur les omissions, les erreurs, les négligences, les obscurités, les vices de rédaction ou de raisonnement qui s'y rencontrent parfois.

Dans le troisième, M. Chaussier présente des considérations médico-légales sur l'ecchymose, la sugillation, la contusion et les meurtrissures.

a.

La manière d'ouvrir les cadavres est, non-seulement
pour les recherche anatomiques, mais encore pour les
rapports judiciaires, d'une importance très-grande ; elle
est également digne de beaucoup d'attention pour déterminer les désordres occasionés par les maladies, et
établir les fondemens de l'anatomie pathologique. Beaucoup d'erreurs sont produites par la mauvaise manière
d'y procéder. Les articles consacrés à cet objet, dans la
première partie du Recueil de M. Chaussier, renferment
des observations bien importantes ; surtout sur la manière d'ouvrir la tête dans divers cas, et de mettre à
découvert diverses régions de l'encéphale et de son prolongement dans la colonne épinière ; sur la méthode
d'ouvrir le thorax, l'abdomen, la cavité pelvienne ; sur
la manière d'ouvrir les fœtus et les enfans nouveaux-
nés ; enfin sur l'ouverture des corps des animaux domestiques. Une foule d'attentions généralement négligées,
un grand nombre d'observations et de remarques essentielles sous les rapports de la science et de l'art, et
sous celui de l'intérêt de la société, sont réunies dans
cette première partie.

Nous y remarquerons particulièrement l'observation
de M. Chaussier sur la nécessité, dans les ouvertures
faites pour servir à des rapports judiciaires, de ne pas
se borner à l'examen des cavités et des organes qui paraissent spécialement intéressés dans le cas qui fait la
matière de l'enquête, mais de rechercher souvent l'état
des autres cavités, qui quelquefois recèlent des causes de
mort qu'on a souvent rapportées faussement aux seules
lésions dont on cherchait la trace. On y voit aussi une
remarque bien intéressante sur les matières rejetées dans
certains cas par la bouche et trouvées dans les voies
aériennes, et qui, tirant leur origine de l'estomac, n'ont
pu pénétrer qu'après la mort dans les organes de la respiration.

La seconde partie est spécialement intéressante pour

(vij)

l'ordre social et pour la découverte des crimes, ainsi que pour la défense de l'innocence soupçonnée ou faussement accusée. Presque tous les rapports que M. Chaussier a réunis dans cette partie, et qu'il a empruntés à divers auteurs, depuis Paré jusqu'à nos jours, sont sujets à quelques reproches; mais c'est justement par l'analyse de ces erreurs qu'il donne les meilleurs préceptes pour la rectification des rapports judiciaires. Cet art d'instruire par l'exemple des fautes est bien supérieur pour l'utilité à celui qui se borne à montrer seulement la voie, sans indiquer les fausses routes qui conduisent à l'erreur. Les rapports réunis dans cette partie ont pour objet des assassinats, des empoisonnemens vérifiés ou démentis, des suspensions ou des submissions opérées après la mort, des plaies faites dans des rixes, des désordres occasionés par des maladies ou faussement attribués à des violences ou à des empoisonnemens, des suicides vrais ou supposés par strangulation, par poison, etc. La curiosité s'arrêtera sans doute sur les procès-verbaux d'ouverture des corps de Charles IX, de Henri III, de Henri IV, de Mirabeau, de Pichegru, du général Hoche; mais l'homme qui cherche l'instruction sera arrêté par les remarques que l'auteur fait (page 318) sur l'influence que les nerfs accessoires des organes des sens exercent, indépendamment du nerf propre de la sensation sur les fonctions de ces organes, spécialement dans les lésions portées sur l'œil; il y remarquera les vues très-étendues de l'auteur sur les fonctions des nerfs, sur les nerfs et les vaisseaux des vaisseaux, ainsi que sur les nerfs des nerfs, *nervi nervorum*. L'homme sensible lira encore avec plaisir les réflexions de M. Chaussier sur la réserve avec laquelle, dans les expériences physiologiques, on doit éviter de prodiguer sans nécessité la vie, et de multiplier sans utilité les souffrances des animaux soumis à ces douloureuses épreuves.

Dans la troisième partie, les discussions sur les ec—chymoses, les sugillations, les contusions et les meur-trissures. paraîtront d'un intérêt réel à ceux qui conce-vront à quel point un mot mal employé et portant un sens faux, peut influer sur des jugemens qui intéressent l'honneur et la vie des citoyens.

En général, on peut dire que le Recueil que présente M. Chaussier est comblé d'instruction, qu'il est remar-quable par l'importance des recherches, la sagacité des raisonnemens, la précision du discours; qu'il est presque partout intéressant, et pour la science anatomique, et pour l'art du médecin, et pour l'intérêt de la société, dans les questions criminelles les plus ambiguës. Et si quelques personnes étaient tentées de regarder comme minutieuses quelques-unes des remarques de l'auteur sur la nomenclature et les expressions vulgaire-ment adoptées, qu'elles songent que les expressions équivoques et vicieuses donnent naissance aux idées fausses; combien les idées fausses nuisent aux sciences positives; combien elles deviennent préjudiciables, quand elles s'appliquent à la médecine et à toutes les sciences qui y ont quelque rapport.

Nous sommes d'avis que ce Recueil mérite les éloges de la Classe.

Signé PERCY.

HALLÉ, rapporteur.

La Classe approuve le rapport et en adopte les conclusions.

Certifié conforme à l'original,

Le secrétaire perpétuel, conseiller d'état,
chevalier de la Légion-d'Honneur,

G. CUVIER.

PRÉFACE.

Cʜᴀʀɢé, dès les premiers temps de mon établissement et de ma pratique médicale , de faire les visites et
rapports juridiques à Dijon et dans toute l'étendue de son
arrondissement , consulté de temps en temps sur des accusations d'infanticide , de meurtre , ou autre cas de
blessures et de violences qui étaient soumis aux tribunaux , je reconnus bientôt que , malgré toutes mes
études , mon assiduité à suivre le cours des professeurs
les plus célèbres , et les visites cliniques des plus grands
maîtres , il me restait encore beaucoup à apprendre
pour bien remplir les nouvelles fonctions qui m'étaient
confiées. En effet, à cette époque, la médecine légale ,
cultivée avec soin en Allemagne , était négligée et
presque entièrement abandonnée en France ; elle ne consistait guère que dans quelques formules bannales pour
les rapports , qui toujours étaient rédigés sans ordre ,
d'une manière vicieuse , incomplète et même obscure ;
car depuis *Ambroise* Pᴀʀé, qui, en 1561 , publia le
premier traité des rapports , et consigna dans ses divers
écrits les préceptes les plus importans sur différens points

a.

de la médecine légale , et depuis ses disciples , *Jacques* Guillemeau , *Pierre* Pigray et *Severin* Pineau , qui y ajoutèrent quelques observations , il n'avait paru en France d'autre livre sur cette branche si importante de l'art que le petit volume de *René* Gendry , intitulé les Moyens de bien rapporter à justice, en 1650 ; celui de *Nicolas* de Blegny , imprimé à Lyon en 1684 , sous le titre de Doctrine des rapports de chirurgie ; en 1703, l'Art de faire les rapports en chirurgie, par Devaux , qui fut réimprimé en 1727 et 1743 ; enfin , en 1753, le petit volume publié par Prévost , sous le titre de Principes de jurisprudence sur les visites et rapports judiciaires. A ce petit nombre de traités on doit ajouter que de temps en temps il paraissait des Mémoires ou Consultations médicales rédigés par les médecins ou chirurgiens les plus célèbres , dans plusieurs procès importans qui fixaient l'attention publique : on trouve aussi dans l'Encyclopédie plusieurs articles du plus haut intérêt sur la médecine légale. Mais les livres élémentaires et les traités complets sur cette branche de l'art manquaient entièrement ; nulle part il n'en existait aucun enseignement public ou particulier. Seulement le célèbre Louis interrompait par fois ses leçons de physiologie pour traiter quelques questions particulières de médecine légale , et faire connaître aux étudians les différens cas sur lesquels il était consulté. Je me livrai donc à une étude spéciale de cette branche de la médecine ; je fis un grand nombre de recherches et d'expériences , et dans une séance publique de l'académie de Dijon, en 1789 , je lus un Mémoire qui, peu de temps après , fut imprimé et publié sous le titre d'Observations chirurgico-légales sur un point important de la jurisprudence criminelle. Après avoir démontré dans cet écrit la nécessité indispensable de la visite du médecin dans tous les cas de rixe , de violence, de blessure , j'indique les attentions que l'on doit apporter dans ces sortes de visites ; j'établis les règles que l'on doit constamment observer dans la rédaction des rapports ; je propose en même temps les moyens de reconnaître , dès les premiers temps , l'exactitude, la fidelité du rapport , et de déterminer le degré de confiance qu'on y doit attacher ; et, pour joindre l'exemple au précepte, je fis l'année suivante un cours complet de médecine légale , qui fut suivi avec assiduité par tous les élèves en médecine, qui prirent des notes de ma méthode et de mes observations , soit dans mes leçons , soit dans les cahiers que je leur communiquais ; enfin , lorsque en juillet 1794 , je fus appelé à Paris par le gouvernement pour travailler , de concert avec FOURCROY , au plan d'organisation d'une nouvelle école d'enseignement de l'art de guérir, j'eus grand soin d'y comprendre , ce qui n'existait point encore en France , un cours spécial de médecine légale.

Cette nouvelle impulsion , secondée par l'enseignement que l'on fait chaque année de cette branche de l'art dans les différentes écoles de médecine , en a fait sentir l'importance et la nécessité. Aussi, peu d'années après , on a vu paraître, en 1799 (an VII), le Traité de médecine légale et d'hygiène publique, par FODÉRÉ, réimprimé en 1813. — En 1800, le Cours de médecine légale, théorique et pratique, par BELLOC, réimprimé en 1811. — En 1801 (an X), la Médecine légale de MAHON. — Dans la même année, les Nouvelles expériences sur les contrepoisons de l'arsenic, par *Casimir* RENAULT. — L'Essai sur l'empoisonnement par l'acide nitrique, par TARTRA. — La Dissertation d'OLIVAUD sur l'infanticide et les moyens pour le constater. — En 1802, Considérations sur le muriate de mercure suroixgéné ou sublimé corrosif, par ACHART-LAVORT. — Expériences et observations sur l'empoisonnement par l'oxide de cuivre (vert-de-gris), et par quelques sels cuivreux, par DROUARD. — Considérations générales sur les naissances tardives, par MASSON. — En 1803, Avantages de l'eau dans l'empoisonnement par les substances minérales, par FAULEAU. — Dissertation sur les animaux venimeux du département de la Vendée, par MOISEAU. — Des signes de l'infanticide et des moyens de le constater, par DÉSORTIAUX. — En 1804, Sur les poisons animaux, par JAHAN. — En 1805, la Médecine légale, par VIGNÉ. — Sur les poisons minéraux, par LAMARRE. — Sur les poisons animaux, par BLANC-SAVÉ. — Sur les poisons végétaux, par GODEMER. — En 1808, le Manuel d'autopsie cadavérique médico-légal, traduit de l'allemand du docteur ROSE et augmenté de notes, par M. MARC. — En 1809, Effet d'un poison de Java, par

Raffenaut-Delisle. — En 1810 , morts causées par quelques poisons , par Faure. — En 1813, Principes de médecine légale ou judiciaire, de Metzger, traduit de l'allemand et augmenté de notes , par Ballard. — En 1814, Traité des poisons ou Toxicologie générale , par M. Orfila , réimprimé en 1818. — En 1815, De l'opium considéré comme poison, par Rousseau — En 1816, Rapports de la médecine avec la politique , par *Eusèbe* Salverte. — En 1818, Manuel médico-légal des poisons introduits dans l'estomac , et des moyens thérapeutiques qui leur conviennent , par M. Bertrand.

Quoique attaché par mon choix à une autre branche d'enseignement public dans lequel j'espérais pouvoir faire encore quelque bien , je n'ai cessé de m'occuper de la médecine légale ; j'ai saisi toutes les occasions d'en répandre les préceptes, d'enseigner les méthodes, les procédés qu'il convient d'employer pour l'exercer convenablement ; j'ai successivement publié des Mémoires ou Consultations médicales sur différens cas soumis au jugement des tribunaux , et surtout en 1811 , des Consultations médico-légales sur une accusation d'empoisonnement par le sublimé corrosif , suivies d'une notice sur les moyens de reconnaître et de constater l'existence de ce poison ; j'ai tiré de mes portefeuilles différentes dissertations que j'ai données à plusieurs étudians qui les ont fait imprimer, les ont soutenues pour leur doctorat, et dont un libraire cupide et peu délicat a fait un recueil qu'il a imprimé et publié sans mon consentement, en 1819.

Enfin, dans ces derniers temps, j'ai fait, pendant plusieurs années consécutives, au Collége royal de France, des leçons sur la médecine légale, et, depuis ce temps, on a vu paraître successivement, en la même année 1821, le Manuel de médecine légale, par M. BRIAND ; — la Médecine légale relative à l'art des accouchemens, par M. CAPURON ; — Rapports et consultations de médecine légale, par M. RISTELHUEBER ; — Manuel pratique de médecine légale, par M. BIESSY ; — en 1823, les Leçons de médecine légale de M. ORFILA. — Plus récemment encore les Considérations médico-légales sur une accusation d'empoisonnement par l'acétate de morphine, par M. DE MONTMAHOU. D'après cette esquisse historique sur l'état de la médecine légale en France, et d'après la liste des différens ouvrages qui ont été publiés depuis peu, auxquels on pourrait ajouter bon nombre de thèses, dissertations ou consultations, on voit maintenant que les connaissances y sont généralement répandues ; ainsi, nous n'avons rien à envier à nos voisins sur cette branche importante de l'art, et nous pourrons espérer pouvoir même leur fournir des modèles ou au moins des émules.

C'est pour concourir à ce but que je publie aujourd'hui ce volume ; il était imprimé depuis long-temps, ainsi qu'on peut le voir par le rapport fait à l'Institut en 1816, par MM. HALLÉ et PERCY. J'avais remis, à MM. les commissaires, les vingt-huit premières feuilles de cet ouvrage : les autres étaient aussi imprimées, mais restaient en formes dans les magasins, en attendant les plánches et leur explication que je me proposais d'y ajouter. Quelques difficultés qui s'élevèrent alors , des occupations sérieuses et sans cesse renaissantes me firent perdre de vue cet objet ; cependant, je n'hésitais pas , dans mes leçons publiques, à développer les préceptes et observations qui sont répandues dans le cours de ce volume ; aussi en trouve-t-on des vestiges et même des passages entiers dans plusieurs thèses et autres ouvrages imprimés qui, depuis ce temps, ont paru sur la médecine légale. Ceux qui ont suivi mes leçons à la Faculté de médecine et au Collége royal de France , reconnaîtront facilement à qui ils appartiennent primitivement ; je ne fais ici cette remarque que pour éloigner le soupçon d'être copiste de mes propres copistes.

Quoi qu'il en soit , ce volume comprend : 1°. Considérations médico-légales sur la manière de procéder à l'ouverture des cadavres , et spécialement dans le cas de visites judiciaires , dissertation que j'ai donnée à M. RENARD, étudiant en médecine, qui l'a fait imprimer en 1814 pour le sujet de sa thèse ; 2°. un grand nombre de rapports tirés de différens auteurs qui font connaître le mode de rédaction qui a été successivement adopté ; mais comme les exemples, lorsqu'on les médite , lorsqu'on les analyse, sont la source la plus féconde d'instruction, j'y ai ajouté un grand nombre de remarques et d'observations , dans l'intention d'exercer l'esprit des commençans et de les accoutumer à l'examen , à la discussion de toutes les circonstances des cas

qui sont l'objet des visites judiciaires ; 3°. d'une dissertation, que j'avais donnée à M. Rieux, sur l'ecchymose,
la sugillation, la contusion et la meurtrissure, qu'il a
fait imprimer et a soutenu à l'Ecole de médecine en 1814;
4. une question médico-légale relative aux blessures;
5°. Enfin, les planches propres à faire connaître les procédés les plus convenables pour l'ouverture des cadavres.

En parcourant ce volume, on remarquera peut-être
quelques endroits qui semblent annoncer une suite. Maintenant que.... l'on a bien voulu m'exempter des soins du
professorat, je pourrai peut-être un jour reprendre le
plan que je m'étais d'abord proposé.

P. S. Il ne sera peut-être pas inutile, pour l'histoire de la médecine en France, de rappeler une circonstance peu connue
ou à laquelle on a fait peu d'attention.

Lorsqu'on eut supprimé tous les corps, colléges et facultés
de médecine chargés de l'enseignement public, les hommes
sages, qui gémissaient de cette suppression, ne tardèrent pas
à reconnaître les abus, les inconvéniens majeurs qui en résul-
taient pour le bien public, et ils s'occupaient des moyens d'y
remédier. Dans cette circonstance délicate et difficile. je fus
appelé par le gouvernement pour m'occuper avec Fourcroy
de la rédaction d'un projet et des moyens propres à rétablir
l'enseignement de l'art de guérir. Comme on s'occupait alors à
établir une école centrale des travaux publics, nous convînmes

de proposer également l'institution d'une seule école centrale à Paris ; mais, en même temps, nous avions attaché à chacune des chaires de l'enseignement un professeur en titre et un adjoint ; et en attachant ainsi deux hommes à une même chaire, nous avions l'espérance qu'après un certain temps, le professeur ou l'adjoint pourrait se séparer et aller dans une autre ville pour y former une seconde école semblable à la première, et ainsi successivement, suivant que les circonstances le permettraient.

C'est d'après ces vues, que nous conservions *in petto*, que fut rédigé le rapport et le projet de décret que je remis à Fourcroy, après en avoir discuté tous les articles avec les membres du comité d'instruction publique ; je retournai aussitôt à Dijon pour y reprendre mes occupations habituelles et y faire le cours public dont j'étais chargé. Ce rapport et ce projet de décret sur l'établissement d'une école centrale à Paris, tel qu'il avait d'abord été rédigé, fut imprimé, lu et présenté à la convention nationale, le 7 frimaire an III (28 novembre 1795). La lecture fut écoutée avec intérêt et bien accueillie ; mais, ce que nous n'avions pu prévoir, et ce que nous n'aurions osé espérer, il s'éleva de tout côté des voix contre l'insuffisance d'une seule école et la nécessité d'en établir au moins deux autres à Montpellier et à Strasbourg. Fourcroy, que ses grandes occupations avaient empêché d'assister aux conférences et discussions qui avaient eu lieu avec les membres du comité d'instruction publique, ou qui n'avait pas saisi les motifs qui avaient déterminé à attacher à chaque chaire un professeur et

(xviij)

un suppléant, convint de l'avantage d'établir en même temps
trois écoles d'enseignement, et promit de représenter le projet dans la huitaine; alors il fit quelques légères modifications
au rapport et au projet de décret, qui fut réimprimé, lu et
distribué, le 14 frimaire, et il proposa d'établir en même
temps une école de santé à Paris, à Montpellier et à Strasbourg, mais toujours en conservant à chaque chaire un professeur titulaire et un adjoint, ce qui fut adopté à l'unanimité
et bientôt après mis à exécution.

TABLE ANALYTIQUE.

PREMIÈRE PARTIE,

Contenant des considérations médico-légales sur la manière de procéder à l'ouverture des cadavres, et spécialement dans les cas de visites judiciaires.   Page 1

TROISIÈME PARTIE.

QUATRIÈME PARTIE.

FIN DE LA TABLE ANALYTIQUE.

CONSIDÉRATIONS

MÉDICO-LÉGALES

Sur la manière de procéder à l'ouverture des cadavres, et spécialement dans les cas de visites judiciaires.

§. 1er. CONSIDÉRATIONS GÉNÉRALES DU CADAVRE.

Un cadavre (1) est, pour le vulgaire, un objet de crainte et d'horreur, on l'abandonne, on le fuit, on l'éloigne promptement de l'habitation des

(1) Νεκρον Πτωμα. On a depuis peu proposé la dénomination de *ptomatopsie* pour substituer à ce mot d'*autopsie*, que l'ignorance et la prétention s'efforcent aujourd'hui à mettre à la mode, en le détournant de sa véritable signification, de son acception primitive ; mais la substitution proposée ne paraît ni plus heureuse, ni plus convenable ; en effet, d'après son étymologie ce mot *ptomatopsie* signifie seulement *inspection*,

vivans, et si l'on en conserve quelque tems le souvenir, on s'en forme mille idées fantastiques, effrayantes dont on berce l'enfance, et qui se perpétuent d'âge en âge; mais, pour le médecin, l'anatomiste, le philosophe qui voient les objets sans préjugés, un cadavre est un sujet de recherches importantes, de méditations profondes; et si nous n'étions entraînés, distraits par la multitude des objets qui se pressent, se succèdent, si nous n'étions endurcis par une longue habitude, pourrions-nous considérer sans étonnement, sans admiration, les phénomènes de la mort? Voyez cet homme ardent, ambitieux, que la cause la plus

---

vue du cadavre; mais la vue d'un cadavre n'en suppose point l'examen; et l'objet du médecin, de l'anatomiste ne se borne point à l'aspect, à la vue du cadavre, il doit faire l'*ouverture du corps*, examiner les viscères contenus dans les différentes cavités, rechercher dans toutes les parties les altérations diverses qui ont pu déterminer la mort. Ainsi ce mot nouveau de même que celui d'*autopsie*, tel qu'on l'emploie aujourd'hui, doit être entièrement rejeté, puisque ni l'un, ni l'autre n'expriment l'objet que l'on voudrait indiquer; d'ailleurs est-il donc nécessaire de chercher dans le grec, de créer des mots nouveaux, tandis que notre langue nous fournit, pour cet objet, des expressions si claires, si précises, également consacrées par l'usage et adoptées par la raison.

légère irrite, qui, dans ses vastes conceptions, embrasse l'univers, trace le cours des astres, dévoile les lois secrètes de la nature, dont l'énergie et la force sait surmonter tous les obstacles, il s'arrête tout à coup au milieu de sa course rapide, tombe et n'est plus qu'une masse inanimée : venez, contemplez-le, vous ne pouvez le méconnaître, c'est sa forme, ce sont ses traits, c'est lui-même ; mais ces yeux étincelans et naguères si brillans, se couvrent déjà d'un voile ténébreux, sa bouche est béante, la parole expire sur ses lèvres, ses membres sont laxes et son corps s'affaisse sous son propre poids. Immobile, insensible à tout, il perd sa chaleur, il devient froid comme les corps inertes qui l'environnent, et n'en a plus que les propriétés ; cependant, si vous l'examinez bien, vous y retrouvez les mêmes humeurs, les mêmes organes, il est tout entier, et rien ne paraît altéré. Que lui manque-t-il donc ? semblable à cette montre dont les rouages sont parfaits, mais dont le ressort est rompu ou détaché, il lui manque le mouvement, le principe du mouvement ; mais avec cette différence essentielle, que dans l'une on peut facilement rétablir le principe moteur, tandis que dans l'autre l'art et la nature sont également impuissans pour en réparer la perte ; au contraire chaque instant amène sa destruction ;

pour vous en convaincre, observez les changemens successifs et plus ou moins prompts qui s'opèrent ; d'abord la couleur, les formes s'altèrent, et bientôt les humeurs diffluent de tous côtés ; les solides relâchés, amollis, deviennent le foyer, la pâture des insectes, ils se détachent en lambeaux, se décomposent par degrés, et tous ces organes d'une consistance si différente, d'une texture si complexe, si variée, se dissipent en gaz, en vapeurs infectes ; enfin, après un certain tems, il ne reste plus que quelques molécules pulvérulentes que les vents disséminent, que les eaux entraînent, que les végétaux s'approprient en leur donnant une forme et des propriétés nouvelles ; ainsi, comme une vapeur légère, s'évanouissent en un instant, tous ces vastes et magnifiques projets, et ce génie si fameux, si vanté, n'est plus qu'un vain nom, qui, s'il n'est recommandé par des vertus, des talens utiles à l'humanité, à l'ordre social, se perd bientôt dans la postérité, ou n'est rappelé qu'avec indifférence, horreur ou mépris.

Mais ces considérations générales nous éloignent trop de l'objet particulier que nous nous proposons ici ; voyons l'anatomiste, le médecin examiner un cadavre, y puiser des connaissances pour la conservation des hommes, la tranquillité publique et l'ordre social.

L'un y étudie la forme, la situation, la structure, les rapports des organes nombreux et variés
qui entrent dans la composition du corps; il observe les différences qu'y apportent l'âge, le sexe,
l'exercice, l'assuétude ; il recherche leur texture
intime, leurs propriétés essentielles, leur caractère distinctif; il suit, dans leur distribution, les
différens ordres de nerfs, de vaisseaux, les accompagne dans leurs ramifications, leurs terminaisons;
observe les dispositions qui sont constantes, celles
qui sont variables, et partout il voit que ces organes si nombreux, si différens par leur situation,
leur texture, leurs propriétés, ont entr'eux des
connexions intimes et réciproques ; semblable au
cercle tracé dont on ne peut distinguer le commencement et la fin, leur assemblage forme un
tout continu, qui dérive du même principe et tend
au même but Κυλου γαρ γαρφέντος άρχὴ ουχ ευρεθή ...
αρχη παντων μια, και τελευτὴ παντων μια. (HIPP.)
Mais en considérant cet ensemble, cette structure
admirable qui présentent à l'œil de l'observateur
un appareil de leviers, une série de canaux cylin-
driques dans lesquels coulent des fluides, des
porosités, des tubes, des syphons, ou tuyaux
capillaires, des pelotons vasculaires dans lesquels
les fluides prennent un caractère nouveau, des
réservoirs membraneux dans lesquels les subs-

tances qui y séjournent changent de composition,
acquièrent des propriétés différentes, le physiologiste se garde bien d'attribuer, de rapporter les
actions, les phénomènes de la vie aux lois ordinaires de la mécanique, de la chimie, comme le
font encore quelques-uns; il sait, comme CELSE
l'observait déjà, qu'il existe une grande différence
entre le cadavre et l'être vivant (1). Ces appareils
mécaniques, chimiques ne sont que des dispositions accessoires. Il existe dans l'être vivant une
cause intérieure et cachée ενδοθεν αιτιη᾽ αδελος καì
μερει καì ολω. (HIPP.), une force d'animation générale qui s'étend à tous les organes, ajoute à toutes
les propriétés mécaniques de la forme, du tissu,
contrebalance l'attraction, les affinités chimiques
propres à la matière, aux corps inertes, détermine des compositions nouvelles, surmonte la
tendance à la putréfaction, en arrête, en borne,
en modifie les effets, conserve, entretient, augmente la vigueur des organes, établit entre tous
un concours d'actions, une sympathie générale

---

(1) *Neque quidquam esse stultius , quam quale quid
que homine vivo est , tale existimare esse moriente ,
immo, jam mortuo .... cum aliter pleraque in mortuis
se habeant : quantum vero in vivis cognosci potest , ipsa
curatio ostendat.* (PRÆFAT.)

μια φυσις... Συρροια μια, Συμπνοια μια, Συμπαθεια
παντα. (HIPP.), et devient, dans les maladies,
l'instrument de la guérison φυσιες ιητροι. (HIPP.).
Aussi, comme le remarque expressément l'illustre
BUFFON, (tom. 4, pag. 179) « les vrais ressorts
» de notre organisation ne sont point ces muscles,
» ces artères, ces veines qu'on décrit avec tant
» d'exactitude ; il réside dans nos corps organisés
» des forces intérieures qui ne suivent point du
» tout les lois de la mécanique grossière que nous
» avons imaginée, et à laquelle nous voudrions
» tout réduire ». Ajoutons aussi qu'elles ne suivent
point du tout les lois de cette chimie vulgaire de
nos laboratoires, à laquelle on veut aujourd'hui
rattacher indistinctement tous les phénomènes :
voyez, en effet, quels grands changemens une
irritation locale et peu perceptible, produit tout
à coup dans la nature, la composition, la quantité
d'un fluide, d'une sécrétion ; comment une passion, une affection vive et profonde suspend et
pervertit la digestion, que l'on dit cependant être
une fonction entièrement chimique ; comment....
mais quand on observe ce que peut l'assuétude,
une volonté ferme et soutenue ; quand on voit
une cause légère, comme une simple piqûre aux
doigts, produire un trouble général et les désordres les plus grands (le tétanos), tandis qu'une

grande plaie à la cuisse produit à peine quelques changemens perceptibles ; peut-on ne pas reconnaître que cette force vitale, cette sensibilité, cette motilité, cette caloricité a des lois qui lui sont propres et qui sont très-différentes de celles que suivent les corps inorganiques ; c'est en animant le cadavre par la pensée, en observant les phénomènes de la vie, que le physiologiste peut saisir l'action, l'enchaînement des organes, et déduire de ses recherches des conséquences toujours vraies, et propres à perfectionner également la théorie et la pratique de l'art de guérir.

Le médecin considère le cadavre sous un autre point de vue, il y recherche les altérations que produisent ou laissent les maladies, observe le caractère particulier de ces lésions ; mais il ne se borne point à cette simple inspection, il remonte à leurs causes premières, les suit dans leur développement successif, observe les symptômes ou phénomènes morbides qui ont marqué leur commencement, leurs progrès, leurs terminaisons, afin d'établir un diagnostic propre à les faire reconnaître, et à déterminer les moyens de les prévenir ou d'y rémédier ; ainsi, pour le médecin, un cadavre devient un livre de vie dans lequel il puise des connaissances pour le soulagement et la conservation des hommes.

L'examen du cadavre fournit aussi au magistrat des éclaircissemens absolument nécessaires, toutes les fois qu'il s'agit de prononcer sur les causes d'une mort extraordinaire, ou attribuée à quelque violence antérieure. Dans ces cas la preuve testimoniale ne doit être regardée que comme un moyen secondaire, et le juge ne peut prononcer avec certitude, qu'après la visite et l'examen du cadavre.

En effet, (comme on le remarque expressément dans les *Observations chirurgico-légales*, pag. 9 et suivantes), « même en admettant les
» témoins les plus exacts, les plus attentifs, les
» plus irréprochables, que peuvent-ils apprendre ?
» ce qu'ils ont vu, ce qu'ils ont entendu ; ainsi,
» ils feront bien connaître les auteurs, les coopé-
» rateurs, les causes occasionnelles de la rixe,
» les circonstances qui l'ont accompagnée ; enfin
» toutes les particularités qui ont frappé leurs
» sens ; mais la confiance que mérite leur témoi-
» gnage, doit rester bornée à ce point ; si vous
» voulez en tirer des conséquences ultérieures,
» vous vous livrez à des conjectures, à des pro-
» babilités, vous prenez la vraisemblance pour
» la vérité, l'apparence pour la réalité, et bien-
» tôt entraîné par des inductions illusoires, sans
» vous en apercevoir, vous arrivez au terme de

» l'erreur la plus fâcheuse ; en effet, dans une
» constitution aussi mobile, aussi compliquée que
» celle des êtres organisés, mille causes très-
» différentes peuvent en suspendre, en pervertir,
» en arrêter le mouvement, et dans le cas qui
» paraît le plus simple, il peut y avoir une com-
» plication de causes, un enchaînement d'effets
» successifs qui en change entièrement la mar-
» che, qui en rende la solution impossible par les
» seules lumières de la raison.

» Toujours bornés aux causes apparentes, à
» celles qui ont frappé leurs sens, les témoins
» n'hésitent point à conclure de la manière la
» plus positive, que le dernier évènement est
» toujours l'effet de l'acte qui a précédé ; toujours
» ils attribuent l'état actuel aux sévices qu'ils
» ont observés, et cette conséquence leur paraît
» incontestable, surtout si les accidens sont sur-
» venus dans les quarante jours qui ont suivi la
» rixe ; cette manière de raisonner, uniquement
» fondée sur les apparences premières, forme
» toujours, nous le savons, l'opinion de la mul-
» titude ; mais combien cette méthode est vicieuse
» dans son principe, dangereuse dans son appli-
» cation ! Pour s'en convaincre, il suffit de jeter
» les yeux sur le tableau mobile de la société.
» N'y voyons-nous pas de tems en tems des

» hommes qui paraissaient jouir de la santé la
» plus robuste, promettre la vie la plus longue,
» enlevés tout à coup par une mort imprévue, ou
» surpris par une maladie accidentelle, succom-
« ber après quelques jours? N'y voyons-nous pas
» journellement des blessures simples en appa-
» rence, prendre un caractère fâcheux, être accom-
» pagnées d'accidens qui, quelquefois, dépendent
» d'une disposition cachée, bien antérieure, et de
» mille autres circonstances bien étrangères à la
» blessure? De semblables dispositions peuvent,
» sans doute, se trouver dans un homme qui aura
» été maltraité, elles peuvent parvenir à leur
» terme fatal dans un tems plus ou moins rap-
» proché de la rixe; disons plus, souvent elles
» se sont trouvées dans de tels cas ». Nous en
trouverions mille exemples dans les Recueils des
observateurs, nous pourrions en rapporter d'autres que la pratique nous a fourni, nous nous
bornerons à un seul qui est très-remarquable.

Deux hommes qui s'étaient donnés en différentes occasions des preuves réitérées d'inimitié,
se rencontrent en plein jour sur une place publique et très-fréquentée ; l'un d'eux qui descendait
de cheval, et tenait sa cravache à la main, en
passant près de son adversaire, lui dit quelques
mots injurieux, et tout en continuant sa route,

lui donna sur les épaules un coup de cravache;
l'autre indigné, furieux de ce traitement inattendu,
court après celui qui l'a frappé, en lui disant des
injures, mais à peine a-t-il fait douze pas qu'il
tombe et meurt sur-le-champ, en proférant quelques mots mal articulés. Les faits étaient bien
constatés par la foule des personnes qui étaient
sur la place, et déjà on n'hésitait pas à assurer
que la mort était due à la violence du coup; mais
il fut reconnu qu'il n'y avait sur les épaules aucun
vestige de percussion, et à l'ouverture du thorax,
on trouva une grande quantité de sang épanché,
provenant de la rupture d'un anévrisme, maladie
qui existait depuis plusieurs années, et pour laquelle on avait, à différens tems, consulté plusieurs médecins de la ville. « C'en est assez pour
» faire sentir combien, dans les procédures cri-
» minelles relatives à des sévices, il serait dan-
» gereux de s'en rapporter exclusivement à la dé-
» position des témoins pour asseoir un jugement.
» Ce moyen ne peut jamais établir une certitude
» entière, toujours il expose ou à manquer, ou
» à dépasser le but qu'il fallait atteindre, auquel
» il fallait s'arrêter; et ces excès toujours funestes
» sont presque également contraires au bien de
» la société ».

Enfin, l'objet essentiel, le premier de tous dans

l'ordre des moyens probataires, est, suivant l'expression des jurisconsultes, de constater le *corps du délit*, et on ne peut y parvenir que par l'examen et la visite du cadavre; tous les magistrats en ont reconnu la nécessité absolue; mais pour remplir l'objet de la loi, cette opération exige des attentions particulières, que nous tâcherons d'indiquer dans les paragraphes suivans.

§. II. *Manière ordinaire de faire l'ouverture des cadavres.*

D'après l'ordre tracé par les différens écrivains sur la médecine légale et la coutume généralement suivie, on commence par ouvrir l'abdomen, on passe ensuite au thorax, et il faut, dit MAHON (tom. 2, pag. 480) réserver l'ouverture de la tête pour le dernier objet, quelques-uns, cependant, établissent, comme règle générale, de commencer l'ouverture par la partie sur laquelle on aperçoit des blessures ou vestiges de quelque violence; dans tout autre cas ils recommandent d'ouvrir l'abdomen, parce que, disent-ils, les viscères contenus dans cette cavité sont les parties les plus susceptibles de la putréfaction, quoiqu'il en soit, l'on procède à ces ouvertures de la manière suivante :

1°. Pour découvrir les viscères de l'abdomen, on fait avec le bistouri ou le scalpel une incision cruciale, qui comprend en même tems toute l'épaisseur des parois de cette cavité. Une des branches de cette incision se dirige de l'extrémité abdominale du sternum au pubis; l'autre s'étend transversalement d'un côté à l'autre, en passant au milieu de l'ombilic.

2°. Pour l'ouverture du thorax, on prolonge jusqu'à la partie supérieure du sternum, l'incision longitudinale que l'on avait d'abord faite à l'abdomen; on détache ensuite et en même tems, la peau et les muscles qui adhèrent à la partie antérieure du thorax, puis avec un scalpel que l'on enfonce un peu et que l'on conduit de bas en haut, on coupe les cartilages des côtes près leur extrémité osseuse; alors, et le plus ordinairement, on soulève le sternum par son appendice abdominale, on coupe les portions musculeuses qui y adhèrent, et on le renverse de bas en haut sur le col et la face, ce qui ne se fait pas sans le luxer dans son articulation avec les clavicules, ou le fracturer transversalement près son extrémité supérieure, surtout si le cartilage de la première côte a présenté trop de résistance pour être coupé par le scalpel; d'autres, au contraire, soulèvent le sternum par son extrémité trachée-

lienne ou supérieure, le détachent et le rabattent
sur l'abdomen; mais outre l'inconvénient de couper les grosses veines qui se trouvent sous l'extrémité supérieure du sternum, comme par l'un
ou l'autre de ces procédés, l'ouverture du thorax
laisse toujours trop peu d'espace pour bien apercevoir les viscères contenus dans cette cavité, on
a la coutume aujourd'hui de fendre et couper en
travers une partie des muscles intercostaux, puis
on saisit successivement chacune des côtes, on
la tord en la renversant en dehors, et on la brise
plus ou moins bas.

3°. Quant à l'ouverture de la tête qui, le plus
souvent, est négligée sous prétexte qu'elle est inutile; ou fait une première incision longitudinale
qui, de la bosse nasale, s'étend au tiers supérieur
de l'os occipital, et une autre transversale qui d'une
oricule se porte à l'autre, en passant sur le sommet
de la tête; on détache ensuite ces quatre lambeaux
et une portion des muscles temporo-maxillaires,
puis aussitôt on scie le crâne circulairement, et on
essaie avec l'extrémité d'une spatule ou d'un levier,
d'enlever la calotte osseuse; mais si, comme il arrive très-souvent, il reste encore quelque point
ou portion osseuse qui n'ait point été coupée, on
y reporte de nouveau la scie; enfin, lorsqu'on s'est
assuré que l'os est coupé dans son entier, on essaie

de nouveau à enlever la calotte osseuse en la faisant soulever et tirer plus ou moins fortement.

Dans ces derniers tems, quelques-uns au lieu d'employer la scie pour l'ouverture du crâne, ont trouvé plus commode et plus expéditif de briser circulairement le crâne à coups de marteau, et ce procédé est aujourd'hui employé par un grand nombre de jeunes gens.

4°. L'ouverture du canal rachidien, ainsi que celle de la bouche, sont si rarement faites qu'à peine trouve-t-on dans les livres quelques légères indications des procédés qui conviendraient pour ces objets.

Quoiqu'il en soit, après ces diverses opérations, souvent on abandonne aux ensevelisseurs, les soins de rassembler les lambeaux épars du cadavre mutilé ; ou tout au plus on se contente de les rapprocher confusément, de les contenir en cousant grossièrement les plus grandes incisions ; quelques-uns encore conseillent de remplir les cavités splanchniques de son ou de cendres, afin d'éviter que le sang ou les autres liquides ne se répandent pendant l'inhumation. Tels sont les procédés généralement recommandés et suivis pour l'ouverture des cadavres, mais pour peu que l'on veuille y faire attention, on reconnaîtra facilement combien ils sont vicieux, impropres à remplir l'objet que l'on doit se proposer ; et ceux qui font de telles opérations , méritent bien qu'on leur rappelle ce que dit le bon Van-Swieten , dans son commentaire sur l'aphorisme 173. *Sæpe quando imperiti cadaver examinant , non tam lustrant vulnera quam faciunt.*

Remarquons d'abord que l'ordre que l'on suit pour l'ouverture des cavités splanchniques est peu convenable , parce qu'en commençant par l'abdomen , il s'en exhale une odeur fœtide qui remplit l'atmosphère de la chambre , et peut incommoder quelques uns des assistans , parce que le contact de l'air sur les viscères renfermés dans cette cavité , hâte et augmente la tendance qu'ils ont à la putréfaction. D'ailleurs si pour les recherches ultérieures , on est obligé de retourner le cadavre , les viscères de cette cavité s'échappent et se répandent sur la table. Mais les procédés que l'on emploie pour l'ouverture de chacune des cavités, sont encore bien plus défectueux ; en effet : 1°. Cette incision cruciale que l'on fait à l'abdomen , ne découvre qu'une partie des viscères ; les plus importans à bien connaître restent cachés dans la concavité du diaphragme , sous le contour cartilagineux des côtes , et pour les apercevoir , au moins en partie , il faut les tirailler , les renverser, altérer ainsi leur situation , leur véritable disposition ; outre cet inconvénient , il arrive souvent, surtout lorsque l'estomac et l'intestin sont distendus par une grande quantité de gaz , que la pointe de l'instrument entame le lobe gauche du foye , les parois de l'estomac ou de l'intestin , ce qui , comme nous l'avons vu plus d'une fois , a donné lieu à des méprises singulières , et rend toujours l'examen des parties plus désagréable , plus difficile , à cause de l'effusion des matières liquides qui étaient contenues dans l'estomac ou l'intestin. Pour éviter cet inconvénient, quelques uns avaient imaginé de passer à travers l'ombilic , avec une aiguille courbe , plusieurs brins de gros fil dont ils formaient une anse ou cordon pour soulever les parois abdominales ; mais en traversant l'épaisseur de l'ombilic , souvent l'aiguille perçait l'intestin , en comprenait une anse , et ce procédé aussi embarrassant que défectueux, est entièrement abandonné. 2°. La manière dont on pratique l'ouverture du thorax , présente les mêmes inconvéniens , et si, comme on le fait aujourd'hui, on brise les côtes , on altère tellement les parties, qu'il serait impossible dans une seconde visite , de prononcer sur la nature des blessures qui auraient pu exister au thorax , et de déterminer si un coup aurait occasionné une fracture des côtes. Il est

d'ailleurs dangereux pour l'expert de briser ainsi
les côtes ; les pointes , les aspérités qui en résultent peuvent facilement lui entamer la peau ,
et ouvrir une voie à l'infection. 3°. La manière
dont on ouvre le crâne est encore bien plus dé-
fectueuse. En se servant, comme on le fait le plus
ordinairement , d'une scie, souvent encore mal
dentée, on entame plus ou moins profondément la
substance du cerveau , et lorsqu'il s'agit d'enlever
la calotte osseuse, il faut employer les plus grands
efforts , souvent même on n'y parvient qu'en
déchirant les sinus de la méninge , les vaisseaux
du cerveau , et en altérant la substance délicate de
cet organe , à un tel point qu'il est impossible
d'en reconnaître la véritable disposition. En brisant les os à coups de marteau , comme on le fait
depuis quelque tems , d'après la méthode d'un
fameux anatomiste , on conserve bien la méninge
dans son intégrité , et on peut enlever sans grande
difficulté la calotte osseuse ; mais ce qu'il faut bien
remarquer, les percussions successives et réitérées que l'on fait sur le crâne , déterminent le reflux du sang dans les réseaux capillaires , souvent
même son extravasation , son infiltration entre les
deux lames de la méningine , comme nous l'avons
vu plus d'une fois ; et on regarde ces engorgemens , ces échymoses , comme des effets mor-

bides, tandis qu'ils ne sont que le résultat des manœuvres employées pour l'ouverture du crâne. Ce procédé d'ailleurs a l'inconvénient de produire la rupture des vaisseaux gorgés de sang, des fractures plus ou moins étendues à la base ou à la voûte du crâne, et que l'on pourrait prendre pour des blessures accidentelles ; enfin lorsque l'on considère le corps d'un homme ainsi déformé, altéré, ensanglanté dans toutes ses parties, on n'imaginerait pas qu'un tel délabrement fut le produit des recherches d'un homme sage et sensible ; on croirait plutôt voir les débris d'un carnage fait par l'animal le plus féroce ; cependant l'imitation, l'irréflexion conservent, propagent d'âge en âge ces manœuvres indécentes et grossières ; on les retrouve répétées dans les ouvrages même les plus modernes ; on les tolère, on les enseigne même dans quelques écoles d'anatomie, et les jeunes gens y contractent ces habitudes défectueuses qu'ils reportent ensuite dans l'exercice de leur art. Il est donc nécessaire de chercher, d'établir des procédés mieux appropriés à l'objet ; mais avant tout, arrêtons-nous encore à quelques considérations générales.

§. III. *Règles générales pour l'ouverture des Cadavres.*

La visite, l'ouverture d'un cadavre, pouvant,

lorsqu'elle est requise par le magistrat, intéresser la tranquillité publique, l'ordre social, l'honneur et la vie des citoyens, rien dans ces actes ne doit être négligé pour parvenir à la vérité; et comme les recherches anatomiques que l'on fait, n'ont d'autre objet que de voir, de bien voir, de reconnaître et constater l'état des parties, le degré, la nature de leurs altérations, tous les procédés opératoires doivent tendre à ce but, être déterminés par quelques motifs d'utilité, et peuvent être rapportés à quelques règles générales et précises.

1°. On ne doit jamais faire sur le cadavre aucune coupe ou incision inutile ou étrangère à l'objet des recherches.

2°. Les coupes ou incisions nécessaires pour l'ouverture des cavités splanchniques doivent être faites de manière à découvrir les viscères dans leur plus grande étendue, et sans en altérer la forme, la situation, la disposition actuelle.

3°. Elles ne doivent point intéresser les viscères qui y sont contenus, ni entamer les grosses veines.

4°. S'il y a une ou plusieurs plaies pénétrantes dans une cavité splanchnique, on y porte le doigt, qui, comme le dit PARÉ, *est plus certain que nul autre instrument;* ou bien on y introduit doucement et avec précaution une sonde mousse , ou une bougie flexible de vernis élastique , pour en reconnaître la profondeur , la direction , et dans ce cas les incisions nécessaires pour l'ouverture de ces cavités doivent être dirigées sur le côté et à une certaine distance des plaies, afin d'en conserver la forme et l'étendue.

5°. Il ne faut jamais briser les os , ni déchirer les parties molles , mais les diviser par une coupe nette.

6°. Il faut autant qu'il est possible, conserver la forme générale du corps et surtout ne point altérer la face.

7°. Dans les cas de visite judiciaire , on ne doit jamais détacher ou emporter aucune partie du cadavre , sans qu'il en soit fait mention dans le procès-verbal.

8°. On ne doit point, comme le font quelques-uns, se borner à l'examen de la partie blessée, encore moins à l'inspection extérieure du corps. Il peut en effet exister dans les cavités splanchniques qui n'auraient point été examinées, des altérations anciennes, profondes , qui sont devenues mortelles à l'instant de la rixe , ou ont augmenté la gravité de la blessure. Ainsi pour prononcer avec certitude , et fournir au magistrat une base solide , il est toujours nécessaire d'ouvrir les trois cavités splanchniques, et quelquefois aussi le canal rachidien (1).

9°. L'ordre le plus convenable à suivre dans l'ouverture des cavités splanchniques, est de commencer par le rachis, la tête, et de finir par l'abdomen et les organes génitaux.

---

(1) Nous rappellerons ici ce que nous avons déjà dit ailleurs. Le mot *rachis* ainsi que ses dérivés et ses composés, doit se prononcer tel qu'il s'écrit, cependant beaucoup de personnes ont l'habitude ou affectent de prononcer *rakis*, *rakidien*, *rakitis*, *raquialgie*, parce que, disent-elles, ces mots sont dérivés du grec, et que toujours les grecs prononcent ainsi leur lettre X ; mais cette assertion n'est point exacte, d'ailleurs l'euphonie qui dans tous les pays et surtout en France, doit être la première règle de la prononciation, proscrit tous les sons âpres et gutturaux, surtout quand ils ne sont point nécessités par quelque circonstance particulière ; il en est de même de plusieurs autres mots tirés du grec, adoptés dans la langue médicale, et dans lesquels se trouve la lettre X. Ainsi on prononce toujours *chirurgie*, *trochisque* et on doit dire *trachélo – mastoïdien*, et non pas *traquelo* ; toujours on écrit, on prononce *bronches*, *bronchique*, *trachée*, *trachéal*, et cependant l'on prononce souvent *bronkotomie*, *trakeotomie*, etc. faut-il donc avoir des manières différentes de prononcer le radical et ses composés ? et peut-on aveuglément adopter et perpétuer de telles bizarreries ?

10°. S'il y a du sang épanché dans une cavité splanchnique, on enlève avec la main celui qui est coagulé, on absterge celui qui est fluide, avec une éponge que l'on exprime dans un vase, afin de pouvoir en déterminer la quantité, et reconnaître l'ouverture du vaisseau qui lui a donné issue.

11°. S'il y a dans une cavité splanchnique quelqu'autre fluide épanché, il faut de même le recueillir, l'absorber avec une éponge fine que l'on exprime dans un vase propre et séparé, afin de pouvoir l'examiner par la suite, et en déterminer la nature s'il est nécessaire.

12°. S'il y a soupçon d'un poison porté dans l'estomac, il ne faut point ouvrir cet organe dans sa situation naturelle, mais il faut avec précaution le détacher du corps, pour recueillir plus sûrement, plus exactement, les fluides et autres substances qui y seraient contenus.

13°. Si l'instrument vulnérant est resté dans la blessure; si une balle, un fragment d'épée, de couteau, est caché dans l'épaisseur des parties, il faut, avant d'extraire ces corps étrangers, remarquer leur forme, leur direction, l'état des parties lésées, déterminer si l'individu a survécu plus ou moins long-tems à la blessure, si la blessure n'a point été faite ou agrandie après la mort, s'il était possible, facile d'extraire les corps étrangers engagés

(25)

dans la plaie, si on a fait quelques tentatives pour cet objet.

14°. Les recherches anatomiques doivent toujours être faites le plus promptement possible, et terminées dans une séance.

A ces règles tirées des considérations de l'art, il faut en ajouter quelques autres qui sont prescrites par les lois, et que nous croyons devoir rappeler.

La première, est de ne point faire l'ouverture du corps, que vingt-quatre heures après le décès, cependant dans quelques cas de maladie, lorsque la mort est bien assurée, lorsque le magistrat en donne l'ordre précis, on peut aussitôt procéder à l'opération ; mais avant de commencer, il est toujours prudent d'essayer par différens moyens, si la vie est complètement et irrévocablement éteinte.

La seconde, est d'exprimer dans le rapport, l'âge présumé du sujet, ce qui est surtout très-important, lorsqu'il s'agit de l'examen d'un fœtus, d'un enfant, ou d'un homme inconnu.

La troisième, est de faire l'ouverture des trois cavités splanchniques, ou principales du corps ; ainsi, quoique l'on ait trouvé dans une de ces cavités, des lésions qui paraissent être la cause de la mort, il est nécessaire cependant, d'examiner les autres, pour s'assurer s'il n'y a pas, comme on l'a vu souvent , quelqu'altération morbide , ancienne et profonde, qui aurait ajouté à la violence extérieure , et qui , même seule , eût pu suffire pour déterminer la mort.

La quatrième, prescrit que la visite soit faite en présence du magistrat ou de ses commissaires, précaution qui en assurant l'exactitude dans la visite , maintient l'ordre et la tranquillité.

Enfin, d'après la cinquième, les visites et rapports juridiques, ne peuvent et ne doivent être faits que par des docteurs , et non point par des officiers de santé , et par conséquent , encore moins par des hommes qui n'ont fourni aucune preuve de capacité , et qui n'exercent que par tolérance, en vertu de l'art. 23 de la loi du 19 ventôse an 11.

§. IV. *Objets nécessaires pour l'ouverture du Cadavre.*

Pour faire la visite et l'ouverture du cadavre, avec tranquillité et décence , il faut , autant que les circonstances le permettent, choisir une chambre ou autre local aëré , bien éclairé, dans lequel on fait dresser une table longue , étroite , solidement fixée , et à hauteur d'appui, afin que l'on puisse opérer commodément ; au défaut de table convenable , ce qui arrive quelquefois dans les campagnes , on prend une ou deux planches que l'on supporte par des tréteaux ou des ton-neaux ; on doit aussi se procurer, 1°. une certaine quantité de linge, 2°. deux baquets ou grands vases remplis d'eau fraîche et pure , 3°, quelques autres vases vides , mais propres , pour recevoir et re-cueillir les fluides ou autres substances épanchées dans les cavités splanchniques, ou contenues dans quelques viscères creux.

Il convient aussi d'établir un courant d'air dans le local où l'on opère , d'y faire pour détruire ou corriger l'odeur infecte, quelques aspersions avec le vinaigre , ou mieux encore de petites fumiga-tions d'acide muriatique oxygéné ; mais comme ce moyen exige des substances que l'on ne trouve point partout , l'expert pourrait avoir dans sa boîte portative , quelques paquets d'une poudre composée de parties égales de nitrate de potasse et de souffre , et en projetant de tems en tems sur les charbons , une petite pincée de cette poudre, on obtient le même effet qu'avec l'acide muria-tique.

Enfin, il faut des instrumens particuliers, mais cet objet exigeant des détails particuliers , sera traité dans le paragraphe suivant.

§. **V.** *Instrumens pour l'ouverture des Cadavres.*

Et se bornant à la pratique ordinaire et généralement suivie, il ne faut pour l'ouverture d'un cadavre, qu'un scalpel ou bistouri pour couper les chairs, quelques-uns seulement y ajoutent par fois une scie pour le crâne, ou plus simplement, comme d'autres le recommandent, un marteau pour le briser; mais lorsque l'on veut faire cette opération avec la circonspection, la décence qu'elle exige, de manière à bien apercevoir les organes, à ne point altérer leur forme, leur tissu, à pouvoir tirer de ses recherches, des conclusions exactes, il faut plusieurs sortes d'instrumens, les uns pour diviser les chairs et les os, achever une coupe qui serait incomplette ou insuffisante, détacher des parties adhérentes aux os, et dont il importe de conserver l'intégrité; les autres sont destinés à reconnaître la direction, la profondeur d'une blessure, à s'assurer de l'ouverture d'un vaisseau, à porter des ligatures, à faire des sutures, enfin, quelques-uns servent à déterminer la grandeur des objets que l'on examine; nous allons indiquer successivement, le nombre, la forme et l'usage de ces différens instrumens :

1°. Un couteau droit, pointu, fort, bien tranchant, dont la lame longue de 150 à 180 millimètres , est solidement fixée par trois cloux ou traverses, dans un manche taillé à quatre ou six pans; cet instrument est bien préférable aux scalpels ou bistouris ordinaires, pour faire promptement et dextrement les grandes incisions que nécessite l'ouverture d'un cadavre , et il est prudent d'avoir toujours deux couteaux semblables , afin qu'en cas d'accidens , l'un puisse suppléer l'autre.

2º. TROIS SCALPELS, savoir : un *droit et à dos*, un autre *à deux tranchans*; instrumens utiles ; lorsqu'il s'agit de faire la dissection d'une partie , ou de suivre le trajet d'un vaisseau , il faut aussi un autre *scalpel semblable à une petite serpe*, cet instrument qui doit être fort, épais sur son dos, tranchant sur sa concavité , et solidement emmanché , est spécialement destiné à couper les cartilages des côtes , ce qui est nécessaire dans quelques cas.

3º. DEUX PAIRES DE CISEAUX , l'une *ordinaire*, pour couper les fils ou autres parties molles et peu résistantes, l'autre *à lames courtes et fortes*; qui sert spécialement dans l'ouverture du corps des enfans pour couper les côtes et les os du crâne.

4º. UNE OU DEUX PAIRES DE PINCES à dis-

section , et autant de crochets ou *airignes* (1)ᵢ
l'une simple et l'autre double, pour pouvoir saisir
et soulever les parties qu'il faut examiner d'une
manière spéciale.

5°. Un couteau mousse , d'un tranchant
ferme et bien affilé , dont la lame longue de 80
millimètres , est fort épaisse sur le dos, tronquée
carrément à sa pointe , et solidement fixée par
trois goupilles, dans un manche à pans , cet instrument est spécialement destiné pour détacher et
emporter à l'aide du marteau, les apophyses des
vertèbres. Lorsqu'il faut ouvrir le canal rachidien ,
on s'en sert aussi avec avantage, comme d'un coin,
dans l'ouverture du crâne, pour achever de sé-

---

(1). Airigne , *agkisron* des grecs, *uncus*, *uncinus*,
hamus, *hamulus* des latins, un *haim* suivant Laurent
Joubert , un *croc* ou *crochet* suivant d'autres , s'écrit
le plus ordinairement aujourd'hui *errine* ou *erigne*, mais
dans quelques anciens ouvrages français , il est écrit
aragne ou *arigne* , ce qui, d'après une comparaison
singulière , et comme on en trouve si souvent dans les
anciens anatomistes , paraîtrait indiquer qu'il est dérivé
du latin *aranea* ; et nous a engagé à écrire *airigne* , ce
qui d'ailleurs est nécessaire , pour ne pas confondre cet
instrument avec les *errhins* ou *errines* que l'on introduit dans le nez pour exciter l'action de la membrane
nasale.

parer des portions d'os qui auraient échappé aux dents de la scie ; souvent au lieu du couteau mousse , nous employons un tronçon de lame de sabre long de 180 à 200 millimètres , que l'on peut si l'on veut , pour plus de commodité, fixer dans un manche , par trois cloux en goupilles transversales.

6°. Une bonne scie, et nous appelons ainsi, celle dont la lame bien trempée , solidement fixée, est garnie de dents fines , aigues , tranchantes, et assez déjetées de droite et de gauche pour avoir de la *voye*, comme disent les ouvriers , et diviser facilement et promptement les os, même les plus durs.

7°. Une tréphine , ou mieux encore pour ne point se fatiguer la main , un *arbre de trépan* , avec *deux larges et fortes couronnes* , bien tran-chantes , bien dentées pour pouvoir faire facile-ment et promptement, une ou plusieurs ouver-tures au crâne avant de le scier.

8°. Un couteau mince et flexible , semblable à celui dont les peintres se servent pour ramasser leurs couleurs , mais dont la lame soit assez étroite pour passer par les ouvertures pra-tiquées au crâne , en détacher la méninge (dure mère), sans altérer la forme et la consistance de l'encéphale.

9°. Un élévatoire pour détacher et enlever les portions osseuses que l'on aura scié, ou qui seraient enfoncées par l'effet de la blessure.

10°. Un ou deux coins de moyenne grosseur, bien trempés, bien tranchants, pour emporter quelques éminences osseuses, ou achever de couper quelques portions du crâne ou des vertèbres que la scie n'aurait pas atteint.

11°. Un petit marteau de fer, solidement emmanché, pour frapper sur la tête du coin, ou le dos du couteau mousse.

12°. Diverses espèces de sondes ou stylets. pour introduire soit par les ouvertures naturelles, soit dans les plaies ou ulcères, et pour cela, il faut 1°. *deux stylets* de plomb ou d'argent mol, recuit, que l'on puisse facilement courber, plier en différens sens, et qui soient terminés à une extrémité par un petit bouton olivaire ; 2°. *deux bougies* pleines et élastiques ; 3°. *deux sondes canelées* ; l'une ordinaire, l'autre plus petite, que l'on distingue ordinairement sous le nom de sonde à panaris ; 4°. *un cathéter* (1), pour l'urètre des hommes.

---

(1). Ce mot qui nous vient des grecs, désigne l'instrument ou sonde creuse et recourbée que l'on introduit dans la vessie, d'où l'on a fait le mot *cathétérisme,*

13°. Un compas pour prendre la longueur et la largeur des blessures, et pouvoir en exprimer la forme, l'étendue d'une manière précise.

14°. Une petite seringue, en cuivre ou en argent, qui puisse contenir deux à trois cents grammes d'eau ; et cet instrument qui est destiné à injecter un fluide dans les vaisseaux, et pouvoir reconnaître ceux qui auraient été intéressés dans une plaie, doit avoir deux *ajutoirs à robinet*, de grosseur différente, propres à s'adapter aux vaisseaux que l'on doit injecter.

15°. Deux tubes en cuivre ou en argent, un *laryngien* pour introduire par la bouche dans la glotte, l'autre, *ordinaire et à robinet*, pour pous-

------

expression généralement adoptée pour désigner l'opération que l'on pratique avec la sonde, pour évacuer l'urine accumulée dans la vessie ; ainsi le sens de ce mot est très-précis, mais les arabes l'ayant traduit dans leur langue par celui d'*algalie* ou *argalie*, qui exprime le même objet, on a par la suite établi une différence entre catheter et algalie, l'un, dit Laurent Joubert, d'après Gui de Chauliac, est un *intromissoire*, et l'autre une *canule cave* ou *seringue*. Mais on voudra bien nous permettre de nous en tenir à l'ancienne acception qui, si l'on en excepte la France, est, partout ailleurs, généralement adoptée.

ser de l'air dans un viscère creux, ou servir à découvrir l'ouverture d'un vaisseau.

16°: TROIS AIGUILLES, savoir *deux courbes*, de grandeur différente, pour pouvoir porter une ligature autour d'une partie, et une *autre droite*, forte, longue et à carrelet, pour coudre le cadavre lorsqu'on en aura terminé l'examen.

17°. UN PELOTON de fil gros et fort, et un autre de petite ficelle pour faire les ligatures ou sutures nécessaires.

18°. DEUX ÉPONGES, l'une fine, l'autre grosse pour absorber, absterger les humidités, les fluides qui se trouveraient épanchés dans une cavité, pouvoir ainsi les recueillir, en déterminer la nature, la quantité, observer et reconnaître d'une manière plus précise, l'état des parties.

A ces différens objets qui peuvent facilement être disposés dans une ou deux petites boîtes portatives, et fermant à clef, il convient d'ajouter un petit étui contenant un morceau de nitrate d'argent, et deux petits flacons, l'un de potasse caustique, et l'autre d'acide nitrique, celui-ci est surtout nécessaire, si l'on se coupait ou piquait les doigts en faisant l'ouverture d'un cadavre putréfié, ou qui porterait le germe d'une maladie contagieuse ; dans ce cas, il faut aussitôt que l'on s'en aperçoit, presser en différens sens la partie blessée pour en exprimer les sucs, en faire sortir le sang, et cautériser ensuite la petite plaie avec la potasse, le nitrate d'argent, ou ce qui nous paraît plus commode, avec une petite tige de bois imbibée d'acide nitrique (1), c'est le moyen assuré de prévenir l'infection ; il convient également dans tous les genres de blessures venimeuses ; et lorsqu'on l'a employé promptement, avant qu'il y ait eu absorption, et d'une manière assez exacte pour comprendre toute l'étendue de la blessure, on peut, on doit rester parfaitement tranquille sur ses suites, parce que le foyer de l'infection est entièrement détruit, l'inquiétude serait d'autant plus déplacée, qu'elle dispose et peut donner lieu à différentes affections.

Enfin, pour compléter l'ensemble de tous les instrumens ou objets nécessaires pour l'ouverture des cadavres, il faut avoir un MÉCOMÈTRE; cet instrument auquel on donne la forme d'une canne ordinaire, est une sorte de *rapporteur* destiné à

---

(1) Cet acide nous paraît préférable à tout autre, parce qu'il a une action particulière sur les substances animales ; qu'il agit promptement, et que par sa fluidité, il s'étend et pénètre profondément, et qu'ainsi il comprend toute l'étendue de la blessure, ce qui est très-important.

indiquer d'une manière précise les longueurs, et
à les rapporter à une mesure fixe et connue. Il
est composé d'une tige en bois dur et poli, longue
de onze à douze décimètres, et à laquelle on donne
une forme cylindrique ; sur deux côtés opposés de
cette tige, on a tracé avec exactitude la division en
décimètres, centimètres et millimètres, et cette division est marquée par des lignes transversales faciles
à distinguer ; pour se servir de cet instrument,
on fixe à l'extrémité supérieure qui forme la
paume de cette canne, une lame de cuivre poli,
que l'on y arrête à angle droit, ce qui forme un
point fixe ; on y place ensuite un curseur de même
métal et de même forme qui glisse sur la tige et
que l'on peut à volonté écarter, rapprocher du
point fixe, et même arrêter au moyen d'une vis,
ce qui donne sur-le-champ la longueur du corps
que l'on mesure, et la division exacte en millimètres ou centimètres, suivant le mode d'expression que l'on voudra adopter, (*voyez les
planches*). Quelquefois encore, il est nécessaire,
pour l'exactitude d'un rapport, de peser le corps
d'un enfant ou d'une partie quelconque, mais
comme on trouve facilement et partout des poids
et des balances, il est inutile d'en ajouter à l'appareil des instrumens que nous avons indiqués.

§. VI. *Examen extérieur du Corps. (Inspectio
legalis, Corporis externa perlustratio.)*

Avant de procéder à l'ouverture du corps, il
faut en examiner tout l'extérieur avec le plus
grand soin.

On considérera d'abord la situation, l'attitude
du corps, ce qui le touche, ce qui l'entoure, la
disposition du lieu dans lequel il se trouve, les
différentes substances, machines ou instrumens
qui se rencontrent à ses environs, les traces ou
marques qui se trouvent à la surface du sol, la
distance ou la proximité des routes de passage,
des endroits habités; si l'individu est inconnu dans
le canton, on observera sa stature, son embonpoint, les taches ou marques extérieures propres
à le faire reconnaître; on déterminera la grandeur,
le sexe; on en déterminera l'âge, au moins d'une
manière approximative par la forme générale, et
spécialement par l'état de la face et des dents (1);

______

(1) La portion des dents qui dépasse les gencives,
est comme on le sait, composée d'un noyau osseux qui
est recouvert, encroûté par une couche blanche, très-
compacte, très-résistante, que l'on distingue sous le
nom d'*émail*; quoique par cette structure, les dents
aient une très-grande dureté, cependant chaque jour,

on déterminera aussi par approximation le **tems** qui s'est écoulé depuis la mort ; on examinera les

---

elles s'usent à leur sommet par les mouvemens , par les frottemens que nécessite la mastication ; elles perdent ainsi peu à peu de leur hauteur, de leur forme primitive ; d'abord les pointes ou petits tubercules qui en terminent le sommet , s'éliment , la couche émaillée qui les recouvrait s'amincit par degrés , puis disparaît entièrement ; alors on commence à découvrir la portion osseuse , elle se présente d'abord au milieu de la surface usée, comme un point ou petite tache grisâtre, circulaire, environnée par une ligne ou strie blanche de la substance émaillée, l'usure qui d'abord était bornée au sommet des dents cunéiformes (*incisives*) et conoïdes (*canines*) se marque successivement aux dents cuspidées (*molaires*); à mesure qu'elle fait des progrès , la tache centrale s'agrandit, s'élargit , prend une teinte , une forme qui varie selon l'age et la texture particulière de chacune des dents. Ces altérations progressives du sommet des dents, suivent un ordre constant dans le plus grand nombre des animaux , et leur observation fournit aux vétérinaires le moyen de distinguer d'une manière précise, l'âge du cheval, du bœuf, du mouton , etc. Chaque espèce de ces animaux a essentiellement la même constitution primordiale, la même disposition, et leurs alimens ainsi que le mode de leur mastication , ne varie jamais; mais il n'en est pas tout-à-fait de même pour l'homme ; quelques-uns apportent en naissant, ou acquièrent dans les premières années de leur vie, une constitution faible,

yeux , la bouche , le degré de rigidité ou de flexibilité des membres ; mais après ces premières

---

morbide , et dans ce cas, leurs dents sont peu résistantes,
et sont promptement usées ; d'autres fois , la mâchoire
inférieure et quelquefois la supérieure est plus ou moins
prolongée , les dents sont disposées plus ou moins obliquement, elles ne se rencontrent point par leur sommet,
et l'usure se marque principalement aux faces qui se
touchent le plus fréquemment ; les alimens de l'homme
sont aussi très-différens par leur nature , leur consistance; ceux qui sont durs, compacts , résistans, difficiles à broyer, exigent une mastication forte, prolongée
qui amène bientôt l'usure des dents ; tous les hommes
n'ont point aussi le même mode de mastication , les uns
soit par imitation, soit par une disposition particulière ,
contractent l'habitude de mâcher leurs alimens sur le
devant des mâchoires ; dans ce cas les dents antérieures
sont tellement usées , qu'elles présentent à leur sommet
une surface large , carrée , qui approche de la forme
des dents cuspidées ou *molaires ;* disposition remarquable qui a fait penser que quelques peuples avaient
des dents molaires à la partie antérieure des mâchoires ;
d'autres exercent principalement la mastication sur
un des côtés des mâchoires , ce qui rend l'usure des
dents fort irrégulière ; enfin on en voit quelques uns
dont les dents sont promptement et singulièrement usées,
par l'habitude qu'ils ont contractée de porter et de tenir
entre les mâchoires quelques corps durs , etc. D'après
ces différentes considérations , il est évident que l'ins-

considérations , qui ne sont qu'un aperçu général, si, comme il arrive quelque fois , le corps est
au milieu des champs , dans un bois , sur le bord
d'une rivière , on le fait transporter , aussi doucement qu'il est possible, dans la maison la plus
voisine , en l'accompagnant , ou le faisant accompagner par des hommes affidés , qui écartent la
foule importune , et empêchent que l'on y porte
la main.

Le corps étant arrivé dans l'endroit que l'on a
choisi pour la visite , on le fera deshabiller avec
précaution , en observant quel est l'état de chacun
de ses vêtemens , s'ils sont déchirés , coupés , percés en quelques endroits , mouillés , salis par du
sang , des excrétions , de la boue , etc. Enfin on
mettra le corps entièrement nu , on le placera sur

---

pection des dents ne peut point dans l'homme comme
dans nos quadrupèdes domestiques , fournir un signe
aussi certain pour déterminer l'âge de l'individu ; cet
objet ne doit cependant point être négligé , et lorsque
l'on y apportera l'attention nécessaire , lorsqu'en même
tems on considère la forme générale du corps , et spécialement l'état de la face , on pourra dans le plus grand
nombre des cas , en tirer des conclusions qui , si elles ne
sont pas entièrement justes , approcheront au moins de
la vérité.

la table qui a été préparée pour les recherches anatomiques : on nettoiera, on lavera, on essuiera toutes les parties qui auraient été salies par du sang ou de la boue, et on examinera successivement et avec ordre, toutes les parties extérieures du corps.

1°. On considérera la peau dans toute son étendue, non-seulement à la face antérieure et latérale du corps, mais encore à la face postérieure ou dorsale ; on en remarquera la couleur, s'il y a des *excoriations* ou entamures superficielles qui ont détaché ou éraillé l'épiderme, des *plaies* ou divisions accidentelles dans le tissu des parties ; on en notera la forme, la situation ; on en prendra la mesure précise avec un compas ; on en déterminera la profondeur, la direction, en y portant le doigt, une sonde mousse ou une bougie flexible, ce qui doit se faire avec beaucoup de précaution ; on ne doit pas oublier qu'il y a toujours à la peau, et surtout à la région sur laquelle le sujet a été appuyé à sa mort, des *lividités* ou plaques brunâtres, violacées, superficielles, plus ou moins étendues, qui sont un effet de la stase du sang dans les vaisseaux capillaires de la peau, mais qui sont souvent regardés par le peuple, les assistans ou les ensevelisseurs, comme des marques de percussion ou de violence extérieure ; il convient,

pour prévenir et arrêter tous ces propos absurdes;
de couper dans l'endroit de ces lividités une lame
mince de l'épaisseur de la peau , pour s'assurer
que cette couleur livide est bornée à la superficie
de la peau, et ne s'étend point à son tissu et aux
parties sous-jacentes ; souvent ces lividités sont
traversées par des lignes ou sillons plus ou moins
blanchâtres ou profonds, qui sont l'effet de la
plicature des vêtemens, de la saillie du sol ; et
cette disposition jointe à l'état des poumons,
comme il sera indiqué §. IX., peut servir à faire
connaître la situation ou attitude dans laquelle le
sujet sera resté en mourant.

2°. On considérera successivement la forme
des membres, leur consistance, leur disposition ;
mais au lieu de se borner à la simple inspection,
il faut, pour s'assurer s'il n'y a point quelque
fracture (1) ou luxation , parcourir avec la main

***

(1) La fracture est généralement définie *la solution
de continuité d'un ou plusieurs os, produite par une
cause externe*. Nous avions depuis long-tems fait remarquer l'inconvenance de cette définition, et nous en
avions donné une autre qui nous paraissait plus précise,
plus exacte ; mais comme quelques écrivains en se
l'appropriant, l'ont plus ou moins altérée, nous croyons
devoir la rappeler telle que nous l'avons donnée ; nous

toute l'étendue de la partie , la presser avec les doigts , lui imprimer différens mouvemens ; on observera , ce qui est surtout important dans les cas de suspension , la position des pieds , l'état des mains ; et quoiqu'il n'y ait à l'extérieur aucune apparence de violence , comme quelquefois un coup , une percussion produit une contusion profonde , une lacération des muscles qui sont couchés sur les os, ce que l'on observe principalement aux muscles qui sont recouverts d'une forte aponeurose ; il faut, pour s'en assurer , faire à chacun des membres une longue et profonde incision qui pénètre jusqu'à l'os, et que l'on dirige de manière à éviter les gros vaisseaux sanguins de la partie ; et s'il n'est pas nécessaire d'ouvrir le rachis , il faut au moins faire sur les côtés des apophises épineuses , deux longues et profondes incisions pour reconnaître s'il n'y a pas une contusion profonde à ces parties.

---

définissons donc une fracture , la rupture d'un os déterminée par un coup, une chûte , un effort, une violence, ou toute autre circonstance qui aura porté l'os au-delà du degré de flexibilité qui lui est propre. Il nous paraissait que l'on exprimait ainsi la nature , les causes diverses de la lésion , qu'on la distinguait bien de la plaie de l'os , qui est une entamure ou coupure par un instrument tranchant , aigu.

3°. Après cet examen général de la surface du corps , on considère la tête et spécialement l'état des yeux , du nez , des oreilles , de la bouche , des mâchoires ; on s'assure par l'introduction d'un stylet , s'il n'y a pas quelque corps étranger introduit dans le conduit oriculaire , dans les cavités nasales ; on doit aussi remarquer s'il n'y a pas un degré de flexibilité ou de mobilité plus grand qu'à l'ordinaire dans l'articulation de la tête avec les vertèbres du cou.

4°. On passe ensuite à l'examen du cou , et l'on considère spécialement s'il n'y a pas une dépression oblique ou circulaire plus ou moins profonde ; s'il n'y a pas quelque excoriation ou éraillement de la peau , quelque ecchymose , ou autre altération superficielle propre à indiquer une tentative de violence.

5°. En considérant la surface , la forme du thorax , on le percutera dans différens points ; on appuiera sur le sternum , sur l'épigastre , pour s'assurer si cette pression ne détermine point la sortie de quelques fluides écumeux , séreux , sanguins par la bouche ou les narines (1). Aux femmes,

____

(1) Il n'est pas rare de voir sortir par la bouche , par les narines des cadavres , du sang ou des fluides visqueux , écumeux , en plus ou moins grande quantité ;

on remarquera spécialement l'état des mamelles ;
si par la pression on peut en exprimer un fluide

---

cela arrive principalement dans l'été, et lorsqu'au lieu
de se coaguler, le sang conserve sa fluidité, comme on
le trouve dans les cadavres des noyés, de quelques asphyxiés, de ceux qui meurent peu de tems après avoir
mangé, à la suite d'un coup violent sur l'estomac, ou de
quelques affections aiguës. Nous ne nous arrêterons
point ici à rechercher pourquoi le sang reste fluide dans
quelques cadavres, nous nous bornerons à remarquer
que dans presque tous ces cas, il se fait plus ou moins
promptement par la bouche et les narines, un écoulement de sang ou de fluides visqueux, écumeux, plus
ou moins abondant. Ce phénomène qui n'est point inconnu au peuple, et qui le désigne sous le nom de
débordement, dépend de l'état de plénitude de l'estomac
ou d'une portion de l'intestin, et de la nature des substances contenues dans la cavité de ces organes. Nous
nous sommes assurés de ce fait par différentes expériences sur les cadavres : ainsi, en introduisant dans
l'estomac ou l'intestin un mélange fermentescible fait
avec de la farine et de la levure de bière délayées avec
suffisante quantité d'eau, nous voyons après un tems
plus ou moins long, suivant la température de la saison
ou du laboratoire, l'abdomen s'élever, se distendre, et
bientôt après, la bouche, les narines se remplir d'un
fluide écumeux qui sort en bulles plus ou moins abondantes par ces ouvertures. Mais ce qu'il importe de bien
observer, surtout pour certains cas de médecine légale,

blanc , lactiforme, si sous le repli de la peau il n'y
a pas une blessure.

---

comme les mâchoires sont fortement rapprochées , il
arrive quelquefois qu'une partie des substances qui
regorgent de l'estomac , entrent par la glotte dans la
trachée artère , et remplissent toutes les bronches. En
faisant l'ouverture du corps d'un homme qui , quelques
heures auparavant , avait mangé avec appétit du pain et
du fromage de gruyère , nous avons trouvé dans la
trachée-artère , des morceaux de pain et de fromage
entièrement semblables à ceux qui étaient dans l'estomac ; une autre fois nous y avons trouvé des haricots
mal mâchés et à demi digérés : MORGAGNI , (*de Sedib.
et Morb. caus.* Epist. L. 3 , art. 26) , rapporte un cas
analogue , dont nous allons donner le précis. Un homme
de Milan , après un repas copieux , reçut au thorax un
coup de couteau qui parvint jusqu'au ventricule gauche
du cœur ; le blessé fit à peu près dix pas , s'assit , vomit
et mourut dans la demi-heure. Le corps fut porté à
l'école de médecine , où il servit pendant plusieurs jours
aux démonstrations anatomiques , et lorsqu'on fut parvenu à l'examen des poumons , on trouva une partie des
alimens dans les bronches et la trachée-artère ; comme
il était certain qu'avant de mourir le blessé avait vomi ,
MORGAGNI pense que dans les efforts du vomissement ,
une partie des alimens était entrée dans les voies
aériennes , ce qui avait rendu la mort plus prompte , et
pour appuyer cette opinion , il observe que dans les
premiers jours , la face du cadavre était engorgée

6°. On considère ensuite la forme, le volume de l'abdomen, sa tension, sa rénitence, sa molesse, sa flaccidité, l'état de la peau, des stries, des rides, plicatures ou vergettures qui peuvent

---

comme celle d'un homme suffoqué. Voilà le fait, mais l'explication est-elle bien juste, nous en doutons, et nous pensons que cela n'est arrivé qu'après la mort. Plusieurs fois, et à la suite de diverses maladies dans lesquelles il n'y avait point eu de vomissement, nous avons vu la trachée-artère et les bronches remplies des humeurs bilieuses, brunâtres, qui se trouvaient dans l'estomac, et en appuyant sur l'épigastre, nous les faisions remonter par jets, remplir le larinx, puis en sortir par une incision pratiquée à la partie antérieure de la trachée-artère. Le gonflement de la face, la réplétion de ses vaisseaux ne sont point un indice suffisant de suffocation; ce phénomène est commun à tous ces cas, et dépend essentiellement du développement, de la distension de l'estomac, qui survient plus ou moins promptement après la mort, et produit dans le cadavre de grands changemens qu'il importe beaucoup de bien distinguer. Pour faire sentir cet objet, nous remarquerons que le développement, la distention de l'estomac, ne peuvent avoir lieu sans comprimer les parties adjacentes, soulever le diaphragme, et par conséquent le cœur et les poumons; de la refoulement vers la tête, de la portion fluide du sang qui est contenue dans l'oreillette droite, et, par suite, réplétion, tuméfaction des veines du cou, de la face, de

se trouver à sa surface, dans son tissu : on examine aussi l'anus, les parties externes de la génération, et les ganglions lymphatiques des aines ;
souvent il suffit de toucher de manier ces parties
pour s'assurer qu'il n'y a aucune altération; mais si
le gland, le penis ou le scrotum sont tuméfiés,
tendus, ecchymosés, emphysémateux, d'une
couleur noirâtre ou jaunâtre, on examine attentivement s'il n'y a point à la surface de ces parties quelque entamure ou excoriation, quelque
indice de violence ou de maladies antérieures, et
pour déterminer ces objets d'une manière précise,
on fait à la peau du penis, une incision longitudinale, afin de pouvoir reconnaître l'état du corps
caverneux, et la nature des fluides infiltrés sous
la peau; on fait aussi sur le scrotum et de chaque

---

l'encéphale, coloration violacée de la peau, suintement, exsudation séreuse ou sanguinolente par les
porosités, les extrémités des réseaux capillaires ; quelquefois aussi, par suite de ce reflux dans les réseaux
capillaires, resserrement de la pupille, réplétion, distention, saillie des yeux qui étaient d'abord ternes et
relâchés, accumulation de sérosités dans les ventricules
du cerveau, et plusieurs autres phénomènes analogues,
consécutifs, qui sont les effets de la mort, et qu'il faut
par conséquent bien distinguer des actions ou effets
morbides.

côté, une incision qui en comprenne toute la longueur, afin de s'assurer du volume, de la forme,
de la consistance des testicules, de l'état de leur
cordon vasculaire. Lorsque l'on fait des recherches
sur le corps d'une femme, il faut examiner s'il n'y
a point à la vulve quelque altération particulière,
quelques vestiges d'écoulement sanguin, séreux
ou puriforme, et si les lèvres de la vulve sont
tuméfiées, ecchymosées, on y fait une incision
longitudinale; il faut aussi dans quelques cas
apporter une attention particulière à l'état de
l'ombilic, et de la peau qui recouvre l'abdomen,
le haut des cuisses et même les mamelles.

Enfin, après toutes ces considérations et quelques autres analogues, sur lesquelles on insiste
plus ou moins, suivant les circonstances, on
procède à l'examen des organes (1) intérieurs,

---

(1) Ce mot, que l'on emploie si souvent aujourd'hui,
et parfois si mal à propos, vient du grec *organon*, qui
signifie strictement *instrument*; il est spécialement
adopté dans l'étude et la considération des êtres vivans,
pour désigner les parties qui servent ou sont propres à
exécuter telle ou telle action. Les anciens anatomistes
et médecins n'employaient cette expression que pour
désigner l'ensemble des parties qui servent ou concourrent à une sensation : aujourd'hui on lui a donné

(*sectio legalis*). Mais pour retirer de cet examen tous les avantages que l'on peut en attendre, il

---

plus d'extension, et on désigne les diverses parties du corps sous le nom d'*organes*, parce que toutes ont une action qui leur est propre, qu'elles sont les instrumens de la vie, servent et concourrent à son entretien ; ainsi on dit très-bien l'œil est l'organe ou l'*instrument* de la vue ; la langue est l'organe ou *instrument* du goût ; l'estomac est l'organe ou *instrument* de la chymification ou conversion des alimens en chyme, etc.... D'après la situation des parties, on dit encore très-bien les organes intérieurs, épigastriques, abdominaux, thoraciques, encéphaliques. Enfin, lorsque l'on considère les parties par rapport à leurs fontions, on peut trèsbien dire les organes digestifs, respiratoires et circulatoires, c'est-à-dire les instrumens qui servent à la digestion, à la respiration, qui sont relatifs à la circulation. Mais désigner, comme on le fait si fréquemment, l'estomac sous le nom d'*organe gastrique*, les poumons sous celui d'*organe pulmonaire*, l'utérus sous celui d'*organe utérin*, la langue sous celui d'*organe lingual*, etc., c'est choquer toutes les convenances, et montrer l'ignorance la plus grande du sens et de la valeur des mots. En effet, peut-on raisonnablement dire l'instrument de l'estomac, l'instrument des poumons, de l'utérus, de la langue ; tout enfin est aujourd'hui qualifié du nom d'*organe* ; ainsi l'os est un *organe osseux*, les poils sont des *organes capillaires*, les dents forment l'*organe dentaire*, le tissu lamineux est l'*organe cellulaire*, le larynx faut conformément aux régles établics, §. 3 , ouvrir successivement les cavités splanchniques , de manière à ne point altérer la texture, la forme , la disposition des organes qui y sont contenues ,

---

est l'*organe laryngé*, les mamelles sont l'*organe mammaire*, etc. C'est bien pis encore quand on entend désigner la peau sous le nom d'*organe dermoïde*; ce qui, d'après le sens littéral des mots, signifie l'*instrument semblable au derme* ou *à la peau*. Cependant ces dénominations absurdes, ridicules, se répètent sans cesse , et se trouvent dans le plus grand nombre de nos livres modernes , dans nos journaux , et même dans ce dictionnaire qui , dit-on , doit offrir un tableau exact et parfait des connaissances médicales : tant il est vrai que les sottises s'accréditent, se propagent par l'irréflexiou, par l'imitation, et que, comme l'a dit *Boileau*:

Un sot trouve toujours un plus sot qui l'admire.

On pourrait encore remarquer l'abus que l'on fait du mot *organique*; ce qui fait distinguer une vie organique, une sensibilité, des fonctions organiques ; comme s'il y avait plusieurs vies ; comme si toutes les fonctions ne dépendaient pas de la structure , de la disposition, de l'action des organes ; mais quoique ces distinctions subtiles, déjà fort anciennes, et renouvelées de nos jours sous d'autres termes , soient entièrement inutiles à la médecine, elles sont encore trop à la mode ; le tems et la raison les réduiront à leur juste valeur.

4*

et à pouvoir les examiner dans toute leur étendue, les suivre dans leur contour , et il convient dans cet examen , d'observer l'ordre que nous allons indiquer.

§. VII. *Ouverture du Canal rachidien.*

Il est peu de cas de médecine légale, du moins chez les adultes , où il soit nécessaire de faire l'ouverture du rachis. Cependant , s'il paraissait qu'une blessure eût intéressé les parties contenues dans son canal , on ne peut alors s'en dispenser , et l'on y procède de la manière suivante:

On couche le corps sur la face sternale ; on place sous l'abdomen quelques billots de bois, ou mieux un petit sac rempli de foin , de paille , un paquet de gros linge , afin de soulever la portion lombaire du rachis , d'en diminuer la courbure; ou bien , au défaut de ces moyens , on place le cadavre en travers sur la table de manière que la tête soit un peu pendante, ainsi que les membres inférieurs : alors , avec le couteau tranchant , on fait une incision transversale , qui de la base d'un apophyse mastoïde s'étende à l'autre , en passant sur l'occiput , et divisant jusqu'à l'os toutes les parties qui s'y trouvent ; on fait ensuite une incision longitudinale , qui du milieu de l'occiput , s'étend au sacrum en suivant la ligne médiane du corps ; puis avec la pointe du couteau , on détache en même tems la peau et la masse des muscles qui adhèrent à l'os occipital , à la face spinale du rachis , et on les renverse de chaque côté.

Après avoir ainsi découvert , et dans toute son étendue , la portion annulaire des vertèbres , on prend une scie que l'on appuie le plus près possible de leurs apophyses transversales , et l'on coupe successivement chaque vertèbre en conduisant la scie de bas en haut , c'est-à-dire, du sacrum à l'os occipital. Lorsqu'on a scié de droite et de gauche l'épaisseur de la portion annulaire des vertèbres , ou détache , on enlève aisément en une seule fois la série des apophyses épineuses qui restent attachées et soutenues par des portions ligamenteuses , et quelques faisceaux musculaires. Si , comme il arrive souvent à cause de l'inégalité d'épaisseur des parties , quelque point des vertèbres n'est pas complètement scié , on en achève la séparation en appuyant sur l'endroit qui résiste le tranchant du couteau mousse , et en donnant sur le dos de cet instrument un coup de marteau. Enfin , dans le cas où l'ouverture pratiquée ne serait pas suffisante pour bien découvrir la gaîne méningienne , on l'agrandit en coupant , à l'aide du couteau mousse et du marteau, toutes les portions saillantes des vertèbres.

Avec un peu d'adresse et d'habitude, cette préparation n'est ni longue ni difficile ; en la faisant, il faut observer s'il n'y a pas dans l'épaisseur de la masse musculaire des ecchymoses, des contusions ; s'il n'y a point de fracture, de déplacement ou mobilité contre nature à quelques-unes des vertèbres ; si les ligamens qui les affermissent sont dans leur intégrité, et lorsqu'on a enlevé la portion spinale du rachis, on doit considérer l'état de la gaîne méningienne, de ses vaisseaux, du tissu graisseux qui l'environne ; on ouvre ensuite cette gaîne méningienne dans toute sa longueur, pour examiner le cordon rachidien et le faisceau des nerfs lombaires et sacrés que l'on nommait si ridiculement la *queue de cheval* ; et l'on doit dans cet examen observer s'il n'y a point à la surface de cette partie, ou dans l'épaisseur de la membrane qui la recouvre, une couche couenneuse, purulente ; s'il n'y a point quelque ecchymose, quelque épanchement sanguin, séreux ou puriforme ; quelque entamure ou autre genre d'altération qui auraient pu déterminer la mort du blessé ou les accidens qui l'ont précédée. Ici nous devons avertir qu'il n'est point rare de voir les veines rachidiennes gorgées de sang, et même de trouver dans

la gaîne méningienne du rachis une certaine quantité de sérosité limpide , jaunâtre ou visqueuse ;
mais , observons le bien , cet engorgement des
veines n'est, le plus ordinairement, qu'un résultat
de la mort, des symptômes qui l'ont précédée, de
la situation dans laquelle le corps a été conservé.
Il en est de même de l'épanchement séreux ; ce
n'est qu'une exudation qui se fait à la mort , et sa
quantité est plus ou moins considérable, suivant
la constitution du sujet et le tems où l'on en fait
l'ouverture; mais ces phénomènes seuls ne doivent
point être regardés comme l'indice d'une commotion , d'une violence antérieure.

§. VIII. *Ouverture du Crâne.*

Nous avons suffisamment fait sentir l'inconvenance , la défectuosité des procédés généralement
adoptés pour l'ouverture du crâne ; nous nous
bornerons donc à exposer aussi clairement , aussi
brièvement qu'il sera possible , le procédé qui ,
d'après notre expérience , nous a paru le plus
propre à remplir l'objet que l'on se propose.

Après avoir coupé les cheveux avec des ciseaux,
ou mieux encore avec un rasoir on fait soutenir la
tête par un aide , qui appuie de chaque côté une
de ses mains sur les oricules; alors on fait , dans

la direction de la ligne médiane, et en pénétrant jusqu'à l'os, une incision qui, de la racine du nez, s'étend jusque sur l'apophyse épineuse de la cinquième ou sixième vertèbre du cou; on en fait de même une autre qui, du bord postérieur et supérieur d'une oricule, passe transversalement sur le sommet de la tête, et se termine à l'autre oricule; on détache ensuite promptement et jusqu'à l'os ces quatre lambeaux par leur angle supérieur; on les abaisse, et on les laisse attachés par leur base; puis, en glissant la lame du couteau sous la portion des muscles temporo-maxillaires qui adhèrent au crâne, on les sépare et on les laisse tomber sur l'arcade zygomatique; on détache de même avec la pointe du couteau tous les muscles implantés sur l'os occipital, sur la portion cervicale des premières vertèbres du cou, et on rejette sur le côté ces masses musculaires.

Après avoir ainsi dépouillé le crâne de toutes les portions charnues qui y adhèrent, il faut y faire avec la scie, une coupe circulaire; mais pour bien remplir l'objet qu'on se propose, il y a plusieurs conditions importantes : 1°. cette coupe ne doit entamer ni le cerveau ni la méninge; 2°. la portion sciée doit être enlevée sans effort, sans ébranlement; 3°. enfin la coupe doit être telle, que l'on puisse découvrir facilement toute les parties de l'encéphale ; et **on** y parvient de la manière suivante :

On fait d'abord sur le crâne , avec la pointe du couteau , une trace légère qui , du milieu de l'os frontal et un peu au dessus des bosses surcilières, (ce qu'il importe de bien observer pour ne point arriver dans les sinus frontaux), s'étende circulairement autour du crâne, en passant sur l'os occipital, un peu au-dessous des arcades supérieures. Alors on applique dans la direction de cette ligne quatre couronnes de trépan, également distantes l'une de l'autre : deux sont placées au devant, l'une à droite , l'autre à gauche , sur le bord de l'os frontal qui s'articule avec le pariétal ; les deux autres sont placées en arrière , près l'angle mastoïdien de l'os pariétal. Lorsqu'avec la couronne de trépan on a détaché et enlevé une portion de l'os, on passe successivement par chacune de ces ouvertures, la lame mince et flexible du couteau mousse ; on la glisse , on la pousse dans différentes directions pour décoller la méninge ; on scie ensuite le crâne, en suivant la ligne circulaire qui a d'abord été tracée , et si quelques portions d'os n'avaient point été atteintes par la scie , on les détruit facilement en passant dans la coupe de la scie un coin ou la lame de couteau tronqué, que l'on frappe légèrement avec le marteau ; et aussitôt la calotte ou partie supérieure du crâne tombe; ou bien on l'enlève sans effort et sans altérer l'organe, soit avec les doigts, soit avec un levier.

Mais, pour bien découvrir le cerveau, le cervelet, en suivre toutes les parties, pour pouvoir surtout en examiner la base, il faut, par une autre coupe, enlever la plus grande portion de l'os occipital, ainsi que la portion spinale des cinq ou six premières vertèbres du cou. Pour cela, on trace de chaque côté du crâne, avec la pointe du couteau, une ligne qui, de l'angle mastoïdien des pariétaux se dirige à la hauteur du condyle de l'occipital, sur les parties latérales et un peu postérieures de l'atloïde et des autres vertèbres du cou: on décolle ensuite la méninge avec le couteau mousse et flexible; puis avec la scie, qu'il faut conduire légèrement, à cause de l'épaisseur inégale du crâne dans cette région; on suit la ligne oblique que l'on a tracée; on achève, s'il est nécessaire, la coupe des os avec le coin ou la lame tronquée, et l'on forme ainsi un segment osseux triangulaire, dont le sommet obtus répond au trou occipital; et en prolongeant la coupe sur la portion spinale des cinq ou six premières vertèbres du cou, on découvre la partie supérieure du cordon rachidien.

Ce procédé plus long à décrire qu'à exécuter, peut à la rigueur suffire dans tous les cas; cependant il nous paraît convenable de le modifier dans quelques circonstances. Par exemple, s'il y avait au côté droit de la tête, contusion, plaie, fracture, enfoncement, ou quelqu'autre altération qui pût faire présumer un épanchement de sang entre le crâne et la méninge, une collection de pus ou de sang, soit dans le ventricule droit du cerveau, soit dans le tissu de cet organe, alors pour en déterminer d'une manière plus précise le siége, l'étendue, il conviendrait de n'enlever d'abord que la partie gauche du crâne, et de conserver toute la partie droite dans son état d'intégrité. Pour cela, après avoir fait une incision cruciale aux tégumens et les avoir détachés du crâne, on ferait avec la scie une coupe sémi-circulaire, qui commencerait au milieu de l'os frontal pour se terminer vers le milieu de l'os occipital; puis avec la scie, on ferait, dans la direction de la ligne médiane, une coupe longitudinale qui commencerait à l'os frontal pour se terminer à l'os occipital. En enlevant cette tranche ou segment osseux, on aurait une ouverture assez grande pour détacher et enlever facilement toute la partie gauche du cerveau, examiner ensuite dans sa position naturelle la partie droite de cet organe, et reconnaître

d'une manière précise l'étendue , le mode de **son**
altération.

Si nous supposons actuellement que la blessure
est au front , il conviendrait alors de n'enlever
que la partie supérieure et postérieure du crâne ,
afin de conserver dans son état toute la région
frontale ; et pour cela on ferait au crâne deux
coupes , l'une transversale , qui de la région temporale d'un côté , s'étendrait à l'autre en passant
sur le sommet du crâne ; l'autre , sémi-circulaire ,
qui de l'os occipital s'étendrait à droite et à gauche
aux deux régions temporales , et se réunirait aux
extrémités de la coupe transversale ; ce qui formerait une grande ouverture par laquelle on
pourrait facilement parvenir jusqu'au foyer de l'altération.

On peut ainsi , et suivant les circonstances ,
modifier de différentes manières la coupe du
crâne ; mais , quelques soient les modifications
que l'on adopte , il est toujours nécessaire , avant
de scier le crâne , d'appliquer à une distance convenable quelques couronnes de trépan , afin de
détacher ou décoller la méninge , et de pouvoir
enlever la voûte du crâne sans effort , sans altérer
l'organe , sans rompre les vaisseaux qui sont ramifiés à sa surface.

Après avoir enlevé la calotte osseuse du crâne ,

on examine s'il n'y a point à sa face interne , quelques fissures ou fractures ; s'il n'y a point quelque
altération à la méninge. On saisit ensuite avec les
pinces, un point de cette membranne , on la soulève , on y fait une ouverture dans laquelle on introduit une lame de ciseaux , et on l'incise depuis
la partie moyenne du front , jusque près la partie
moyenne de l'occiput , en suivant la coupe première qui a été faite au crâne ; on fait aussi à cette
membranne une seconde incision, qui de la hauteur
de l'oricule, se prolonge en haut jusque près le sinus
médian. Après avoir fait ces incisions de l'un et
l'autre côté , on relève les lambeaux de la méninge
et on aperçoit la plus grande partie du cerveau
recouvert de la méningine (1) , on en considère la

---

(1) MÉNINGINE , diminutif de Méninge. Nous avons
donné ce nom à la membranne de l'encéphale que l'on
appelait *Pie mère* ; mais comme cette membranne , ainsi
que l'avaient remarqué les anciens anatomistes , est
manifestement composée de deux feuillets superposés ,
qui sont plus ou moins intimement unis dans quelques
endroits , et séparés dans d'autres. BLASIUS considéra
ces deux feuillets comme deux membrannes , il nomma
l'externe *Arachnoïde* , et laissa à l'interne le nom de
Pie mère ; et cette distinction que l'on a vantée comme
une découverte , a été adoptée et se trouve aujourd'hui
dans le plus grand nombre de nos livres ; mais cette

forme, la disposition, la consistance, ainsi que l'état des vaisseaux sanguins qui s'y trouvent en grand nombre : mais avant d'aller plus loin, de pénétrer dans le tissu de l'organe, si comme nous l'avons indiqué plus haut, on a enlevé la portion postérieure de l'os occipital, et la portion spinale des premières vertèbres du cou, il faut avec la pointe des ciseaux, faire une incision longitudinale qui de la gaîne méningienne du rachis s'étende jusques près la base ou division du sinus médian ou *longitudinal*; on incise ensuite la méninge de chaque côté, en suivant avec la pointe le contour des sinus latéraux : en renversant ces lambeaux on découvre ainsi le cervelet et une portion du cordon rachidien, on examine l'état de ces parties, on s'assure s'il n'y a pas un épanchement de sang ou de séro-

---

distinction nous paraît également inutile, pour l'anatomie, et pour la pratique de la médecine ; quoique le péricarde soit composé de deux feuillets très-différens par leur texture, leur étendue leurs propriétés, personne ne s'est encore avisé de donner un nom particulier à chacun de ces feuillets, et on n'en connaît pas moins bien la disposition de cette partie : faut-il donc sans aucun objet réel d'utilité, multiplier les divisions, les dénominations? L'étude présente bien assez de difficultés sans chercher à les augmenter par des subtilités minutieuses qui ne peuvent fournir aucune considération utile pour la pratique.

sité, ce qui est très-important à observer dans quelques cas.

Après ce premier aperçu, on vient à l'examen particulier du cerveau. On commence d'abord par séparer, écarter les deux lobes (*hémisphères*) de cet organe, et avec la pointe des ciseaux, on coupe l'extrémité du repli médian de la méninge, (*la faux de la dure mère*), qui s'attache à la crète ethmoïdale, (*apophyse crista galli*), on soulève, on renverse ce repli du côté de l'occiput, alors on considère l'état du mésolobe, (*corps calleux*); on coupe transversalement le cerveau dans toute son épaisseur à la hauteur de cette commissure médiane; on en examine l'état, la consistance : on fait ensuite de chaque côté, une incision longitudinale pour pénétrer dans les ventricules latéraux, en suivre les contours, y remarquer le plexus choroïde, les différentes protubérances et bandelettes qui s'y trouvent; on examine de même le troisième ventricule, puis en soulevant les lobules du cerveau, on considère les nerfs, les vaisseaux qui sont à sa base.

Lorsqu'on a examiné attentivement les diverses parties du cerveau, et que l'on s'est assuré s'il n'y a pas dans son tissu, dans ses ventricules, ou à sa base quelque altération quelque foyer ou collection de sang, de pus ou de sérosité, alors on passe à l'examen du cervelet. Pour cela, on incise le repli transversal de la méninge que l'on nomme communément la *tente du cervelet*, et on prolonge cette coupe en traversant un des sinus latéraux, on découvre ainsi la plus grande partie du cervelet, on en soulève les lobes, on en examine la surface, le contour, la consistance, et par une ou deux incisions longitudinales dans son tissu, on s'assure de son état ; enfin on étend ses recherches sur le mésencéphale (*pont de varole*), ses pédoncules, et le commencement du prolongement rachidien.

Ce mode de recherches et d'examen des différentes parties peut, comme nous l'avons déjà indiqué, être modifié suivant diverse circonstances ; mais queque soit le procédé que l'on ait suivi, il faut en finissant, remettre aussitôt les parties dans leur position, les recouvrir par la calotte osseuse, et les maintenir en faisant aux tégumens quelques points de suture. On passe ensuite à l'examen du thorax.

§. IX. *Ouverture du thorax.*

Dans les cas ordinaires, nous faisons en même tems, par une seule coupe, l'ouverture du thorax et de l'abdomen. Pour cela, nous faisons aux

tégumens une grande incision de forme elliptique,
qui commence par une ligne courbe à la partie
supérieure du sternum, un peu au-dessous des
clavicules, se prolonge de chaque côté sur le thorax pour arriver près l'extrémité de la quatrième
côte asternale, et qui de ce point se continue en
ligne droite à l'épine supérieure et antérieure de
l'ilium, puis gagne les aines en se contournant, et
se termine de chaque côté à la branche suspu-
bienne. Après avoir tracé avec la pointe du couteau la forme de cette incision, qui ne comprend
d'abord que la peau et le tissu graisseux, on passe
une seconde fois l'instrument dans la ligne tracée
sur le thorax, pour couper d'un seul coup l'épaisseur des muscles qui recouvrent cette partie; puis,
avec une scie que l'on place dans l'incision, en la
dirigeant de bas en haut, on coupe successivement
toutes les côtes, à l'exception de la première et
des deux dernières : alors il ne reste plus qu'à
donner un trait de scie pour diviser transversalement le sternum. Cela fait, on saisit avec deux
doigts la partie supérieure des tégumens du thorax ; on soulève le sternum, et de l'autre main on
coupe, on détache avec la pointe du couteau
toutes les adhérences de la portion antérieure du
médiastin. En continuant ainsi de tirer en haut le
sternum, on coupe les attaches du diaphragme

à la portion du lambeau que l'on soulève ; on a soin aussi de couper le ligament ombilical du foye ; puis successivement, et en suivant la ligne tracée aux tégumens, on coupe à droite et à gauche les parois musculeuses de l'abdomen, et l'on a ainsi un long et large lambeau elliptique qui ne tient plus qu'au pubis par une de ses extrémités, et que l'on renverse sur les pieds du cadavre. Par cette opération, qui paraît d'abord complexe, mais qui est très-facile à exécuter, on aperçoit d'un coup d'œil les viscères du thorax et de l'abdomen dans leur position, on en saisit exactement les rapports, et l'on peut facilement les découvrir dans toute leur étendue, les suivre dans leur contour, et faire toutes les recherches propres à déterminer leur structure ou leurs altérations.

Quoique ce procédé soit très-commode, très-avantageux, et puisse convenir dans tous les cas ordinaires, cependant, lorsqu'il s'agit d'une recherche de médecine légale, nous préférons de ne passer à l'ouverture de l'abdomen qu'après avoir fait celle du thorax et du cou, et on y procède de la manière suivante :

Après avoir fait, dans la direction de la ligne médiane, une incision longitudinale qui, de la partie supérieure du sternum, se termine à la base de son appendice abdominal , que l'on appelle communément *cartilage xyphoïde* , on en fait deux autres de chaque côté, l'une supérieure transversale , qui suit la direction de la clavicule et se termine près son extremité acromienne; l'autre inférieure , qui , de la base de l'appendice abdominal du sternum , suit le contour cartilagineux des côtes, et se termine près l'extrémité saillante de la quatrième côte asternale. On détache avec la pointe du couteau, ces deux larges lambeaux, dans lesquels on doit comprendre tous les muscles qui recouvrent la face antérieure du thorax. En faisant cette dissection , qui est facile et doit être très-prompte lorsqu'on a un peu d'habitude , on observe s'il n'y pas , dans l'épaisseur des parties que l'on détache , quelques vestiges de contusions ou de violences ; et si ces recherches se font sur une femme, on examine s'il n'y a point quelque altération aux mamelles. Après avoir disséqué les deux lambeaux , que l'on renverse sur les côtés , ou scie, comme il a été indiqué plus haut, les côtes et le sternum ; puis on soulève le sternum , on le renverse de haut en bas sur l'abdomen, et on le fait assujétir dans cette situation par la main d'un aide. Alors on procède à l'examen des viscères contenus dans le thorax ; et pour le faire avec ordre , on considère d'abord l'état de la

5 *

plèure et des poumons , on introduit sa main dans la cavité du thorax pour soulever les poumons , en voir le sommet , la base et leur portion dorsale , ainsi que le diaphragme ; et lorsque l'on soulève le poumon gauche , on examine la portion dorsale du médiastin , (que l'on nomme communément *médiastin postérieur* , comme s'il y avait plusieurs médiastins) , on y fait une longue incision pour découvrir l'œsophage , l'aorte , reconnaître l'état de ces parties ; on revient ensuite en devant , on saisit avec l'extrémité des doigts une portion du péricarde que l'on soulève , on y fait une incision longitudinale que l'on aggrandit par une coupe transversale ; on en observe l'épaisseur , la couleur , la consistance ; s'il contient de la sérosité , on en remarque la nature , la quantité ; enfin on considère la forme , le volume ; la couleur , la consistance du cœur , l'état des vaisseaux qui rampent à sa surface , et sont dans quelques cas engorgés et accompagnés d'une ligne ou strie rougeâtre. On observe aussi les oreillettes du cœur, ses ventricules, ses gros vaisseaux ; on ouvre ces différentes parties, on considère leur forme, la nature, la quantité du sang qu'elles contiennent , la couleur de leur face interne , qui, à la suite de quelques maladies , est , d'après de nombreuses recherches , souvent d'un rouge foncé et quelquefois

brunâtre (1). Si , en faisant l'ouverture du thorax,
on y trouve du sang épanché et coagulé , on l'enlève d'abord ; on absorbe , on recueille celui qui est

---

(1) Cette couleur rouge , brunâtre , plus ou moins
intense , se rencontre non-seulement à l'intérieur des
veines caves , de leur sinus ou oreillette , des ventricules du cœur ; mais souvent encore nous l'avons
observée dans les différentes ramifications des veines des
membres , des viscères , et même dans les troncs artériels
qui contenaient du sang ; quelquefois aussi cette coloration n'est point bornée à la membrane interne des
veines ; mais elle pénètre leur épaisseur , se répand à
leur surface externe , et forme à leur pourtour une ligne
ou strie qui les accompagne dans leur trajet , et semble
les dessiner. Dans ces différens cas , le sang paraît *dis-
sous* ; il est noirâtre et fluide , ou bien il ne forme qu'une
sorte de gelée peu consistante qui difflue facilement par
la plus légère pression. Il nous paraît donc que cette
coloration des parois vasculaires dépend essentiellement
du genre de mort , d'une altération particulière du sang
qui transude à travers leurs porosités , en pénètre , en
imbibe le tissu. Aussi cette coloration des parois veineuses s'observe souvent à la suite des fièvres adynamiques , de quelques espèces de mort subites , de toutes
les affections dans lesquelles le sang reste fluide. On
l'observe d'une manière plus marquée encore dans ces
différens cas , lorsqu'on ne fait l'ouverture des corps
que plusieurs jours après la mort , et lorsque la putréfaction est parvenue à un certain degré. Il ne faut point

fluide avec une éponge fine, que l'on exprime dans un vase, afin de pouvoir en déterminer la quantité, et découvrir le vaisseau qui lui a donné issue ; on recueille, on absterge de même avec une éponge les autres fluides qui pourraient être épanchés.

Avant d'introduire la main dans la cavité du thorax, il convient de couvrir le bord de la coupe des côtes par le pli d'une serviette, afin de ne point s'excorier les doigts ; petite précaution nécessaire pour le médecin, surtout lorsqu'il fait l'ouverture d'un sujet mort depuis quelque tems, ou atteint d'une maladie putride et contagieuse.

Il faut aussi, lorsque l'on coupe transversalement le sternum, ne point enfoncer la scie trop profondément, ne point la placer trop près des clavicules, afin de ne point entamer quelques grosses veines, qui sont à peu de distance de la

---

point, ainsi que l'on fait quelques-uns, regarder comme un résultat et une preuve de l'inflammation cette teinte rouge et brunâtre des veines que l'on trouve si souvent dans les cadavres ; nous pensons au contraire qu'elle est un effet de la mort. Des recherches, des expériences particulières que nous avons faites semblent ne laisser aucun doute sur ce point ; mais il serait trop long de les rapporter ici.

face interne de cet os; mais la plus légère attention suffit pour éviter cet inconvénient.

S'il y avait à un des côtés du thorax fracture de quelques côtes, plaie pénétrante, au lieu de faire l'ouverture telle que nous venons de l'indiquer, il conviendrait d'y procéder de la manière suivante:

Après les incisions préliminaires, et avoir détaché les chairs qui recouvrent les parties antérieure et latérale du thorax, on coupe les côtes du côté sain avec la scie, que l'on dirige obliquement de la seconde à la huitième; puis avec le scalpel courbé en serpe, on coupe près le sternum les cartilages de la seconde, troisième, quatrième, cinquième, sixième et septièmes côtes, et avec la pointe du scalpel on achève de séparer en haut ce large segment, que l'on renverse du côté de l'abdomen pour examiner l'état de ce côté du thorax : on procède ensuite de la même manière à l'ouverture de l'autre côté; on examine les parties qui y sont contenues; on en note les altérations : après cela, pour compléter l'ouverture du thorax, on donne un trait de scie à la partie supérieure du sternum, et l'on renverse cet os sur l'abdomen.

En faisant l'examen des viscères du thorax, il faut apporter une attention spéciale à l'état des poumons. Le volume, l'élasticité, la rénitence, la crépitation, la fermeté de ces organes, et leur coloration , soit générale , soit partielle , varient beaucoup , non - seulement suivant l'âge , mais encore suivant les causes , circonstances ou affections qui ont précédé , accompagné la mort , et même suivant l'attitude dans laquelle l'individu est resté à sa mort.

Pour bien sentir cet objet , il faut considérer la connexion intime qui existe entre les poumons , le cœur , l'encéphale , et les principaux organes; il faut surtout remarquer que les poumons reçoivent le sang qui , de toutes les parties du corps, y est continuellement apporté par les deux veines caves ; ils reçoivent aussi le chyle qui provient des organes digestifs , et les divers fluides séreux qui de toutes les parties du corps sont absorbés , apportés par les vaisseaux lymphatiques , versés dans la veine cave thoracique , et mélangés avec le sang qu'elle contient ; ainsi ce sang est très-composé , très-différent de celui que l'on trouve dans tout autre organe; projetté dans l'artère pulmonaire , il en parcourt toutes les ramifications , mais parvenu aux réseaux capillaires si nombreux qui terminent cette artère le sang éprouve des changemens bien considérables : là , soumis à l'action tonique (1) des réseaux capillaires qui est encore

____

(1) Action tonique si bien démontrée par les change-

soutenue, augmentée par le poids de la colonne d'air atmosphérique qui pénètre dans les bronches, le sang est divisé en molécules d'une extrême ténuité ; d'un côté une portion séreuse chargée des matières carbonées, animales, qui proviennent soit du chyle, soit du *detritus* des diverses parties, s'exhale en vapeurs par les orifices perspiratoires des bronches et est rejetée au dehors par l'expiration ; d'un autre côté, les molécules sanguines dépouillées de cette vapeur excrementeuse, sont rapprochées par l'action des réseaux capillaires, pénétrées par le fluide animateur ; et par ce concours simultané d'actions et d'effets, le sang en traversant les poumons, éprouve une dépuration, acquiert des propriétés nouvelles, nécessaires à l'entretien de la vie. Il perd alors cette couleur brunâtre qu'il avait dans les veines caves, il devient vermeil, rutilant, sa densité est plus grande, sa température un peu plus élevée, il se coagule plus facilement ; enfin la mixtion des substances qui le composent, est plus intime. Mais observons le

mens qui surviennent dans les qualités du sang, l'état des poumons lorsqu'on a fait la ligature, la section des nerfs pneumo-gastriques, (Huit^e. Paire ou Paire vague.) ou lorsque l'influence nerveuse cesse par quelque altération de l'encéphale.

bien , le chyle , la lymphe , peuvent facilement se charger de différentes espèces de sels , d'oxydes , de substances extractives , acides , alcalines , alcooliques , médicamenteuses ou délétères , ces fluides peuvent même entraîner dans leur cours , des molécules terreuses , métalliques, etc., qui, en parcourant les réseaux capillaires des poumons, y produisent, suivant leur nature , leurs qualités particulières, des stases, des engorgemens, des altérations plus ou moins remarquables.

Ce point de doctrine que nous avons traité plus d'une fois dans nos leçons publiques , nous paraît mériter une attention spéciale , non - seulement dans la recherche des causes, des effets des maladies , mais encore dans la considération et l'emploi des moyens curatifs ou thérapeutiques , et quoiqu'il soit un peu éloigné de notre sujet , nous ne craindrons pas de nous y arrêter quelques instans.

On en conviendra sans doute , quoique les alimens ayent été comminués , réduits en chyme , par les organes, par leur mélange avec les fluides salivaires , gastriques , pancréatiques , bilieux ; cependant le chyle qui en provient conserve, au moins en partie , les propriétés principales des substances alimentaires , et les transmet dans le torrent de la circulation ; observons en effet , les phénomènes qui surviennent après un repas abondant, lorsque le chyle se mêle avec le sang ; l'excrétion perspiratoire des poumons est d'abord plus vaporeuse, plus chargée de matières carbonées, et par fois a une odeur particulière, puis successivement le pouls devient plus ample, plus plein, plus fréquent quelques excrétions sont évidemment augmentées, ou altérées, quelques organes sont plus ou moins excités suivant la nature des alimens ; et ces phénomènes subsistent jusqu'à ce que, par des circulations réitérées, le chyle ait subi un certain degré d'élaboration, d'assimilation : il en est de même d'un grand nombre de substances médicamenteuses ou délétères qui sont portées dans l'estomac, ou restent apliquées quelque tems à la surface du corps, sur une plaie, sur un ulcère. Leur action ne dépend point uniquement, comme paraissent le croire quelques uns, ni d'une simple impression locale sur les extrémités des nerfs et des vaisseaux de la partie, ni de la connexion sympathique qui existe entre tous les organes ; mais dans plusieurs cas, cette action paraît dépendre essentiellement de la nature, de la quantité des molécules médicamenteuses ou délétères qui ont été entraînées avec le chyle ou la lymphe, mêlées avec le sang, et de là, disséminées dans le tissu des organes. Eh! peut-on

méconnaître cette absorption, quand on voit l'u-
rine conserver l'odeur des substances alimentaires
ou médicamenteuses, prendre une teinte jaune
par l'usage de la rhubarbe, etc..., devenir gazeuse,
alcaline, par l'usage des eaux acidules, des car-
bonates alcalins....., quand on retrouve dans ce
liquide les prussiates, les nitrates...., et même des
vestiges du fer qui a été prescrit en bol, ou en
poudre; quand on voit par l'usage de différentes
substances, le lait dans les mamelles changer de
couleur, de consistance, devenir purgatif, irritant, médicamenteux, pour l'enfant qui le suce.
On pourrait sans peine ajouter un grand nombre
de faits analogues, mais c'en est assez pour faire
sentir que les molécules médicamenteuses ou délétères peuvent arriver dans le torrent de la circulation, se retrouver dans les fluides des secrétions,
produire une altération plus ou moins remarquable dans les poumons et même dans d'autres
organes éloignés. Ici se présente encore une autre
observation qui nous paraît importante.

Quand on considère l'ordre de la circulation
dans l'adulte, on voit que le sang ne parvient aux
diverses parties du corps, qu'après avoir traversé
les poumons, s'y être dépouillé d'une vapeur
excrementeuse qui en altérait les propriétés essentielles ; et d'après cette disposition constante, on

penserait peut-être que lorsque le sang contient
des molécules étrangères à sa nature , les poumons doivent toujours être les parties primitivement et essentiellement affectées , et que l'altération doit être nulle ou peu marquée sur les organes
qui sont le plus éloignés du centre de la circulation; mais cet aperçu qui séduit d'abord par sa
vraisemblance est inexact , contraire à l'observation journalière , aux lois bien connues de l'organisme animal.

En parcourant les diverses parties du corps,
le sang éprouve nécessairement dans sa composition de grands et continuels changemens, et il
aurait bientôt perdu les qualités nécessaires à l'entretien de la vie, s'il ne se reformait point, s'il n'y
avait point dans son trajet des *émonctoires*, c'est-
à-dire, des organes propres à en séparer successivement les substances inutiles ou nuisibles qui
proviennent de la décomposition continuelle des
solides et des fluides , ou sont apportées avec le
chyle.

Les poumons sont assurément le premier le
plus grand organe de dépuration pour les fluides
circulatoires, et en suivant le cours du sang ,
on trouve une série d'organes plus ou moins
rapprochés qui reçoivent une quantité plus ou
moins grande de sang, en extraient, en séparent

quelques matériaux, en forment une liqueur nouvelle destinée à quelque usage ultérieur, ou à être
rejettée comme excrément. On trouve d'abord,
dans ce trajet, la cavité de l'estomac et de l'intestin qui forme une grande surface perspiratoire
parsemée de réseaux capillaires, on aperçoit en
suite les reins, qui séparent du sang une grande
quantité de sérosité odorante, colorée, plus ou
moins chargée de substances terreuses, carbo-
natées, salines, etc. Enfin, en dernier lieu, on
trouve la peau qui fournit une excrétion vaporeuse très-abondante.

Mais les substances hétérogènes que le sang
entraîne dans son cours et qui parviennent successivement aux divers organes, ne font point
également impression sur tous. L'expérience le
démontre et on le concevra peut-être si l'on fait
attention, 1°. que chaque organe a, comme on le
dit aujourd'hui, *une vie propre*, c'est-à-dire, une
action, une destination particulières, un degré,
un mode de sensibilité qui n'est point également
excitée par toutes les substances qui le touchent
ou le pénétrent; 2°. les diverses substances dont
le chyle ou la lymphe peuvent être le véhicule,
ne sont point également décomposables et mis-
cibles aux fluides circulatoires, et delà des différences très-remarquables dans les effets. Ainsi

le muriate de mercure suroxydé ou sublimé corrosif, l'acide arsenieux ou arsenic blanc appliqués
sur une plaie, sur un ulcère déterminent, lorsqu'ils sont absorbés, l'engorgement des poumons,
l'inflammation de l'estomac, des stries rouges,
des taches ponctuées ou lenticulaires à la surface
ou dans l'épaisseur de sa membrane muqueuse.
Ainsi le principe âcre des cantharides qui est
très-facilement soluble dans la sérosité, est entraîné avec les matériaux de l'urine, et il agit
fortement sur les voies urinaires, tandis qu'il ne
fait aucune impression sensible sur les poumons :
au contraire le soufre et la plupart des sulfures
qui ont une action très-marquée sur les poumons
et sur la peau, n'agissent point sur les reins. Il
en est à-peu-près de même de l'ail, du musc, de
l'éther, de quelques préparations phosphorées ;
on en retrouve manifestement l'odeur dans la vapeur qui s'exhale des poumons, de la peau ; il
semblerait que par leur mélange avec les fluides
circulatoires, ces substances prennent la forme
gazeuse ou vaporeuse et deviennent ainsi susceptibles de s'exhaler avec la matière de la transpiration pulmonaire et cutanée.

D'après ces faits et beaucoup d'autres analogues, dont plusieurs doivent, sans doute, être
observés de nouveau, il y aurait donc une dispo-

sition primitive, une sorte d'affinité organique entre l'action des organes et la nature des matériaux nutritifs ou médicamenteux qui leur sont apportés par la circulation ; et il ne faudrait peut-être pas rejetter entièrement, et sans un nouvel examen, l'opinion des anciens qui pensaient que certains alimens ou médicamens pouvaient augmenter la sécrétion du lait, du sperme, de la bile, exercer une action particulière sur la tête, sur les reins, etc.

Quoiqu'il en soit, comme le chyle et la lymphe sont versés presque immédiatement dans le ventricule droit du cœur, et de là projetés avec le sang dans l'artère pulmonaire ; si ces fluides sont chargés de molécules âcres, septiques ou délétères, qui résistent à l'assimilation, à l'action excrétoire, ils ne pourront traverser les poumons, sans y faire une impression plus ou moins profonde, sans altérer la sensibilité, l'action des réseaux capillaires, l'excrétion perspiratoire et folliculaire qui se fait continuellement dans les cavités bronchiques ; et à l'ouverture des cadavres, on trouvera les poumons beaucoup plus engorgés que dans les cas ordinaires ; souvent leur tissu est plus dense, plus compact, ils se cassent, se déchirent avec facilité, se précipitent dans l'eau, et leur couleur présente des nuances particulières plus ou moins remarquables.

Pour faire mieux sentir comment des substances hétérogènes mélangées avec le sang, exercent une action spéciale sur les poumons, nous rapporterons le précis de quelques expériences faites sur divers animaux.

Si l'on injecte dans les veines d'un animal vivant quelques grammes de mercure coulant, le métal entraîné avec le sang est bientôt apporté au ventricule droit du cœur, et après un certain tems, dont la durée varie suivant quelques circonstances, il est successivement projeté dans l'artère pulmonaire, et il en parcourt facilement toutes les branches ; mais quoique susceptible d'une extrême division, le métal s'arrête dans les réseaux capillaires, il les obstrue, les distend, les irrite, altère le mode de circulation de l'organe, détermine dans son tissu des points d'engorgemens plus ou moins étendus ou rapprochés, produit dans la respiration des altérations plus ou moins graves qui font ordinairement périr l'animal en peu de jours. A l'ouverture du cadavre, on trouve les poumons compacts, pesans, engorgés, noirâtres dans quelques endroits, rosés, emphysémateux dans d'autres, et le mercure disséminé en molécules plus ou moins grosses, remplit une partie des réseaux capillaires, et quelquefois on en trouve des globules dans le tissu même des poumons.

D'autres expériences faites et répétées par plusieurs personnes, ont aussi démontré que des poisons portés dans l'estomac, injectés dans les veines, appliqués à la peau ou sur des plaies, ont été absorbés et ont produit des changemens plus ou moins remarquables dans l'état des poumons, dans la qualité du sang. On a aussi rencontré des altérations analogues de ces organes à la suite de quelques maladies, ou de l'usage de quelques substances médicamenteuses. L'examen attentif de l'état des poumons, peut donc, jusqu'à un certain point, fournir des indices sur la cause de la mort, sur les phénomènes qui l'ont précédé; cependant comme les altérations des poumons peuvent dépendre de causes différentes, on ne peut, on ne doit, en médecine légale, en tirer aucune conséquence positive, qu'après l'examen le plus sévère de toutes les circonstances antécédentes. Ces objets encore peu connus, exigent des recherches, des observations ultérieures.

Mais c'est assez et même trop, diront peut-être quelques-uns. Revenons donc à notre objet spécial, et ajoutons que la couleur des différentes parties des poumons, peut, jusqu'à un certain point, servir à indiquer dans quelle situation est mort le sujet que l'on examine; ainsi, s'il est resté couché sur le dos, la portion dorsale des poumons est gorgée de sang qui s'est arrêté dans les vaisseaux, et présente une couleur brunâtre; si au contraire il est mort couché sur la face antérieure ou sternale du thorax, l'engorgement, la couleur brunâtre des poumons, se remarqueront à la face sternale de ces organes; est-il mort couché sur le côté droit, le poumon de ce côté aura une couleur plus foncée que l'autre; enfin, s'il était mort suspendu par le cou, les poumons, également engorgés dans toute leur étendue, présenteraient une couleur plus brune à leur base ou face diaphragmatique. On ne doit cependant point, d'après cette seule observation, assurer positivement que le sujet est mort dans telle ou telle situation. En effet, si on a changé l'attitude du corps avant que la mort soit complète, et pendant que le sang conserve encore sa chaleur, sa fluidité et une partie de son mouvement, l'engorgement et la couleur brunâtre auront lieu à la partie des poumons qui était la plus inférieure, lorsque le corps s'est entièrement réfroidi. On ne peut donc, d'après cette seule observation, décider affirmativement, qu'autant que l'on sera assuré que l'on n'a point changé l'attitude du corps. Il faut re-marquer aussi que l'engorgement et la couleur brune d'une partie des poumons sont peu sen-sibles si le sujet a perdu une grande quantité de sang.

En terminant ce paragraphe, remarquons en-core qu'il ne faut faire aucune incision aux pou-mons qu'après avoir examiné la trachée artère, parce que le sang qui se répandrait dans les ramifications bronchiques, pourrait empêcher de bien juger de l'état de la trachée artère et de ses divisions principales.

§. X. *Ouverture de la Bouche, du Larynx et de la Trachée artère.*

Souvent il est nécessaire, surtout dans les cas d'empoisonnement, de suffocation, de stragu-lation ou de quelques espèces de blessures (1),

---

(1) BLESSURE πληγη, *plagœ*, *SAUVAG. percussio:* Expression collective ou générique, employée depuis long-tems et spécialement adoptée en médecine légale pour désigner toute espèce d'altération ou affection locale, qui est l'effet d'un coup, d'une percussion, d'une violence extérieure; ainsi l'on comprend sous cette dénomination, les *plaies, fractures, luxations, distorsions, contusions, excoriations,* ainsi que les *ecchy-moses* qui sont produites par un coup, une chute; et

d'examiner avec soin l'état de la bouche, du pharynx, de l'œsophage, de la trachée-artère. Quelques-uns, pour cet objet, fendent la bouche jusqu'aux oreilles, coupent l'épaisseur des joues, dépouillent les branches de l'os maxillaire, des muscles qui l'entourent; puis le luxent en avant, l'arrachent et le séparent en coupant de tous côtés pour parvenir jusqu'au pharynx. Mais cette manœuvre longue et grossière nous paraît fort inconvenante : en effet, on détruit les rapports de la face, qu'il importe quelquefois de conserver; souvent aussi on altère la véritable disposition des parties que l'on avait tant d'intérêt à bien recon-

on peut très-bien dans la procédure, et même dans les préliminaires et les conclusions du rapport, employer cette expression pour désigner l'ensemble des altérations produites par quelques violences; mais dans le corps du rapport et dans la description des différentes altérations reconnues par la visite, on ne doit jamais s'en servir; chaque espèce de blessures doit être déterminée d'une manière précise par le nom distinctif qui lui est propre.

Quelquefois aussi on donne, parmi le peuple, le nom de *blessure* à l'hémorrhagie, ou autres circonstances accidentelles qui déterminent l'avortement ou accouchement avant terme; mais cette acception triviale ne doit jamais être employée par le médecin.

naître. Nous proposons donc le procédé suivant, que nous avons plusieurs fois employé; il est simple, facile, expéditif, et nous paraît satisfaire à tous les objets.

Après avoir assujéti et disposé la tête de manière que la partie antérieure du cou soit bien tendue et allongée, on fait dans la direction de la ligne médiane une incision longitudinale qui divise l'épaisseur de la lèvre inférieure, s'étende jusqu'au sommet du sternum; on en fait une autre qui suive le contour de la base de l'os maxillaire *ou mâchoire inférieure*, puis, avec la pointe du scalpel, on détache en même tems la peau et les fibres du muscle sous-cutané qui y sont adhérentes, et l'on continue cette dissection jusqu'à ce que l'on soit parvenu aux parties latérales du cou. Après avoir ainsi mis a nu la région antérieure du cou, observé et noté s'il n'y a pas des ecchymoses ou autres vestiges de violence, il faut scier l'os maxillaire sur la ligne médiane; ce qui le divise en deux portions égales, que l'on écarte en coupant successivement toutes les parties qui adhèrent à sa face interne. En continuant cette dissection, qui n'est point difficile, si un aide intelligent tient écartées les deux pièces de l'os maxillaire, on abaisse la langue et ses annexes, on parvient à l'isthme du gosier, on coupe de chaque côté les piliers du septum staphylin ; on découvre toute l'étendue du pharynx ; on en examine l'état, et en prolongeant l'incision en bas et sur les côtés, on trouve facilement l'œsophage ; et comme le thorax a déjà été ouvert, on peut suivre l'œsophage, s'il est nécessaire, dans son trajet sur le corps des vertèbres du dos jusqu'au diaphragme.

Pour examiner le canal aérien, il faut d'abord séparer la thyroïde, nettoyer et absterger avec une éponge le sang qui serait répandu sur la trachée-artère ; puis, avec la pointe du couteau, on y fait de bas en haut une incision longitudinale que l'on prolonge jusqu'à l'hyoïde en divisant le larynx. Enfin, s'il est nécessaire d'examiner les bronches, on coupe de chaque côté, avec un trait de scie, une portion de la clavicule et de la première côte ; on enlève ainsi la portion restante du sternum, les veines sous-jacentes, et après avoir abstergé le sang, on prolonge l'incision de la trachée-artère jusqu'aux bronches, que l'on peut suivre encore dans le tissu pulmonaire.

§. XI. *Ouverture de l'Addomen.*

Nous avons déjà indiqué en grande partie (§. X) le procédé qu'il convient d'employer pour faire en même tems l'ouverture du thorax et de l'abdomen ; mais, si l'on s'est borné, comme nous l'avons conseillé, à ne faire d'abord que l'ouverture du thorax , il faut alors prolonger de chaque côté l'incision qui avait été terminée près l'extrémité de la quatrième côte asternale ; ainsi , en partant de ce point , on dirige l'incision à la crête de l'ilium , et de là on la continue en contournant un peu au-dessus des aines jusqu'à la branche sus-pubienne, où elle se termine. On saisit ensuite le segment sternal du thorax, que l'on soulève fortement ; on coupe d'abord les portions du diaphragme qui sont implantées à ce segment, puis, alternativement à droite et à gauche, l'épaisseur des parois musculeuses de l'abdomen , ainsi que le cordon ombilical du foie, et , en renversant ce grand lambeau sur les cuisses du sujet, on aperçoit toute l'étendue de la cavité abdominale.

Après avoir jeté un coup-d'œil sur l'ensemble et la position respective des différens viscères, il faut les examiner avec ordre, et successivement les uns après les autres. On commence d'abord par les viscères épigastriques ; mais comme le diaphragme forme du côté de l'abdomen une concavité qui les retient, les bride et les couvre en partie, il convient de faire, au bord antérieur du diaphragme , une incision que l'on dirige obliquement à gauche vers le *cardia* ou orifice œsophagien de l'estomac ; après cette incision, qui ne doit pas excéder 60 à 80 millimètres, on relève le bord costal du foie pour apercevoir sa face concave, ainsi que la vesicule biliaire, et une partie de l'estomac ; on appuie ensuite la main sur l'estomac pour le déprimer, l'abaisser un peu, observer sa situation, qui n'est pas *transversale* ou *horizontale*, comme on le dit communément, mais oblique de haut en bas, et de telle manière, qu'une portion de sa grosse extrémité est toujours appuyée contre le diaphragme. En continuant à déprimer l'estomac et en le portant à droite, on aperçoit une partie de la rate ; on soulève ensuite la portion gastro-colique de l'épiploon, on y fait avec le scalpel, ou mieux encore avec les ciseaux une grande incision transversale, qui permet de voir la face postérieure de l'estomac, ainsi que le pancréas et le commencement du duodenum ; après avoir observé avec soin l'état extérieur de l'estomac, de ses orifices, de ses membranes, de ses vaisseaux, il faut examiner le canal intestinal ; mais comme le duodenum ou la première portion de ce canal est en grande partie caché profondément, ainsi que le pancréas entre les deux feuillets du mesocolon transverse, il faut, pour bien voir ces parties, soulever l'arc du colon, le renverser du côté du thorax, et faire à la base du mesocolon une incision transversale qui découvre le duodenum et permette d'en observer l'état : on continue ensuite l'examen du canal intestinal, on en parcourt toute l'étendue, on en suit exactement toutes les circonvolutions, en observant attentivement quel est l'état de la surface de ce long canal , quelle est l'épaisseur de ses parois, s'il y a dans sa cavité quelques substances ; puis on déjette, on renverse sur le côté droit du corps le paquet de l'intestin grêle pour apercevoir le mésentère, et, s'il est nécessaire, on y fait une incision longitudinale pour reconnaître l'état des gros vaisseaux situés sur le corps des vertèbres lombaires ; enfin on passe à l'examen des capsules surrénales, des reins, des uretères, de la vessie et des organes génitaux, tant internes qu'externes.

Nous ne nous arrêterons point à décrire les procédés particuliers qu'il convient d'employer pour découvrir les différens viscères et en reconnaître l'état. Nous remarquerons seulement que, l'abdomen étant le siége d'un grand nombre d'affections, il faut apporter dans son examen beaucoup d'exactitude et de circonspection ; cela est surtout très-nécessaire s'il y a indice ou soupçon

d'un poison porté dans l'estomac ou introduit
par l'anus. Dans ce cas, après avoir observé et
noté soigneusement l'état extérieur des organes,
» on fait à la partie supérieure de l'œsophage
» deux fortes ligatures bien serrées, et séparées
» d'environ deux décimètres : on place de sem-
» blables ligatures sur le rectum et sur le cordon
» des vaisseaux et canaux qui se trouvent à la
» face intestinale ou concave du foie, et, après
» avoir coupé entre les deux ligatures que l'on
» a faites, on détache, on enlève avec précau-
» tion l'œsophage, l'estomac et la masse intesti-
» nale, que l'on place sur un drap propre et
» plié en plusieurs doubles. Alors on examine
» de nouveau la surface des parties ; on l'absterge
» avec une éponge (1); on ouvre dans toute sa
» longueur l'œsophage et l'estomac ; on recueille
» dans un vase de verre ou de faïence les liqueurs

---

(1) Tant de précautions paraissent minutieuses ;
mais elles sont absolument nécessaires pour éviter toute
erreur. En faisant l'ouverture d'un cadavre, on posa
négligemment l'estomac sur un sable fin et quartzeux,
et des gens peu attentifs qui firent ensuite l'examen
de ce viscère et des substances que l'on en avait tirées,
y ayant trouvé quelques molécules quartzeuses, attri-
buèrent la mort à un empoisonnement causé par le verre
en poudre.

» ou substances qui s'y trouvent, et l'on examine
» avec beaucoup de soin l'état de la membrane
» interne de ces viscères; on ouvre de même les
» diverses parties du canal intestinal; et on re-
» cueille dans des vases séparés les fluides qui s'y
» trouvent; enfin il convient de laver la cavité de
» ces viscères avec de l'eau distillée, pour enlever
» toutes les parties solubles qui s'y trouvent ou
» adhéreraient à leur surface, et l'on conserve
» séparément cette liqueur des lotions pour pro-
» céder ensuite à son examen par les moyens
» convenables ». (Extrait des *Consultations médico-légales, sur une accusation d'empoisonnement par le sublimé corrosif.* Paris, 1811,
page 151.)

Mais si, comme il arrive quelquefois, les parois
de l'estomac ou de l'intestin ont été gangrenées,
rongées, perforées, et ont laissé échapper dans
l'abdomen les fluides ou substances qu'ils contenaient, il faut recueillir avec soin ces différentes
substances, les absorber avec une éponge que l'on
exprime dans un vase; on fait ensuite des ligatures
au-dessus et au-dessous des perforations, puis on
sépare, on enlève, comme il a été dit, toute la
masse intestinale, pour procéder plus exactement
à un examen ultérieur.

§. **XII.** *Examen particulier de la Vessie et des Organes internes de la génération.*

Lorsqu'il est nécessaire de faire un examen particulier de la vessie, on se borne le plus ordinairement à inciser longitudinalement le sommet et une portion de la face antérieure de cet organe; ce qui fait facilement apercevoir la forme, l'étendue de la cavité, mais ne permet pas d'examiner l'état, la disposition des parties adjacentes. Nous employons donc un autre procédé qui nous paraît remplir toutes les conditions que l'on peut desirer pour ces recherches.

Après avoir considéré les organes digestifs, et jetté un coup-d'œil sur l'état, et la disposition de ceux qui sont contenus dans la cavité pelvienne, et que l'on peut apercevoir du côté de l'abdomen, on écarte les cuisses du cadavre, et l'on fait de chaque côté des parties externes de la génération, une incision longitudinale, qui de la branche supérieure ou horizontale du pubis, s'étende un peu au-delà de l'iskium, en passant à-peu-près sur le milieu du trou sous-pubien (1). Après avoir coupé d'un seul trait la peau, le tissu graisseux

---

(1) Que de nos jours quelques-uns osent encore, par ignorance ou obstination ridicules, appeler *trou obturateur !*

et quelques portions de muscles qui se trouvent dans ce trajet, on y porte la scie et l'on coupe avec cet instrument la branche du pubis et de l'iskium ; lorsque ces portions osseuses sont sciées des deux côtés, toute la partie moyenne et antérieure du bassin est mobile, et après avoir coupé avec la pointe du scalpel quelques faisceaux musculaires qui la retiennent encore, on la renverse facilement de haut en bas, ce qui forme une grande ouverture qui permet de parcourir toute l'étendue de la cavité pelvienne.

Par cette préparation très-facile à exécuter, on aperçoit dans l'homme la vessie, la prostate, ses connexions avec l'intestin rectum, les vesicules spermatiques. Et dans la femme, après avoir rejetté la vessie de côté, on découvre l'utérus, ses annexes ; et en faisant au vagin une incision longitudinale, on peut facilement reconnaître l'état de ce canal, la disposition de l'orifice de l'utérus, les divers modes d'altérations que peuvent présenter ces organes ; enfin on peut, à l'aide de cette coupe, faire toutes les recherches nécessaires à l'objet que l'on se propose. Nous ajouterons seulement que, si un cas particulier exigeait de constater l'état de l'urèthre (1) dans l'homme,

____

(1) Ce mot qui nous vient des Grecs, et qu'il faut écrire *uréthre*, et non point *urètre* comme on le trouve

il faudrait en faire l'examen avant d'avoir fait la coupe que nous avons indiquée.

§. XIII. *Manière de recueillir, de rédiger les observations faites à l'ouverture d'un cadavre.*

Celui qui est chargé (1) par un tribunal, ou

---

dans quelques livres modernes, est unanimement adopté pour désiguer le canal excréteur de l'urine ; cependant par une habitude vicieuse, on dit, on écrit presque toujours *le canal de l'uréthre*, sorte de rédondance ou de pléonasme que les gens attentifs doivent éviter.

(1) Depuis quelques années, on a imaginé, et sans doute comme titre d'honneur et de distinction, d'appeler *médecin-légiste* ou comme d'autres l'aiment mieux *médecin-juriste*, celui qui est chargé des visites et rapports relatifs à différens cas de médecine légale ; et cette dénomination nouvelle a été bien vite accueillie par la foule nombreuse des imitateurs et compilateurs, toujours empressés à répéter sans examen ce que les autres ont dit ; mais elle nous paraît inexacte et inconvenante. En effet, on appelle *légiste* celui qui étudie les lois, qui s'en occupe essentiellement, et en quelque sorte exclusivement, et *juriste* celui qui fait profession de la science du droit ; mais le médecin a bien d'autres genres d'études et d'occupations. Le magistrat qui nomme un médecin pour la visite d'un blessé ou d'un cadavre ne le consulte point sur le droit, sur l'interprétation des lois ni sur le mode de leur exécution,

autre autorité compétente de faire l'ouverture d'un

---

il lui demande seulement de déterminer, d'après l'observation et les principes de son art, la nature des
blessures, les causes positives de la mort, les conséquences directes du fait soumis à son examen ; ses
réponses doivent donc être fondées entièrement et uniquement sur les connaissances médicales, et il doit les
posséder à un haut degré. Le médecin qui, pour se
livrer à l'étude des lois humaines, négligerait la pratique, l'exercice de son art serait assurément peu
propre à répondre aux vues du magistrat ; au lieu de
s'attacher à l'objet simple de sa mission, on verrait
(et déjà on en trouve quelques exemples) notre médecin-légiste, dont *l'ame sensible et généreuse est toujours altérée d'amour et de justice*, s'ériger en juge, en
avocat, ou même en législateur, interpréter les faits
à sa manière, les commenter, les discuter, les obs-
curcir par ses raisonnemens, ses suppositions, ses distinctions, ses subtilités, et, plus occupé de l'étude
des codes de lois que des procédés de l'art et des phénomènes des maladies, on le verrait, malgré sa vaste
érudition et ses idées sublimes de perfectionnement,
souvent fort embarrassé sur les moyens d'examiner, de
constater les diverses altérations et d'en tirer des conséquences précises. Sans doute, il convient à tout homme
sage de connaître les lois de son pays, et surtout celles
qui concernent son état, ses fonctions ; mais laissons
aux jurisconsultes le soin de les étudier, de les interpréter ; qui trop embrasse, mal étreint ; sachons nous
borner, ne cherchons point à étendre notre science

corps pour constater la nature, le siége d'une affection, prononcer sur la cause de la mort, doit être pénétré de l'importance, de la difficulté des fonctions qui lui sont confiées ; et comme ses observations et les conséquences qu'il en déduit doivent avoir la plus grande influence sur les suites, il doit être calme au milieu du trouble et de l'agitation qui l'environnent, sourd à la clameur publique, aux raisonnemens vagues, aux conjectures hasardées, parfois dénuées de fon-

---

au-delà de ses véritables limites ; et quoique, dans plusieurs cas, les connaissances médicales soient d'une nécessité absolue pour l'administration de la justice, elles n'en sont qu'une partie accessoire ; et dans l'état actuel de notre législation, les fonctions du médecin expert se bornent et doivent se borner à constater un point ou circonstance de fait, à prononcer sur une question d'art et de science ; elles n'ont donc qu'un rapport fort indirect à l'application, à l'exécution des lois, à la question de droit ; ainsi la qualification de *légiste* ou *juriste* dont on veut gratifier le médecin ne lui convient pas plus qu'à tout autre expert chargé par le magistrat de l'examen d'un objet litigieux. D'ailleurs le véritable médecin est assez grand, assez recommandable par ses qualités, par l'étendue de ses connaissances, par les services journaliers qu'il rend à la société, pour n'avoir pas besoin d'aucun titre étranger à son art.

dement, que se permet si souvent le vulgaire. Inaccessible aux passions, aux préjugés, l'expert ne doit voir que son objet ; il doit l'examiner attentivement et sous toutes les faces ; rien enfin ne doit le distraire dans ses recherches, rien ne doit échapper à ses considérations.

Il convient donc d'écarter de ces opérations la foule importune des curieux, qui troublent et fatiguent par leurs colloques, leurs questions indiscrètes, leurs raisonnemens prématurés, et de n'y admettre que les personnes nécessaires. Quelque attentif que soit l'expert dans le cours de son opération, il ne doit point se fier entièrement à sa mémoire ; mais il convient, pour ne laisser rien échapper, qu'il marque aussitôt avec un crayon, et en quelques mots abrégés, la situation, la forme, la nature des altérations qu'il rencontre successivement ; et lorsque toutes ses recherches anatomiques sont terminées, il vérifie sur le sujet même l'exactitude des notes qu'il a prises, il les dispose dans un ordre convenable, y ajoute les éclaircissemens, les détails nécessaires pour caractériser et bien faire connaître les différentes lésions observées dans la visite du corps ; enfin il s'occupe de la rédaction du rapport.

Lorsque le magistrat se transporte sur les lieux avec son greffier pour y faire lui-même les informations et en dresser procès-verbal, souvent le médecin, après avoir fait la visite, dicte aussitôt son rapport au commis-greffier, qui l'inscrit et l'insère dans l'acte même de l'information; d'autres fois cependant le médecin écrit son rapport séparément sur un papier détaché, et il le remet ensuite au magistrat, qui en fait une mention expresse dans son procès-verbal et l'y annexe.

Comme rien n'est indifférent dans ces actes, comme il faut apporter l'attention la plus grande au sens, à la valeur des expressions, à l'ordre, à la manière de décrire, de présenter les objets il nous paraît préférable que le médecin-expert fasse séparément son rapport, parce qu'en rédigeant, en écrivant lui-même les détails de sa visite, il y apporte plus d'attention; d'ailleurs, en relisant tranquillement cette première rédaction, il peut, avant de la remettre au magistrat, y faire les corrections, additions ou transpositions qui lui paraissent nécessaires pour l'ordre, la précision, la justesse des expressions; ce qui ne pourrait avoir lieu si l'expert dictait tout de suite au commis-greffier les détails et les résultats de ses observations tels qu'ils se présentent d'abord à l'esprit; ou bien il faudrait peut-être faire des ratures, des renvois, ce qu'il faut éviter dans des actes aussi importans. Enfin, soit que le magistrat

7 *.

demande que le rapport soit inscrit sur-le-champ dans le procès-verbal, soit qu'il laisse à l'expert la faculté de le rédiger séparément, il ne faut rien faire à la hâte, mais prendre le tems de réfléchir, de considérer attentivement toutes les circonstances du cas particulier sur lequel on doit prononcer. Ainsi, pour ne rien échapper de ce qui est utile, pour ne pas s'égarer dans des superfluités minutieuses, on doit commencer par tracer le plan de son rapport; on en fait une première esquisse, que l'on corrige ensuite, s'il est nécessaire, dans une seconde copie que l'on écrit lisiblement, sans ratures et sans renvois. Au surplus, quelle que soit la manière adoptée, l'expert doit, après avoir lu son rapport, le signer, et l'affirmer conforme à la vérité.

Pour répondre complètement à l'intention des tribunaux, le rapport, ainsi que nous l'avons recommandé depuis long-tems (1), doit toujours présenter trois parties distinctes et dans un ordre constant.

La première partie n'est en quelque sorte qu'un protocole ou formule d'usage, un préliminaire commun à tous ces actes; elle contient

______

(1) Observations chirurgico-légales sur un point important de la jurisprudence criminelle. *Dijon*, 1790, in 8°.

d'abord les noms, titres et qualités principales de l'expert ; l'indication du jour, de l'heure, du lieu de la visite, de l'autorité qui l'a requise. On indique ensuite l'attitude ou situation, l'état extérieur ou apparent dans lequel on a trouvé le sujet, les objets qui l'environnent : et l'on y ajoute une courte exposition des circonstances accidentelles ou accessoires que l'on a pu recueillir, en se bornant à celles qui sont essentiellement relatives à l'état actuel, et qui peuvent servir à déterminer le jugement de l'homme de l'art, et en faire connaître les motifs. Ainsi cette exposition doit être simple, courte, précise, et ne pas comprendre ces propos vagues, ces plaintes exagérées, ces conjectures hasardées que font si souvent les assistans ou les personnes intéressées.

LA SECONDE PARTIE du rapport (*visum et repertum* des écrivains latins) doit comprendre la description, la reconnaissance de l'état du sujet, des diverses altérations ou lésions que l'on y a rencontrées.

Ici il faut apporter l'exactitude la plus grande. En général on doit, dans la rédaction du rapport, suivre le même ordre que dans la visite ; ainsi, après les observations générales, on indique l'âge, au moins par approximation ; on détermine d'une manière aussi précise qu'il est possible le tems plus ou moins éloigné de la mort ; et cela ne doit jamais être négligé, parce qu'il se forme quelquefois après la mort, et surtout dans certains cas, des taches, des lividités, des infiltrations, des épanchemens ou tuméfactions qui n'existaient pas auparavant, et qui pourraient en imposer à des gens inattentifs. Si le sujet dont on examine le corps est inconnu, on en décrit succintement la stature, la conformation, les particularités distinctives que l'on peut y remarquer. On expose ensuite ce que l'on a trouvé à la surface du corps, dans ses différentes régions, puis on indique l'état des cavités splanchniques, des organes qui y sont contenus, et on insiste plus ou moins sur ces objets, suivant la nature des altérations et l'objet spécial de la visite. Dans cette exposition, il ne suffit pas, comme on s'en contente trop ordinairement, d'énoncer le genre de blessures, ou d'en indiquer vaguement le nombre, la forme, la situation et l'étendue : mais pour ne laisser aucune incertitude, prévenir toute objection, il faut ajouter par quel phénomène sensible on a reconnu telle ou telle affection, par quel moyen on s'en est assuré. Par exemple, on ne doit pas se borner à dire que l'on a trouvé sur la partie latérale gauche du thorax une contusion de la largeur de quarante centimètres sur quatre-vingt de longueur ; mais il faut ajouter : « Ce dont nous nous sommes assurés en faisant à cette partie une incision qui nous a fait connaître sous la peau une infiltration de sang dans le tissu grais-seux, dans l'epaisseur des muscles, avec rupture de quelques petits vaisseaux et déchirement de quelques faisceaux musculaires, etc., etc. » Enfin, s'il s'agit de déterminer le poids, la longueur d'un fœtus, la grandeur d'une plaie, d'une contusion; on ne doit jamais se permettre des approxima-tions vagues, mais il faut indiquer le poids, la longueur, la grandeur précise, en les rapportant toujours à une mesure fixe et connue. En décrivant l'état des cavités splanchniques, il convient aussi d'indiquer, en deux ou trois mots, comment on a procédé à leur ouverture, si on a scié le crâne avec précaution, si on a enlevé la calotte osseuse sans effort, si aucun des viscères con-tenus n'a été lésé dans la préparation, si en tout on s'est conformé aux régles, aux préceptes de l'art.

Comme il ne s'agit ici que d'exposer, de dé-crire ce que l'on a vu, ce que l'on a reconnu, comment on s'en est assuré, cette seconde partie du rapport présente peu de difficultés; il faut seulement de l'ordre, de la clarté, de la précision, éviter avec soin toutes les expressions équivoques ou à double acception, ne rien dire de superflu, ne rien omettre de ce qui est utile.

Pour éviter la confusion et atteindre cette clarté si essentielle dans les rapports médicaux, les différentes remarques doivent être distinctes les unes des autres, soit par un *alinéa*, soit par un trait de séparation —, soit par un N.°, un chifre arabe ou romain, ou une lettre de l'alphabet placée en parenthèse. Il ne faut cependant point multiplier sans nécessité ces divisions et sous-divisions, comme on le trouve dans un rapport inséré dans l'ouvrage de *Mahon*. Il faut aussi, dans la rédaction, apporter la plus grande attention au sens, à la valeur précise des mots, à leur véritable acception. Le médecin n'adopte point, dans ses écrits, le langage du peuple; il doit toujours employer les termes de son art; mais en même tems, pour ne laisser aucune incertitude, il doit aussitôt en donner une courte explication, ou placer en parenthèse l'expression vulgaire. Il doit aussi éviter avec le plus grand soin ce néologisme si fréquent de nos jours. Cette affectation ridicule d'expressions systématiques et recherchées, ces circonlocutions, ce luxe d'épithètes oiseuses que depuis quelques années l'ignorance et le mauvais goût travaillent à introduire dans la langue médicale (1). Enfin, dans l'expo-

---

(1) On ne peut ouvrir la plupart des livres qui s'impriment aujourd'hui sur la médecine, sans être frappé de la multitude des expressions nouvelles et impropres, des tournures *ambitieuses, inusitées* ou systématiques que l'on y rencontre. Tantôt, et sans doute pour la concision, la rapidité du style, l'écrivain change l'adjectif en substantif, ainsi au lieu de dire, comme autrefois, la veine cave, la membrane muqueuse, on dit aujourd'hui *la cave, la séreuse, la muqueuse, les synoviales*, etc.; tantôt, et sans doute par élégance, ce qui est le plus ordinaire, l'objet le plus simple, ne se désigne que par une circonlocution; ainsi, l'épiderme se nomme *le système épidermoïde*; la peau est *l'appareil tégumentaire, le système cutané, le tissu dermoïde*; les poumons forment *l'appareil* ou *le système respiratoire, l'organe pulmonaire*, etc. Quelquefois même pour montrer l'étendue, la variété de ses connaissances, on substitue le mot latin à l'expression française, ainsi on dit le *Facies*, le *cutis*, le *decubitus*, etc.; d'autres fois on change l'acception d'un mot anciennement et généralement adoptée, pour y attacher un sens particulier, ou bien on charge l'exposition du fait le plus simple d'expressions systématiques, d'idées métaphoriques, et nous ne pouvons mieux le faire sentir qu'en rapprochant quelques phrases tirées de nos livres modernes les plus vantés dans les journaux. Il est certain, dit un de nos plus fameux écrivains, que *presque toutes nos maladies ne sont que des exagérations des phéno-*

sition des faits qu'il a recueillis par la visite, il doit s'attacher à l'exactitude, à la précision, et surtout à la clarté, sans y mêler des raisonnemens, des explications, et encore moins des citations; mais quoiqu'un rapport judiciaire ne soit point un discours, une pièce d'éloquence; il importe cependant de l'écrire avec pureté, correction, d'éviter ces locutions vicieuses, ces formules baroques contraire au bon goût, au génie de la langue (1),

─────────────

mènes physiologiques; mais, ajoutent d'autres, si dans quelques cas, *la vie surabonde et s'échappe de tous côtés en effluves insensibles*, il en est plusieurs dans lesquelles *l'organisation entière se trouve tellement déconcertée par l'impression morbeuse, par les irradiations irritatives et itératives, qui deviennent tellement prépondérantes que le jeu de la vie s'en trouve enrayé*, que *le cercle de la circulation du fluide sanguin* se pervertit, que les orifices exhalants *se coarctent* et tendent à *se fermer hermétiquement*; dans ces cas, *ardus*, surtout chez *les personnes du sexe*, il ne faut point *procrastiner le traitement curatif*; mais quand on a reconnu la cause *qu'il faut accuser*, et bien saisi *les signes sémeiotiques*, il faut de suite et par *des remèdes héroïques neutraliser les accidens, conjurer l'embarras gastrique*, etc., etc......! Est-ce donc ainsi que l'on perfectionne la médecine, que l'on hâte ses progrès?

(1) Telles sont ces formules par lesquelles on commence quelques rapports; *nous soussignés savoir faisons*

surtout ces comparaisons absurdes et triviales si
fréquentes dans le langage populaire, et même
dans quelques ouvrages.

LA TROISIÈME PARTIE du rapport doit présenter le résultat de la visite, c'est-à-dire, les
conclusions ou conséquences directes que l'on
peut et que l'on doit déduire de l'exposition, de
la description des circonstances observées dans la
visite. Quelquefois la vérité est évidente, tout le
monde peut la saisir sur-le-champ, il suffit
de l'énoncer pour entraîner la conviction; mais
d'autres fois elle est tellement masquée, obscurcie
par le concours, la série des circonstances, que,
pour l'atteindre, il faut l'attention, la circonspection la plus grande. Dans ces cas complexes,
qui distinguent l'homme sage, instruit, attentif,
il faut, pour arriver à une conséquence positive
et incontestable, considérer, comparer, analyser
avec soin toutes les observations faites à l'examen
du corps, recueillir, rapprocher autant qu'on le
pourra, les circonstances qui ont précédé, accompagné le cas actuel; ne présenter aucune conséquence qui ne soit immédiatement déduite des

---

que ce...... rapporté par nous soussignés, etc......
s'est trouvé par les médecins et chirurgiens soussignés
ce qui s'en suit......

faits les plus certains , qui ne soit fondée sur les lois les plus constantes de la nature et les principes de l'art.

C'est après avoir médité sur tous ces objets, après avoir arrêté et tracé le plan de son rapport, que l'expert le rédige, l'écrit ou le dicte au commis greffier.

§. XIV. *Attentions ultérieures après l'ouverture du Cadavre.*

Après avoir fait sur le cadavre toutes les recherches que l'expert a jugées necessaires pour reconnaître et constater le genre et la cause de la mort, il reste encore quelques précautions qu'il ne faut point négliger.

1°. On doit rassembler, rapprocher, remettre dans leur situation première toutes les parties du cadavre ; on fait ensuite coudre à grands points toutes les incisions ; puis, après avoir lavé, nettoyé, essuyé le corps, on l'enveloppe dans un suaire ou grand drap que l'on fait coudre, et sur lequel le commissaire doit apposer son sceau, pour prévenir toute altération insidieuse , et s'assurer, en cas de besoin, que le corps n'a point été touché ; enfin on le dépose dans un cercueil dont on confie le soin à la municipalité.

2°. On ne doit pas, sous le prétexte d'absorber le

sang et d'empêcher l'effusion des liqueurs, comme le conseillent quelques-uns, remplir les cavités splanchniques avec du son, des cendres, de la sciure de bois, et encore moins avec de la chaux ou du plâtre, parce que, s'il était nécessaire par la suite de vérifier quelque point du rapport, on ne pourrait plus, ou qu'avec grande peine, faire de nouvelles recherches sur le cadavre.

3°. On ne doit pas, sans nécessité bien démontrée, séparer, emporter un viscère, une partie du cadavre; et, s'il y a quelque motif pour emporter une pièce, il faut en faire mention dans le procès-verbal.

4°. Si, pour faire des recherches ultérieures plus suivies, on a détaché du cadavre l'estomac ou quelque autre partie, il faut l'envelopper dans un linge que l'on attache, ou le déposer dans un vase que l'on bouche bien, et n'en confier le transport qu'à des personnes sûres et connues, afin que la pièce ne disparaisse pas, comme cela est arrivé depuis peu dans une affaire très-grave.

5°. S'il convenait, soit pour l'instruction de l'affaire, soit pour objet de vérification, de conserver une partie molle du cadavre, il faudrait, après l'avoir lavée et nettoyée, la mettre dans un bocal de capacité suffisante, que l'on remplirait d'alcool, et que l'on boucherait fort exactement.

6°. Lorsque l'on trouve un poison dans l'estomac, il convient d'en partager la quantité en
deux parties ; l'une est soumise aux expériences
convenables pour en déterminer la nature, l'autre
doit être conservée séparément pour servir, en
cas de difficultés, à de nouvelles recherches, et
servir à confirmer ou infirmer l'assertion des
premiers experts. Mais si le poison était mêlé
avec des substances putrescentes, il faudrait ajouter à la portion que l'on doit conserver une certaine quantité d'alcool très-pur ; il serait même
utile de conserver dans un petit flacon séparé
une portion de l'alcool que l'on aurait employé.

7°. L'ouverture du cadavre, les recherches et
expériences ultérieures, qui sont quelquefois nécessaires pour déterminer l'existence, la nature
d'un poison, doivent toujours être faites en présence du commissaire délégué pour cet objet : si
elles n'étaient pas terminées dans une séance, le
commissaire doit renfermer dans un endroit convenable les pièces d'examen, y mettre un scellé,
dont on vérifiera l'intégrité avant de continuer
les expériences commencées.

8°. En finissant ses opérations, l'expert ne
doit pas négliger d'examiner si pendant l'ouverture du corps il ne se serait point fait, sans s'en
apercevoir, quelque entamure ou piqûre aux

doigts; ce qu'il reconnaîtra facilement en lavant ses mains avec du vinaigre; dans ce cas, il doit, pour prévenir toute affection, employer les moyens indiqués §. IV, pag. 34, et rester sans inquiétude sur les suites, puisque le point d'inoculation a été promptement et entièrement détruit.

§. XV. *Ouverture d'un Fœtus ou d'un enfant nouveau-né.*

Jusqu'ici nous avons indiqué les procédés les plus convenables pour l'ouverture du corps d'un adulte; mais il faut y faire quelques modifications lorsqu'il s'agit d'examiner le corps d'un fœtus ou d'un enfant nouveau-né.

1°. Après avoir déterminé par la balance et le mécomètre, le poids et la longueur du corps, après avoir examiné avec soin l'état des membres, de la peau, des ouvertures naturelles, et du cordon ombilical, on commence par l'ouverture du rachis. Pour cela on fait, comme il a été indiqué §. VII, une incision longitudinale, qui de l'occiput s'étend au sacrum; on détache de chaque côté avec la pointe du scalpel la masse musculaire qui recouvre la portion postérieure des vertèbres: alors, au lieu de scie, on prend une paire de forts ciseaux, dont on engage la pointe sous la portion annulaire de la cinquième vertèbres des lombes, aussi près qu'il est possible de la base de son apophyse transverse ; et en remontant jusqu'à la nuque, on coupe successivement et de chaque côté toute la portion postérieure des vertèbres, puis on soulève, on sépare ce long segment, et l'on découvre facilement toutes les parties contenues dans le canal rachidien.

2°. L'ouverture du crâne exige d'autres attentions : lorsqu'après une incision cruciale pratiquée, comme il a été dit §. VIII, on a découvert la plus grande partie du crâne, examiné l'état des os, on doit détacher et enlever, d'un côté, un des os pariétaux, puis la portion correspondante de l'os frontal. Pour bien faire cette petite opération comme il convient, c'est-à-dire, sans entamer les vaisseaux du cerveau ni les sinus veineux, ce qui est très-important dans ces recherches, on fait, avec la pointe du scalpel, à la commissure membraneuse qui unit l'os frontal au pariétal, une petite incision de dix à douze millimètres de longueur; à l'aide de cette ouverture qui comprend l'épaisseur de la méninge, on introduit la lame des ciseaux, et en suivant les bords du pariétal, on coupe successivement les commissures membraneuses qui l'unissent à l'os frontal, au temporal et à l'occipital, mais, en faisant cette coupe, qui est extrèmement simple

et facile, on doit avoir soin, 1° de ne point ouvrir
le sinus latéral de la méninge, qui toujours est
rempli de sang fluide, et très-près de l'angle mastoïdien de l'os pariétal. Pour l'éviter, il faut, lorsque
l'on approche de ce point, s'écarter de la commissure membraneuse, et laisser en cet endroit une
petite portion de l'os pariétal. 2° Lorsqu'on a coupé
les commissures membraneuses sur les trois bords
de l'os, on le soulève, on le renverse vers le sommet de la tête, et on le détache entièrement, en
coupant dans son épaisseur, à quelque distance
de la ligne médiane, afin de ne point ouvrir les
veines qui se rendent au sinus médian de la méninge; on enlève avec les mêmes précautions la
portion de l'os frontal; l'on découvre ainsi la plus
grande partie d'un des lobes ou hémisphères du
cerveau; on fait ensuite la même opération sur
le côté opposé. Après avoir examiné le cerveau,
et s'être assuré s'il n'y a pas épanchement de sang
dans ses ventricules ou à sa base, on le sépare,
on l'enlève entièrement; on détache la portion
médiane des os que l'on avait laissée, et on continue, s'il est nécessaire, à examiner l'état du cervelet et du mésocéphale.

3°. L'ouverture du thorax se fait comme dans
l'adulte; seulement pour couper les côtes et le
sternum, il faut, au lieu de scie, employer les

ciseaux : il en est de même pour l'examen de la bouche et du cou.

4°. Comme dans le fœtus et l'enfant nouveau-né l'abdomen a beaucoup plus d'étendue que dans l'adulte, il faut après avoir fait aux tégumens les incisions indiquées §. IX, soulever le segment du sternum, détruire successivement avec la pointe du scalpel les portions du diaphragme attachées à ce segment, puis aussitôt que l'on découvre le ligament ombilical du foie, on le coupe entièrement, et on continue la section suivant le procédé déjà indiqué.

§. XVI. *Manière de faire l'ouverture du cadavre des animaux domestiques.*

Il est quelquefois nécessaire pour l'administration de la justice, de connaître d'une manière certaine si la mort d'un animal domestique peut être imputée à quelque violence extérieure, ou si elle est l'effet d'une maladie, d'une altération intérieure, profonde qui existait depuis long-tems, ou qui se serait déclarée tout-à-coup et depuis peu de tems. Dans ces différens cas, et avant de prononcer sur le fond de l'affaire qui leur est soumise, les tribunaux demandent toujours que l'on procède à la visite, à l'ouverture du cadavre, et qu'il en soit dressé procès-verbal. Le plus ordinairement les vétérinaires sont chargés de cette opération ; mais quelquefois le médecin y est appelé, ou même il en est expressément chargé. Il ne sera donc point inutile et déplacé d'exposer ici les procédés particuliers qu'il faut employer pour l'ouverture du corps des arrimaux quadrupèdes ; d'ailleurs quoique toutes les pensées, toutes les considérations du médecin doivent essentiellement et constamment être rapportées à l'homme, cependant il doit dans ses premières études, jeter un coup-d'œil sur les animaux qui se rapprochent le plus de l'homme par la conformation, la structure, la disposition des principaux organes, le mode de leurs fonctions, il doit surtout observer les maladies des animaux domestiques ; car chez les animaux les maladies sont plus simples que chez l'homme, leurs causes plus évidentes, moins nombreuses ; leur marche plus régulière, moins complexe, moins variable ; leur tendance plus facile à saisir ; et cette étude suivie avec quelque soin peut beaucoup contribuer à faire mieux reconnaître le caractère, et les différences des maladies qui attaquent les hommes. Ainsi le médecin qui aime véritablement son art, ne dédaignera pas de s'occuper de la structure et des maladies des bestiaux, il ne croira point s'avilir, se dégrader en recherchant la cause de la mort d'un animal, en donnant son avis au

8*

tribunal qui l'aura consulté sur cet objet. Tout ce qui peut contribuer à l'ordre social, au bien public est digne de l'homme sage ; le vice seul est honteux et avilissant.

Quoique par les parties intérieures et centrales les animaux quadrupèdes paraissent se rapprocher de l'homme, cependant ils en diffèrent beaucoup par la conformation générale et extérieure de leur corps, par la texture de leurs tégumens, la disposition de leurs membres, la proportion respective des diverses parties ; ainsi dans les animaux la tête est très-grosse, mais le crâne est très-petit, les cavités nasales très-étendues ; les mâchoires allongées ; le thorax et l'abdomen sont applatis sur les côtés, allongés sur la face sternale ; le dos est étroit, les apophyses épineuses des vertèbres forment une saillie anguleuse plus ou moins obtuse, et par cette disposition le corps d'un quadrupède ne peut point, comme celui de l'homme, rester couché, étendu sur le dos, ou pour le fixer dans cette situation, il faut des aides, des liens, un appareil particulier disposé pour cet objet ; ces moyens sont nécessaires dans une école d'anatomie, lorsque l'on fait la dissection suivie du corps d'un animal quadrupède, mais outre qu'on ne peut point toujours se les procurer, ils sont inutiles et même embarrassans, lorsqu'il s'agit uniquement de faire l'examen, la visite du cadavre d'un animal, de rechercher la cause de sa mort; voici donc le procédé qui nous parait le plus simple, le plus propre à remplir l'objet que l'on se propose.

Après avoir examiné l'extérieur de l'animal, on le fait écorcher, en observant s'il n'y a pas dans l'épaisseur du panniculle charnu ou du tissu lamineux sousjacent des taches gangreneuses, des infiltrations séreuses ou sanguines, et lorsque la peau est enlevée, on passe à l'ouverture des cavités splanchniques en suivant l'ordre indiqué §. VII et suivans.

1°. L'ouverture du canal rachidien s'exécute comme dans l'homme. On tourne, ou au moins on incline le corps de l'animal sur la face sternale du tronc; on le fait soutenir dans cette situation par des aides, alors avec la pointe du couteau et en suivant la rangée des apophyses épineuses des vertèbres, on coupe, on détache les muscles qui couvrent la face spinale du rachis; on en forme un long lambeau que l'on rejette sur le côté, puis avec une scie que l'on appuie sur les vertèbres près leurs apophyses transverses; on forme de chaque côté une trace longitudinale qui comprend une partie de l'épaisseur de ces portions osseuses et on en achève la coupe avec le coin et le marteau en suivant la ligne tracée par la scie. On pourrait même, lorsqu'on a mis à nu la portion annulaire des vertèbres, faire l'ouverture du canal rachidien, en se servant seulement du coin et du marteau; cependant la coupe est plus nette, plus facile lorsqu'on en a d'abord marqué la direction par un trait de scie plus ou moins profond.

2°. La manière de faire l'ouverture du crâne d'un animal quadrupède est plus simple et exige moins de précautions que dans l'homme; après avoir détaché et renversé de côté les muscles qui couvrent les régions latérales et occipitales du crâne, on y trace, avec la pointe du couteau, une ligne elliptique qui comprend la plus grande partie de la voûte du crâne, et s'étend jusqu'au trou occipital, puis avec la scie, on suit le contour de la ligne tracée, en se bornant à couper seulement une partie de l'épaisseur des parois osseuses; enfin on en achève la séparation avec le coin et le marteau; mais en faisant cette opération, il faut se rappeler que dans les animaux quadrupèdes les cavités nasales sont toujours fort étendues et leur crâne très-petit; ainsi la coupe du crâne doit commencer beaucoup au-dessus des fosses orbitaires, et être spécialement dirigée sur la région occipitale; aussi faut il la modifier dans les divers animaux, d'après le volume et la forme connue de la cervelle.

3°. Pour bien apercevoir et examiner les viscères contenus dans le thorax et l'abdomen, il faut que l'animal soit couché sur le côté droit, alors on saisit, on fait soulever, écarter le membre thoracique ou antérieur du côté gauche, et en même tems on coupe transversalement à leur direction les grands muscles (*lombo, sterno huméral et costo-scapulaire*) qui retiennent l'épaule appliquée contre la paroi du thorax, on les détache et on renverse le membre en le déjettant en haut et en dehors du côté du crâne; ce membre se trouve ainsi détaché presque entièrement, il ne tient plus au tronc que par le cordon des vaisseaux et des nerfs, que par la portion des muscles dorsaux. Ainsi toute la paroi gauche du thorax est entièrement découverte; alors, avec une scie, on coupe les côtes à leur extrémité dorsale près leur articulation avec les vertèbres, et on les détache également du sternum, soit avec la scie, soit avec le couteau. Par cette coupe qui doit comprendre la première côte jusqu'à la dernière, on forme un grand et large lambeau que l'on soulève, que l'on renverse du côté de l'abdomen, et on découvre ainsi toute la cavité gauche du thorax. Après avoir considéré l'état de la pleure qui en tapisse

toute l'étendue, la face du diaphragme qui la sépare de l'abdomen, le poumon qui s'y trouve, on
recherche dans la portion dorsale du médiastin
l'œsophage, l'aorte, le tronc des vaisseaux lymphatiques, puis en faisant une incision longitudinale à la portion sternale du médiastin, on
arrive dans la cavité droite du thorax, on examine
l'état du poumon qui s'y trouve, de ses parties
environnantes, et on termine par l'examen du
cœur et de ses gros vaisseaux.

Pour ouvrir l'abdomen, on fait avec le couteau
et à quelque distance des vertèbres des lombes,
une incision longitudinale qui, de la dernière côte
asternale, gagne la crête de l'ilium, se prolonge
à l'aine et se termine en se contournant sur la
symphyse des pubis. En coupant dans cette direction l'épaisseur des parois musculeuses de l'abdomen, ainsi que les attaches du diaphragme,
on forme un long et large lambeau qui est continu avec celui du thorax, et en le soulevant,
en le renversant de gauche à droite, on a la
facilité de suivre, d'examiner dans toute leur
étendue les différens viscères de l'abdomen.

4°. Comme dans les animaux quadrupèdes,
les cavités nasales et gutturales sont par fois le
siége de différentes altérations; il faut, pour bien
examiner ces parties, scier successivement l'une

et l'autre mâchoire dans la direction de la ligne médiane, et partager ainsi la tête en deux portions égales.

5°. Lorsqu'on a terminé les recherches nécessaires, il faut, pour la salubrité publique, faire enlever les débris de l'animal, les éloigner des habitations, et s'il était mort de quelques maladies contagieuses, comme la clavelée, le charbon, certaines affections gangreneuses, putrides, il faut avoir soin de les faire enfouir profondément, ainsi que la peau ; et pour ne point répandre la maladie, on doit faire brûler ou laver avec une forte lessive alkaline, toutes les substances qui auraient pu être infectées par le contact de l'animal.

En faisant ces recherches anatomiques, l'expert doit aussi avoir pour lui-même l'attention de la plus grande propreté, et surtout de ne point se piquer les doigts, car quelques maladies des animaux et surtout le charbon se communiquent aux hommes, ou au moins les disposent à diverses incommodités.

§. XVII. *Formules de Rapports.*

Pour comprendre tout ce qui est relatif à l'ouverture des cadavres, il resterait à exposer les divers procédés qu'il convient d'employer dans les recherches d'anatomie pathologique, pour distin-

guer et reconnaître d'une manière exacte la nature, le mode, les degrés des altérations ou dégé-
nérescences, que l'on trouve à la suite des maladies,
et surtout de ces affections *diastématiques*, (1) que

____

(1) *Diastématique*, ou si l'on aime mieux *diastémo-
nique* : ce mot qui est composé de δια; *in inter, trans,
di* ou *dis* des Latins et de στημα ou στημον (2), *stamen,
textura, compages*, la trame, le tissu; ce qui constitue,
ce qui donne la forme, la consistance, et que l'on pourrait
rendre en latin par le mot *d'stamen, distextura*, signifie
littéralement altération de tissu, de texture ou de composition : ainsi il nous paraît très-propre pour désigner
collectivement ces diverses maladies chroniques, qui
consistent essentiellement dans une altération profonde,
permanente de la trame, du tissu intime d'une partie,
d'un organe, et qui par conséquent en change l'action,
les propriétés premières; du moins il est bien préférable
à cette expression d'*organique*, que l'on emploie si fréquemment aujourd'hui et par fois d'une manière si
vague : en effet cet adjectif *organique* désigne généralement tout ce qui est relatif aux organes, ce qui leur
appartient, ce qui leur est propre ; mais comme nous
l'avons déjà remarqué, (*note page* 50) dans un être
vivant, tout est organique : santé, maladie, fonction,

(2) De *stamen* on a fait *estame*, que l'on trouve dans les
anciens écrivains français et qui est encore conservé dans
quelques provinces, dont on a fait, par la suite, le mot
estamine, que l'on écrit *étamine*, sorte d'étoffe ou tissu
fin de laine.

l'on nomme communément maladies ou lésions organiques. Il faudrait aussi indiquer les attentions que l'on doit apporter dans l'examen des difformités congéniales, les moyens de conserver les pièces anatomiques, etc. Mais ces objets exigent un traité particulier, et nous ne pouvons pas nous en occuper en ce moment. Nous terminerons donc ici nos considérations médico-légales.

Cependant comme les exemples, lorsqu'on les médite, sont la source la plus féconde d'instruction, nous ajouterons un certain nombre de rapports faits à la suite de visites et ouvertures de cadavres. Quelques-uns nous sont propres ou nous ont été communiqués; les autres sont tirés des ouvrages français qui, depuis *Paré*, ont successivement paru jusqu'à nos jours. Tous ne sont point également bons, plusieurs même sont très-défectueux ; mais ils ne seront pas moins utiles pour l'instruction. L'oblique, disait *Aristote*, sert de règle au droit; et les fautes que l'on remarque,

---

guérison dépendent également de la conformation, de la disposition, de l'action, des propriétés des organes. Il est donc inconvenant, peu conforme à la sévérité, à la précision nécessaires dans la langue médicale, d'adopter ce mot *organique*, pour désigner et distinguer un ordre particulier de maladies, puisqu'il convient à toutes et s'applique également à beaucoup d'autres objets.

en frappant fortement l'attention, font rechercher et connaître le moyen de les éviter.

Les rapports des médecins étant dans un grand nombre de cas la base essentielle de l'instruction des procédures juridiques, et pouvant donner lieu tantôt à des opinions fausses, à des jugemens erronés, tantôt à des discussions interminables et par fois scandaleuses, les experts doivent apporter la plus grande attention dans la rédaction de ces actes. Mais on ne sait rien sans l'avoir appris; on ne réussit point dans les arts sans s'y être exercé : ainsi avant de se livrer à la pratique, le jeune médecin doit non-seulement avoir suivi avec assiduité les leçons du professeur de médecine légale, avoir lu, médité les différens ouvrages qui traitent de cet objet; mais encore il doit faire lui-même et sous les yeux de ses maîtres l'ouverture des cadavres, noter les differentes altérations qui s'y rencontrent, en tirer des conséquences, en rédiger le rapport. Il doit ensuite le soumettre au jugement de ses maîtres, à la discussion de ses condisciples. Enfin, pour s'exercer, il doit prendre les formules de rapports qui se trouvent consignées dans les différens ouvrages, ou qui journellement sont présentées aux tribunaux, en noter les différens points, en faire une analyse sévère; c'est-à-dire, examiner avec soin si les différentes parties du rapport sont concordantes; si les faits sont énoncés avec clarté, précision, et ne donnent point lieu à quelque incertitude, à quelque doute; si les conclusions présentées par l'expert sont justes, incontestables, conformes à l'observation constante, aux lois de l'organisme animal; si elles dérivent immédiatement des différentes circonstances observées dans la visite; si rien n'a pu faire illusion à l'expert; s'il s'est assuré d'une manière convenable de la nature, de l'état des différentes altérations qu'il indique, etc. Par ce concours d'exercices pratiques qui manquent encore à nos écoles, les jeunes médecins acquèreront bientôt l'habitude. la dextérité dans les recherches cadavériques, l'exactitude, la précision dans les descriptions, la facilité dans les discussions, la justesse du raisonnement dans les conclusions; et c'est pour faciliter ce genre d'étude et de travail si important, que nous présentons aux jeunes médecins une série de rapports divers auxquels nous avons ajouté des notes et observations, pour en faire remarquer les omissions, les erreurs, les négligences, les obscurités, les vices de rédaction ou de raisonnement qui s'y rencontrent par fois.

Rapport d'un corps mort, fait en la présence de messieurs le Lieutenant criminel, et Procureur du roy au Chastelet de Paris, et du commissaire Bazin. (Tiré des Œuvres d'*Ambr.* PARÉ, livre XXVIII, chap. Ier.)

Rapporté par nous soubssignez, ce jourd'huy en la présence de messieurs le Lieutenant criminel, et Procureur du roy au Chastelet de Paris, nous auons veu et visité le corps mort de noble homme, etc., sur lequel auons trouué vne playe faite d'estoc (*de pointe*) près la mammelle senestre (*gauche*) longue et large de deux doigts ou enuiron, trauersant le corps de part en part, passant tout au trauers du cœur. Plus vne autre grande playe faite d'estoc sur la iointure de l'espaule du bras senestre, longue de quatre doigts ou enuiron, large de trois, profonde jusques à ladite iointure, auec incision des nerfs et ligaments, veines et artères dudit lieu. Plus vne autre grande playe faite aussi d'estoc, sous l'aisselle senestre, longue et large de quatre doigts ou enuiron, profonde jusques au dedans et creux de ladite aisselle, auec incision des veines, artères et nerfs. Plus deux autres playes faites aussi d'estoc, situez en la poietrine, vn peu plus bas qu'en la mammelle senestre, longues et larges d'un poulce ou enuiron, et profondes jusques en la capacité du thorax. Plus vne autre grande playe faite d'estoc, située près la mammelle dextre (*droite*) longue et large de quatre à cinq doigts, profonde seulement iusques aux costes. Plus vne autre petite playe près ladite mammelle dextre, pénétrant aussi sur les costes. Plus vne autre playe faite de taille (*ou tranchant*) sur le coulde dextre, grande de trois doigts ou enuiron et large de deux, profonde iusques aux nerfs et ligaments de la iointure dudit coulde. Plus vne autre playe faite pareillement d'estoc au flanc dextre, longue et large d'un poulce ou enuiron, et peu profonde. Plus vne autre playe faite aussi d'estoc à la main dextre, au doigt nommé *medicus* (*annulaire*) auec incision totale de l'os de la premiere iointure, pénétrant le metacarpe. Pour raison de toutes lesquelles playes, certifions mort subite luy estre aduenuë. Fait, sous nos seings manuels, le dimanche 7 aoust 1583. *Ambroise Paré, Iean Cointeret et Iean Charbonnel.*

OBSERVATIONS.

Quoique dans tous les tems les médecins se fussent occupés des divers objets relatifs à la médecine légale, et que sans doute ils eussent été souvent consultés par les magistrats, sur les cas contentieux qui intéressaient la vie, la santé, la salubrité publique; cependant les principes restaient épars, on n'avait point pensé à les réunir pour en former un corps particulier de doctrine; on n'avait point tracé les règles nécessaires pour bien faire un rapport en justice, on n'en avait point donné d'exemples, et c'est à notre bon PARÉ que l'on doit le premier traité des rapports en justice. Ce grand homme qui fut le restaurateur de la chirurgie en Europe, et qui, dans ses écrits, embrasse toutes les connaissances les plus importantes pour l'étude et la pratique de l'art , a consacré son vingt-huitième livre à traiter *des rapports et du moyen d'embaumer les corps morts.*

Comme ce livre contient des observations très-importantes, qu'en général l'on ne lit plus les bons et anciens écrivains, et qu'aujourd'hui l'érudition et la science d'un grand nombre de gens consistent presque entièrement dans les dictionnaires, journaux, gazettes et quelques livres du jour que l'intrigue et les coteries mettent à la mode, nous oserons rappeler ce bon PARÉ, et donner un extrait de son traité; il est court, car il n'est composé que de deux chapitres : dans le premier, après avoir exposé les qualités nécessaires pour bien faire un rapport en justice, l'auteur observe que les plaies peuvent être dites *grandes* de trois manières : 1°. à cause de leur étendue ; 2°. à cause de l'importance de la partie ; 3°. à cause de la cacochymie ou mauvaise disposition du sujet ; il recommande ensuite d'apporter la plus grande attention dans l'examen des plaies, et de ne pas accorder trop de confiance à l'usage de la sonde, pour en reconnaître l'étendue la profondeur. Aussi pour éviter toute erreur, *il ne doit pas asseoir son jugement au premier jour, mais il doit attendre que le neuvième soit passé, qui est un terme où le plus souvent les accidens se montrent plus grands ou plus petits, selon la nature des corps et des parties blessées.* Pour bien juger des suites d'une blessure et assurer si elle doit être considérée comme légère, grave, mortelle, ou si le traitement en sera long et difficile, il faut considérer, 1°. la nature de la blessure ; 2°. ses complications ; 3°. sa cause ; 4°. les accidens dont elle a été accompagnée dans les premiers instans ; il faut plus encore, il faut considérer l'état de la saison et des maladies qui règnent alors. Pour faire sentir l'importance de cette observation, PARÉ ajoute *qu'au tems de la bataille de Saint-Denis et au siège de Rouen, pour l'indisposition et malignité de l'air, ou pour la cacochymie des corps et perturbation des humeurs ; presque toutes les plaies, surtout celles faites par armes à feu, étaient mortelles ; ainsi, en considérant la consti-*

tution actuelle, nous pouvions prononcer que tel homme blessé était en danger de mort; et cette observation si importante a presque entièrement été négligée par les auteurs de médecine légale.]

PARÉ expose ensuite les signes qui caractérisent la lésion des viscères et de différentes parties, et donne plusieurs formules de rapports sur différentes espèces de plaies.

Dans le chapitre 2, l'auteur fait mention des blessures de la moëlle de l'épine, on les reconnaît par les accidens dont elles sont accompagnées et et surtout par la paralysie des membres, ce dont on s'assure en piquant ou serrant le malade qui ne donne aucune marque de sensibilité. Il donne le rapport d'une plaie à l'abdomen d'une femme enceinte, qui avait pénétré dans l'utérus et blessé l'enfant jusqu'à la propre substance du cerveau; il fait mention des signes qui annoncent la suffocation d'un enfant; ceux que l'on observe dans un cadavre et qui caractérisent la peste; comment on peut reconnaître si des plaies ont été faites pendant la vie ou après la mort; si un homme a été pendu ou jetté dans l'eau pendant sa vie ou après sa mort. L'auteur rapporte plusieurs observations très-intéressantes sur l'asphyxie par la vapeur du charbon, les signes qui la caractérisent; dans ces cas, l'auteur a employé avec succès les frictions sur le dos, les lombes, les lavemens âcres, l'insuflation de la poudre d'euphorbe dans les narines, et surtout l'huile volatile de menthe, dont on frottait le nez, le palais et même la gorge des asphyxiés; il leur faisait aussi avaler de l'oxymel, et avait même recours aux vomitifs.

L'auteur parle ensuite des signes de la virginité qui lui paraissent fort douteux; il dit même qu'on ne peut prononcer d'une manière assurée sur ce point; il regarde l'hymen comme une production contre nature, et quand même il existerait, mille circonstances peuvent le détruire; il parle aussi de l'impuissance et de l'homme et de la femme, il dit que, dans ces cas, les juges ordonnent la visite par des médecins, chirurgiens, matrones et *prêtres de l'officialité*, et qu'ensuite les mariés couchent ensemble en présence des experts ci-dessus nommés : mais PARÉ s'écrie contre ce genre de preuves; enfin l'auteur termine ce livre par l'exposition des signes qui caractérisent la lépre et la façon d'embaumer les cadavres.

Ce Traité des rapports, comme le dit HALLER (1), et comme METZGER et d'autres copistes l'ont répété, sans examen ultérieur, est, nous

______

(1) Parum plenum esse libellum fateri oportet. *Haller, Bibl. anat.*

en conviendrons, fort incomplet ; mais outre qu'il est le premier de ce genre, il faut observer que dans plusieurs endroits de ses ouvrages, PARÉ avait déjà exposé les préceptes et les observations les plus importantes sur les principaux objets de la médecine légale ; ainsi dans ses livres IX, X, XI et XII, on trouve fort au long tous les signes carastéristiques des différentes espèces de plaies, contusions, etc.

Dans le livre XXI, l'auteur traite des venins, afin, dit-il expressément, que le chirurgien puisse avoir vraie et exacte connaissance de ceux qui pourraient être empoisonnés, pour fidèlement faire rapport à justice, lorsqu'il en sera requis.

Dans le livre XXII de la *peste*, il expose les précautions que l'on doit observer pour se préserver de cette maladie.—Le devoir des magistrats et officiers publics qui ont la charge de la police.— Comment on doit procéder à l'élection des méde- cins, chirurgiens et apothicaires, pour médica- menter les pestiférés.—Ce que doivent faire ceux qui sont choisis pour traiter les pestiférés, etc.

Dans le livre XXIV, on trouve l'exposition des signes de la grossesse, et au chapitre 54, les signes pour reconnaître si une femme est morte ou non par suffocation de matrice.

Enfin, dans le livre XXV, intitulé des *mons-*

tres, on trouve plusieurs chapitres fort intéressans sur des maladies simulées, et les moyens de les reconnaître. L'auteur rapporte, d'après *Jean* PARÉ son frère, chirurgien à *Vitré*, qu'une femme, pour exciter la commisération, présentait un chancre hideux à la mamelle, d'où s'écoulait une grande quantité de fluide puriforme. La couleur, l'embonpoint de la femme fit soupçonner à *Paré* l'imposture, et par l'examen, il reconnut que cette femme avait collé sur sa mamelle, avec un mélange de blancs d'œufs, de bol d'Arménie et de farine, plusieurs peaux de grenouilles vertes, et qu'elle portait sous l'aisselle une éponge imbibée de sang et de lait, qui se répandait au dehors par le moyen d'un tuyau. Il fait mention d'un homme qui avait collé sur sa jambe un morceau de rate de bœuf, qu'il présentait comme un ulcère hideux; il parle aussi d'un autre qui, pour contrefaire le ladre, avait fait sur son visage, avec de la colle forte, des espèces de boutons, qu'il avait peints d'une couleur rougeâtre et livide. Quelque mendians, pour affecter la jaunisse, se barbouillent les mains et le visage avec de la suie délayée en eau, ce qui est facile à reconnaître, parce que cette couleur est emportée par les lotions, et d'ailleurs elle ne s'observe pas à l'œil. PARÉ donne le rapport qu'il fit au sujet d'un homme qui feignait d'être sourd et muet. Il parle d'une femme qui, pour faire croire qu'elle était incommodée d'une chûte de l'utérus, s'était introduit dans les parties naturelles une vessie de bœuf à moitié pleine d'air; une autre s'était introduit dans l'anus un boyau de bœuf, lié à ses deux extrémités et rempli d'un mélange de lait et de sang qui suintait peu à peu par des petites ouvertures faites à ce boyau, etc., etc. On regrette de trouver quelques chapitres sur les démons, les sorciers, les noueurs d'aiguillettes, etc. On regrette de voir le bon PARÉ y ajouter quelque foi, mais c'était l'erreur de son siècle. *Hinc discimus, quantum in candidissimis, ingeniosissimis et ad observandum quasi natis, viris possit præoccupata opinio* (1). Et quel est l'homme toujours assez fort pour résister au torrent des préjugés, et ne pas encenser l'idole du jour?

Quandoque bonus dormitat Homerus.

Le rapport dont nous donnons ici copie, fait connaître le mode de rédaction adopté dans le tems; comme la visite se faisait en présence des commissaires du Châtelet, qui sans doute avaient dressé procès-verbal de l'état du cadavre, et des circonstances particulières; les auteurs du rapport

______

(1) *V.* SWIETEN in aphor. 1311.

se bornent à la simple indication du nombre, de
la situation, de la grandeur des plaies; on desirerait sans doute plus d'ordre dans cette exposition
et des détails mieux circonstanciés, surtout relativement à la plaie qui a percé le cœur et traversé le
corps de part en part, et il eût été nécessaire, pour
plus grande exactitude, d'exprimer quelle était la
forme, la grandeur de cette plaie à sa sortie; on
eût dû aussi faire mention de l'épanchement de
sang qui certainement existait dans le péricarde et
dans le thorax; mais le fait essentiel est constaté
et les conséquences que l'on déduit sont claires et
extrêmement justes : certes les magistrats n'éprou-
veraient point tant de difficultés et d'embarras
à prononcer sur la véritable cause de la mort, si
de nos jours tous les rapports judiciaires, et que
l'on présente comme des modèles, même dans
des livres imprimés depuis peu, étaient faits avec
cette simplicité, cette clarté dans l'exposition,
cette justesse dans les conclusions.

Comme nous présentons ce rapport ainsi que
les suivans, pour fournir spécialement aux jeunes
médecins des sujets d'analyse et de discussion,
nous ferons encore une remarque sur un point
qui, dans quelque cas, peut être fort important.

Les auteurs du rapport terminent en disant:
pour raison de toutes lesquelles plaies, certifions

mort subite lui estre advenue ; mais observons-le bien, toutes les plaies dont il est fait mention dans ce rapport n'étaient point également mortelles. La plaie de l'aisselle gauche *avec incision des veines ; artères et nerfs*, et surtout celle qui avait passé *tout au travers du cœur*, étaient les seules qui pussent occasionner la mort subite ou en très-peu de tems.

Lorsque l'on fait la visite du corps d'un homme blessé en plusieurs parties, on ne doit point, comme on l'a fait ici, se borner à dire collective-ment, que toutes les plaies observées sur son corps ont causé la mort, mais il faut remarquer avec soin si ces différentes blessures sont sur la même face ou sur le même côté du corps, si quelques-unes ont été produites par des corps contondans, si d'autres font l'effet d'un instrument piquant, tranchant, si toutes ont été faites à la même époque, l'homme vivant et étant de bout. Ainsi dans le cas dont nous nous occupons, on aurait pu juger par les circonstances concomitantes, si la plaie de l'aisselle gauche avait été faite avant ou après celle du cœur, et pour cela, il eût fallu observer la quantité de sang qui avait été fournie par l'une et par l'autre de ces plaies. En effet si la plaie de l'aisselle eût été faite avant celle du cœur, il se serait écoulé tout-à-coup une grande quantité de sang par l'aisselle et la plaie du cœur, surtout si elle était *large de deux doigts ou environ*, comme on l'indique, n'aurait été accompagnée que d'un petit épanchement; enfin, dans le rapport, il faut désigner séparément la nature, la gravité de chacune des blessures, et marquer expressément celle qui a essentiellement causé la mort. Ces distinctions peuvent être inutiles, ou indifférentes dans quelques cas, mais dans d'autres elles deviennent de la plus grande importance : nous le ferons sentir par un exemple.

En septembre 1808, un particulier qui revenait d'une foire où il avait vendu des moutons, s'arrête dans le cabaret d'un village et y prend dispute avec un homme qui était à table avec plusieurs amis. Après quelques propos injurieux de part et d'autre, celui qui était à table, se lève brusquement et avec un couteau peu aigu, peu tranchant qu'il avait en main, il en porte des coups à son adversaire qui l'atteignent et lui font plusieurs plaies à la face suspalmaire de la main gauche, et à la paroi supérieure du thorax, un peu au-dessous de la clavicule du côté droit. On sépare aussitôt les combattans, et lorsque le calme paraît rétabli, on examine les plaies du particulier qui a été frappé, elles saignent très-peu, paraissent légères, bornées à l'épaisseur, même à la surface de la peau, on les lave avec du vin tiède et une heure après la rixe, et quoique la nuit commençât, le blessé part assez tranquillement pour gagner sa maison, distante d'environ une demi-lieue ; cependant le lendemain matin on trouve cet homme mort au milieu de la route. Il était froid, étendu sur la face sternale du tronc, baigné dans son sang, et les membres étaient roides. Aussitôt la justice se transporte sur les lieux avec un médecin pour faire la levée du corps, et rechercher la cause de la mort. Des témoins sont entendus, et donnent d'une manière uniforme les détails de la rixe qui a eu lieu la veille au soir ; enfin, il est bien constaté par les dépositions, qu'une heure après la rixe, le blessé a pris le chemin de sa maison, sans se plaindre, sans paraître aucunement incommodé.

D'un autre côté, le médecin qui a fait la visite et l'ouverture du corps, en présence du commissaire instructeur, déclare dans son rapport avoir reconnu :

1°. *A la face suspalmaire ou dos de la main gauche, près le bord radial du poignet, une plaie ou incision simple, longue d'un pouce et demi, bornée à l'épaisseur de la peau, et dont les bords étaient recouverts et accolés par une couche sanguine à demi desséchée.*

2°. *A la même main, mais près l'articulation du petit doigt, une plaie oblique, longue de neuf lignes également superficielle et ayant le même caractère.*

3°. *A la partie antérieure du thorax ou poitrine, à deux pouces au-dessous de l'extrémité sternale de la clavicule du côté droit, une plaie longue de cinq lignes, bornée à l'épaisseur de la peau, du tissu graisseux, et environnée dans son pourtour d'une auréole ou cercle rougeâtre, échymosé de la largeur de deux lignes.*

4°. *A la hauteur du mamelon gauche et en se rapprochant du sternum, une plaie transversale, longue de deux pouces, pénétrant dans le thorax, dont les bords étaient écartés, sans gonflement, sans échymose, et donnaient issu à une grande quantité de sang, lorsque l'on changeait la position du corps ou que l'on pressait l'abdomen et le thorax.*

Procédant ensuite à l'ouverture du corps, nous avons trouvé le cerveau ainsi que tous les viscères de l'abdomen dans leur disposition et intégrité naturelles ; mais à l'ouverture du thorax, nous avons trouvé dans le côté gauche de cette cavité plusieurs livres d'un sang noirâtre, presque entièrement fluide, et après l'avoir enlevé pour mieux observer l'état des parties, nous avons re-

connu que la plaie désignée article 4, pénétrait profondément dans le thorax, entre la quatrième et cinquième des côtes sternales, qu'elle était dirigée un peu obliquement de gauche à droite et de bas en haut, et que dans son trajet elle avait percé le poumon gauche, coupé en grande partie le tronc de l'artère pulmonaire, un peu au-dessous de la courbure de l'artère aorte, et qu'elle se terminait en se rétrécissant dans l'épaisseur du poumon droit; enfin, en poussant plus loin les recherches anatomiques, nous avons trouvé que les bronches, la trachée artère et la bouche étaient remplies de sang noirâtre et à demi fluide, mêlé de quelques mucosités écumeuses.

D'après toutes ces circonstances recueillies avec soin nous n'hésitons point à conclure :

1°. Que la plaie désignée article 4, qui a pénétré dans le thorax et ouvert le tronc de l'artère pulmonaire, a été faite par un instrument aigu, tranchant, large et plat, qu'elle était essentiellement mortelle, et qu'elle a causé la mort sur-le-champ par la grande effusion de sang qui s'est faite tout-à-coup.

2°. Que les plaies de la main gauche, désignées articles 1 et 2, ont été faites par un instrument peu tranchant ou appliqué avec peu de force,

qu'elles ne pouvaient avoir aucune suite fâcheuse,
et que certainement elles avaient été faites quelque tems avant la plaie pénétrante du thorax,
puisqu'elles étaient déjà recouvertes d'un enduit
sanguinolent et desséché.

3°. Que la plaie faite à la partie antérieure
du thorax, désignée article 3 , avait été faite
par un instrument peu aigu, qu'elle ne pouvait
avoir aucune suite fâcheuse , et qu'elle avait été
faite quelque tems avant la plaie pénétrante du
thorax , puisqu'elle n'était point saignante et
qu'elle était entourée d'une auréole rougeâtre et
échymosée.

Les informations ultérieures que l'on fit confirmèrent la justesse des observations et des conclusions du médecin expert, et l'on acquit par la
suite la certitude que le particulier dont il s'agit
avait été, dans le milieu de sa route, assailli par
deux brigands, qui lui avaient volé tous les effets
qu'il avait sur lui, et lui avaient enfoncé, dans
la poitrine, la pointe d'un sabre. On pourrait
rapporter plusieurs cas analogues , mais c'est
assez pour faire sentir combien il est nécessaire,
dans un rapport, de désigner d'une manière précise , la nature, le caractère des différente blessures qui se trouvent sur un même sujet.

RAPPORT DU CORPS MORT DU FEU ROI
CHARLES IX. Lequel comme il a esté fait en
latin, ie l'ay ainsi voulu mettre.

*Anno Domini miles. quingent. septvag. quarto,
pridie cal. junii, horà a meridie quarta, facta est
dissectio corporis Caroli IX, regis Galliarum
christ. assidentibus medicis hic subsignatis, et
chirurgis qui eam administrarunt.*

*In qua accuratè hæc obseruata et deprehensa
sunt. Hepatis totum parenchyma arefactum, exan-
gue, et extremis lobis ad simas partes vergentibus
nigricans.*

*Folliculus fellis a bile vacuus, in sese consi-
dens, subater. Lien nullo modo male affectus.*

*Ventriculo nulla noxa, et stomachi eum pyloro
integritas. Intestinum colon flauum colorem con-
traxerat, cœteris bene habentibus, epiploum male
coloratum, supramodum extenuatum, parte ali-
qua ruptum, et omnis pinguedinis expers.*

*Ren uterque nullo vitio obsessus, nullo simi-
liter vesica, nullo uretres.*

*Cor flaccidum et veluti contabescens : omni
aquoso humore, qui pericardio contineri solet,
absumpto.*

*Pulmo qui in partem sinistram thoracis incu-
bebat, à costis illegitimis ad claviculas usque*

totus lateri adhærebat, ita firmiter, et obstinate, ut avelli non potuerit sine dilaceratione, et discerptione cum putredine substantiæ, in qua sese prodidit vomica rupta, è qua colluvies purulenta, putrida et graveolens effluxit, cujus tanta fuit copia, ut in asperam arteriam redundarit, et præclusa respiratione præcipitis et repentitii interitus causam attulerit.

Alter pulmo sine adhæsu fuit, magnitudine tamen naturalem constitutionem, turgidus et distentus, superans (ut et sinister superabat in substantia, insignem corruptelam præ se ferens) parte superiore putris, refertus et conspurcatus humore pituitaso, mucoso, spumoso, puri finitimo.

Cerebrum omni vitio carens.

Medici qui præfuerunt MARILLE, VATERRE, etc.

Chirurgi regii qui administrarunt PARÉ, DAMBOISE, GUILLEMEAU, etc.

RAPPORT DU CORPS MORT DU TRÈS-CHRESTIEN HENRY TROISIEME, roy de France et de Pologne.

Novs soussignez, conseillers, médecins et chirurgiens ordinaires du roy, certifions que, le jour d'hier, mercredi deuxiesme de ce présent mois d'aoust mil cinq cent quatre-vingt et neuf, environ les dix heures de nuit, suiuant l'ordonnance de monsieur le grand prevost de France et hostel du roy, nous auons veu et diligemment visité le corps mort de deffunt, de très-heureuse mémoire et très-chrestien Henri III, viuant roy de France et de Pologne, lequel estait décédé le mesme iour enuiron les trois heures après minuit, à cause de la playe qu'il reçeut de la pointe d'un cousteau au ventre inférieure, au-dessous du nombril, partie dextre, le mardy précédent sur les huit à neuf heures du matin, et à raison des accidens qui survindrent à Sa Majesté très-chrestienne, tost et après icelle playe receuë, de laquelle et accidens susdits nous auons fait plus ample rapport à iustice.

Et pour avoir très-ample cognoissance de la profondeur de ladite playe et des parties intérieures offencées, nous auons fait ouuerture dudit ventre inférieur, auec la poistrine et teste : après diligente visitation de toutes les parties contenues au ventre inférieur, nous auons trouué une portion d'intestin gresle, nommée *iléon*, percée d'outre en outre, selon la largeur du cousteau, de la grandeur d'un pied (1), qui nous a été représenté saigneux plus

---

(1) Les notes indiquées par des chiffres se trouvent à la suite de ces rapports, sous le titre *d'Observations*.

de quatre doigts, revenant à l'endroit de la playe extérieure et profondant plus auant. Ayant vuidé une très-grande quantité de sang espandu par ceste capacité, avec gros *thrombus* ou caillons de sang, nous auons aussi veu le mezentere percé en deux divers lieux, avec incision des veines et artères.

Toutes les parties nôbles, les naturelles et animales, contenues en la poictrine, ventre inférieur et en la teste, estoient naturellement bien disposées et suiuant l'aage bien tempérées et sans aucune lésion ni vice, excepté que toutes les susdites parties (comme aussi les veines et artères tant grosses que petites) estoient exangues et vuides de sang, lequel estoit très-abondamment sorti hors par ces playes internes, principalement du mezentere, et retenu dedans ladite capacité, comme en lieu estrange et contre nature : à raison de quoi la mort de nécessité, et en l'espace d'enuiron dix-huit heures, est aduenue à Sa Majesté très-chrestienne, estant précédée de fréquentes foiblesses, douleurs extrêmes, suffocation, nausée, fievre continuë, altération et soif intolérable, auec très-grandes inquiétudes : lesquelles indispositions commencèrent peu après le coup donné, et continuèrent ordinairement jusques au parfait et final sincope de la mort : laquelle pour les raisons et accidents susdits, quelque diligence qu'on y eust pu apporter,

estoit inéuitable : faite sous nos seings manuels,
au camp de St.-Cloud, prez Paris, le jeudy matin
troisiesme d'aoust mil cinq cent quatre-vingt-neuf.

Les médecins qui ont assisté, LEFEVRE,
DORTOMAN, etc.

Les chirurgiens qui l'ont embaumé, PORTAIL,
LAVERNOT, etc.

RAPPORT DE L'OUVERTURE DV CORPS
DV ROY *deffunt, Henry le Grand, IV de ce
nom, roy de France et de Navarre, qui a esté
faite le quinziesme iour de may mil six cent
dix, à quatre heures du soir : ayant esté blessé
le iour précédent d'un cousteau, estant dedans
son carrosse, dont il serait décédé incontinent,
après auoir dit quelques paroles, et jetté du
sang par la bouche.*

S'est trouué par les médecins et chirurgiens
soussignez, ce qui s'ensuit :

Une playe au costé gauche, entre l'aisselle et
la mammelle, sur la deux et troisiéme coste d'en
haut, d'entrée du trauers d'un doigt, coulant sur
le muscle pectoral, vers ladite mammelle, de la
longueur de quatre doigts, sans pénétrer au dedans
de la poictrine.

L'autre playe en plus bas lieu, entre la cinq et

sixiesme coste, au milieu du mesme costé, d'entrée de deux trauers de doigts, pénétrant la poictrine et perçant l'un des lobes du poulmon gauche, et delà couppant le tronc de l'artère véneuse (veine pulmonaire) à y mettre le petit doigt, un peu au-dessus de l'oreille gauche du cœur; de cet endroit, l'un et l'autre poulmon a tiré le sang, qu'il a jetté à flot par la bouche, et du surplus se sont tellement remplis, qu'ils s'en sont trouués touts noirs, comme d'une ecchymose.

Il s'est trouué aussi grande quantité de sang caillé en la cavité de ladite poictrine, et quelque peu au ventricule droit du cœur, lequel ensemble les grands vaisseaux qui en sortent, estoient tous affaissez de l'évacuation : et la veine caue, au droit du coup (fort près du cœur) a paru noircie de la contusion (2) faite par la pointe du couteau;

Par quoy tous ont jugé que cette playe estoit seule et nécessaire cause de la mort.

Toutes les autres parties du corps se sont trouuées fort entières et saines, comme tout le corps estoit de très-bonne température et de très-belle structure. Fait à Paris, les jour et an que dessus.

Médecins du roy, A. PETIT, A. MILON, etc.

Chirurgiens du roy, MARTEL, PIGRAI, GVILLEMEAV, etc.

10*

OBSERVATIONS.

Ces trois rapports qui sont extraits des Œuvres de *Jacques* GUILLEMEAU, ne sont présentés ici que comme pièces historiques, et pour faire connaître les divers modes de rédaction, nous y ajouterons cependant deux légères remarques, dont on pourra faire l'application à d'autres cas.

(1) Dans le rapport de l'ouverture de Henri III on dit : *Nous avons trouvé une portion de l'intestin grêle, nommé iléon percé d'outre en outre, selon la largeur du couteau, de la grandeur d'un pied.* Cette tournure de phrase n'exprime point d'une manière assez précise la forme, l'étendue de la plaie de l'intestin, et laisse aux personnes qui ne connaissent point la structure des parties, l'idée que la plaie de l'intestin avait la *grandeur d'un pied*, ce que certainement n'ont point voulu dire les auteurs du rapport ; mais il fallait éviter cette amphibologie ; dans un acte judiciaire, les objets doivent être exprimés de la manière la plus claire, la plus précise, et ne laisser aucune incertitude, même aux personnes étrangères à l'art.

(2) Dans le rapport de l'ouverture de Henri IV, on dit : *que la veine cave a paru noircie de la contusion faite par la pointe du couteau.* Mais dans un rapport judiciaire, tout doit être positif ;

on doit dire ce qui est, ce qu'on a reconnu, constaté, et non pas seulement ce qui a *paru* : l'apparence ou un premier aperçu, si on s'y borne,
peuvent conduire à l'erreur. On doit aussi désigner
la forme, l'étendue de l'altération que l'on indique;
enfin, on doit toujours employer l'expression
propre; ainsi, dans le cas actuel, il ne fallait point
dire, 1° que la veine cave a *paru noircie*; 2° il
fallait désigner l'étendue de cette *noirceur* ou
couleur noire; 3° enfin, il est certain que l'on a
confondu la *contusion* avec l'*ecchymose*. La pointe
d'un couteau qui ouvre une veine, ne produit point
une contusion; mais le sang qui s'échappe d'une
veine peut s'infiltrer dans les mailles du tissu lamineux qui l'environne, produire ainsi un *thrombus*
plus ou moins gros, ou une *ecchymose* plus ou
moins diffuse : ce qu'il faut bien distinguer, surtout
dans quelques cas.

MODÈLE D'UN PROCÈS - VERBAL *de la visite
d'un cadavre.*

» Nous soubsignés. . . . . avoir trouvé le corps
» d'un homme mort depuis deux jours ou envi-
» ron, qui est d'un poil rousseau, âgé de vingt à
» trente années, navré de plusieurs coups, et entre
» autres d'un coup d'arme à feu, situé au petit
» ventre, partie inférieure et moyenne, comme

» il paraît par la playe ronde et contuse, livide
» et dure en ses bords, pénétrant au travers du
» corps, faisant sa sortie plus large et déchirée
» vers la partie inférieure et senestre du dos,
» faisant playe aux boyaux, et ouvrant plusieurs
» vaisseaux qui ont épanché une grande quantité
» de sang, comme il a paru par l'ouverture du
» cadavre; laquelle blessure est la cause de la
» mort ».

Cet article est extrait de l'ouvrage intitulé les
*Moyens de bien rapporter à justice, les indispo-
sitions et changemens qui arrivent à la santé des
hommes; ensemble, un Traité des mamelles et
de leurs maladies: plus, un Traité de la strangulation de l'intestin et de l'opération pour le
réduire, avec un formulaire de la méthode de
consulter en chirurgie, par René* GENDRY,
*maître chirurgien d'Angers et commis du pre-
mier médecin du Roi pour les rapports et véri-
fications d'iceux faits par autorité de justice;*
ANGERS, 1650, petit in-8° de 316 pages.

En insérant ici ce rapport que l'auteur présente comme un *modèle*, nous n'avons eu d'autre
intention que de faire connaître les differens modes
de rédaction qui ont été succcessivement employés; nous ne nous arrêterons donc point à
faire remarquer les omissions, les différens vices

qui s'y trouvent; nous ajouterons seulement que dans son traité, l'auteur distingue trois genres de rapports, l'un qu'il nomme *énunciatif*, n'est qu'un simple certificat sous seing-privé, que l'on donne sur la demande d'un particulier, et sans une réquisition expresse du magistrat; le second, qu'il nomme *procès-verbal*, est un acte authentique qui se fait d'après le mandement ou la réquisition d'une autorité compétente et en présence de témoins; enfin, il lui donne le nom de *vérification*, lorsqu'après les formalités voulues par la loi, la visite se fait en présence du juge ou commissaire délégué pour cet objet. Mais comme nous l'avons déjà dit ailleurs, ces distinctions minutieuses, ces dénominations diverses doivent être rejettées parce qu'elles sont entièrement inutiles. On ne peut, on ne doit donner le nom de *rapports judiciaires*, qu'aux dépositions ou déclarations écrites qui se font d'après une visite expressément prescrite par le magistrat ou une autorité compétente : tout acte ou déclaration qui se fait sur la réquisition d'un particulier, sans une mission expresse du magistrat, n'est qu'un simple certificat ou mémoire qui ne peut point être regardé comme authentique, et qui n'est admis dans la procédure, que comme une note accessoire ou déposition ordinaire.

RAPPORT DE CORPS MORT PAR VENIN OU POISON.

Rapporté par nous maîtres chirurgiens jurés, commis aux rapports, en la ville et juridiction de Lyon, que ce jourd'hui 18 septembre 1682, en exécution de l'ordonnance de M. le lieutenant-général, nous nous sommes transportés rue des Landes, dans une maison où pend pour enseigne l'image de Sainte-Marguerite, aux fins de visiter le corps mort de Suzanne Pernet, jurée matrone, duquel ayant trouvé toutes les parties extérieures dans leur disposition naturelle, nous aurions ensuite procédé à son ouverture en présence de maître Claude Du Pradel, docteur en médecine, nommé d'office par mondit sieur le lieutenant-général ; et ayant commencé par le bas-ventre et ouvert ensuite le ventricule, nous l'aurions trouvé tout cautérisé dans son fond qui contenait environ plein un œuf de liqueur noire, sablo-neuse, qui ayant été, par nous, mise dans un vaisseau d'étain, l'a taché, ainsi que font les liqueurs acides et corrosives, et qui ayant été donnée en petite quantité à un chien, l'a fortement travaillé, ainsi que nous l'avons reconnu par ses cris d'hurlemens, ce qui nous fait juger que ladite Pernet a été empoisonnée par l'arsenic ou le su-

blimé ou autres tels poisons corrosifs du genre
des minéraux ; en quoi nous avons été encore
d'autant plus confirmés par la bonne disposition
de toutes les autres parties intérieures , tant du
ventre , que de la poitrine et de la tête , dont nous
avons pareillement fait ouverture , et où nous
n'avons trouvé aucune cause de mort ; ce que
nous certifions véritable , en foi de quoi nous
avons , avec ledit maître Du Pradel , signé le présent rapport , pour servir à qui il appartiendra ce
que de raison. A Lyon , les jour et an que dessus.

OBSERVATIONS.

Ce rapport est tiré de l'ouvrage de Nic. de
Blegny, qui fut imprimé à Lyon en 1684, sous
le titre de *Doctrine des rapports de chirurgie*,
in 12, et on le retrouve, avec quelques légers
changemens, dans l'ouvrage de Prevost, qui
parut à Paris en 1753, sous le titre de *Principes
de jurisprudence sur les visites et rapports judiciaires*, in-12, et on le présente comme modèle à
suivre dans des cas analogues ; mais, d'après ce
que nous avons déjà dit, il suffit de le lire pour
reconnaître combien il est défectueux par l'oubli,
l'omission, l'ignorance des premiers principes de
l'art et surtout par les conséquences absurdes et
hasardées que l'on présente.

1°. On se borne à dire que *l'on a trouvé toutes les parties extérieures dans leurs dispositions naturelles*, et on ne fait mention ni des circonstances qui ont précédé la mort, ni de l'état dans lequel on a trouvé le cadavre, ni de l'âge et de la constitution apparente du sujet, ni du tems ou époque de la mort.

2°. On dit que *le ventricule était tout cautérisé dans son fond*, et l'on ne fait connaître ni la forme ni la nature de ce genre d'altération que l'on a appelé cautérisation ; on n'indique point quel était l'état des différentes membranes qui composent l'estomac, on a même entièrement négligé l'examen de la bouche, du pharinx et de l'œsophage, du moins il n'en est fait aucune mention dans le rapport ; enfin on avance qu'à l'exception du ventricule qui était tout cautérisé dans son fond, *toutes les autres parties intérieures du ventre étaient dans une bonne disposition* ; mais si l'estomac était cautérisé dans son fond, il devait y avoir au moins une inflamation du côté du pylore, et même de l'intestin duodenum.

3°. On ajoute que le ventricule *contenait environ plein un œuf d'une liqueur noire, sabloneuse qui ayant été mise dans un vaisseau d'étain, l'a taché ainsi que font les liqueurs acides et corrosives.* Non-seulement il est inconvenant de dési-

gner la quantité d'un fluide par ces sortes de
comparaisons , mais il est absurde de préjuger la
nature et les propriétés d'un fluide par sa couleur,
sa consistance. Dans un très-grand nombre de
cas où l'on ne peut avoir aucun soupçon d'empoisonnement , les matières contenues dans l'estomac ont une couleur brunâtre et même noire,
quelquefois aussi elles sont mélangées de molécules graniformes plus ou moins compactes qui
au premier coup-d'œil paraissent *sabloneuses*, ce
qui dépend tantôt de la nature de la maladie ,
tantôt des boissons ou médicamens qui ont été
pris avant la mort , et quand alors on examine
l'estomac , il paraît noirâtre dans son fond et
même dans différens endroits de sa surface ; mais
cette teinte brunâtre qui dépend uniquement de
la couleur des matières contenues dans l'estomac
se dissipe facilement et promptement par la lotion
dans une suffisante quantité d'eau ; les membranes de cet organe ont d'ailleurs la texture,
la consistance qui leur est propre , ainsi cette
coloration accidentelle des parois de l'estomac
sera facilement distinguée des escarres, des ecchymoses ou taches gangreneuses qui pourraient être
l'effet d'un poison.

4°. *La liqueur noire, sabloneuse*, trouvée dans
l'estomac , *ayant été mise dans un vaisseau*

d'étain, *l'a taché ainsi que font les liqueurs acides et corrosives*; mais ce mode d'expérience autrefois fort recommandé, ne peut mériter aucune confiance, parce qu'un grand nombre de liqueurs très-différentes agissent sur l'étain, et produisent à sa surface des taches plus ou moins remarquables.

5°. Enfin on n'hésite point à conclure que la personne a été empoisonnée parce qu'une *petite quantité de cette liqueur donnée à un chien, l'a fortement travaillé, ainsi qu'on l'a reconnu par ses cris d'hurlemens* : on a pendant long-tems regardé ce genre d'expérience comme le moyen le plus propre à reconnaître, à constater l'existence d'un poison trouvé dans l'estomac, et de nos jours encore, quelques personnes attachent une grande importance à l'usage de ce moyen; mais 1°. des substances qui sont pour l'homme des poisons violens, ne le sont point également pour tous les animaux; 2°. la manière d'administrer la substance suspectée, peut apporter de grands changemens dans ses effets, car, comme on l'a déja remarqué ailleurs, si l'animal que l'on destine à cette expérience, refuse de prendre les substances qu'on lui présente, il faut, pour les lui faire avaler, employer de la violence, et dans les efforts qu'il fait pour résister, l'animal peut

périr sur sur-le-champ ou peu de tems après,
ou bien, comme nous l'avons vu plus d'une fois,
une partie de la liqueur qu'on lui verse dans la
gueule peut refluer par le larinx, pénétrer dans
les bronches, et produire des accidens très-graves,
suffisans pour faire périr l'animal ; il faut donc
pour faire convenablement cette expérience,
porter dans l'œsophage une sonde creuse et
flexible qui pénètre dans l'estomac, et par laquelle
on peut introduire la liqueur dont on veut reconnaître l'effet, ou bien il faut renfermer cette liqueur
dans une portion d'intestin que l'on a d'abord amin-
cie en détachant ses membranes internes, et que
l'on lie ensuite aux deux bouts, puis après avoir
ouvert la gueule de l'animal, on la porte avec
une pince au fond du gosier, et on la lui fait
facilement avaler ; 3°. quelquefois à la suite de
fatigues excessives, de passions violentes, d'indi-
gestions, ou de quelques maladies, les humeurs
contenues dans l'estomac, épanchées dans quelques cavités, ont une acrimonie, une septicité si
grande, qu'un animal qui en avalerait périrait en
peu de tems, ou éprouverait des accidens graves.
Morgagni rapporte que le fils d'un peintre de
Forli, exténué par la fièvre lente, étant mort
avec de violentes convulsions, on trouva dans
son estomac beaucoup de bile ærugineuse qui
donnait une teinte violette à la lame du scalpel ;

deux pigeons que l'on piqua même légèrement avec
la pointe de cet instrument , moururent bientôt
avec tremblemens et convulsions; de la mie de pain
mêlée avec cette bile, que l'on donna à un coq, fit
également périr cet animal, et l'on trouve dans
les observateurs et dans la pratique journalière ,
un grand nombre de faits analogues. 4°. *Les cris*,
les hurlemens de l'animal, sa mort même ne sont
point , dans ces sortes d'expériences, une preuve
irréfragable de l'existence d'un poison , et pour
tirer quelques conséquences un peu fondées , il
faudrait trouver dans le corps de l'animal soumis
à l'expérience , des altérations identiques ou au
moins analogues à celles observées dans le sujet
dont on extrait la liqueur. 5°. Enfin , quand on
aurait apporté les plus grandes attentions dans l'expérience , quand on retrouverait dans le cadavre
de l'animal les mêmes altérations , que dans le
corps de l'homme , il resterait encore à déterminer la nature du poison ; ainsi, de quelque
manière que l'on veuille les considérer, les expériences faites sur les animaux sont suspectes,
insuffisantes , illusoires et peuvent conduire à
des conséquences dangereuses : *Experimenta cum
animalibus brutis instituta fallacia sunt*, disait
LUDWIG. On ne doit donc jamais les admettre
en médecine légale. On devrait même dans les

recherches d'anatomie et de physiologie, être
fort réservé sur ce genre de moyens, et spécialement sur les inductions que l'on en tire, sur les
applications que l'on en fait à l'homme.

Nous sommes, assurément, fort éloignés de
blâmer, de rejeter toutes espèces de recherches
et d'expériences sur les animaux; mais en tout
il est un mode qu'il faut observer, il est des
bornes que l'on ne doit point franchir; ainsi,
comme nous l'avons dit souvent, il peut être
convenable et même nécessaire dans plusieurs cas
de faire sur un animal l'essai d'une opération
insolite, d'observer quels changemens successifs
produit dans l'exercice de ses fonctions une irritation plus ou moins prolongée, la section, la
ligature d'un nerf, d'un vaisseau, l'application
ou l'usage d'une substance particulière, etc.; mais
jouer de la vie des animaux pour contenter une
vaine curiosité, leur déchirer impitoyablement les
entrailles, comme le font quelques-uns, pour appuyer ou détruire une opinion hypothétique, c'est
un abus d'autorité révoltant; c'est une atrocité
indigne d'un homme qui pense. D'ailleurs tous
ces massacres anatomiques que l'on décore du
nom fastueux d'expériences, ont-ils fourni, soit
pour la connaissance de la structure des organes
et de leurs fonctions, soit pour le diagnostic et

le traitement des maladies, quelques aperçus ou
résultats utiles, importans et que l'on n'aurait
point pu acquérir par la simple observation des
phénomènes de la santé ou de la maladie? Ces
cris redoublés, ces agitations tumultueuses ou
cette contrainte silencieuse d'un animal que l'on
déchire, peuvent-ils bien fournir quelque induction vraie sur l'ordre, l'état habituel des fonctions,
les lois de l'organisation? N'est-ce point là l'expression du désordre, du trouble le plus grand?
Ne sont-ce, point là les derniers efforts d'une
nature outragée, violentée, expirante ou épuisée?
Quand la torture interroge, la douleur répond,
mais ses réponses sont complexes, obscures,
équivoques, et souvent il est plus difficile de les
interpréter, d'en tirer des conséquences justes et
applicables à la constitution de l'homme, que
d'observer les phénomènes de la santé et des
maladies; en effet, quoique identiques dans leur
principe, les propriétés vitales ne sont point également réparties dans tous les animaux, dans tous
leurs organes; ainsi, dans les uns la caloricité,
la sensibilité paraissent peu considérables, mais
la myotilité ou contractilité musculaire est forte
et persiste long-tems après la cessation des principales fonctions; dans d'autres on trouve une
disposition contraire, et tel organe qui par sa

conformation, sa texture, ses usages, paraît entièrement semblable à celui que l'on trouve dans
l'homme, en diffère cependant beaucoup par la
nature, la proportion des nerfs qui s'y distribuent,
qui concourent à en former la trame ; l'âge, le
climat, les habitudes et surtout la terreur, la
douleur qu'éprouve le malheureux animal dont
on déchire les organes, ne déterminent-ils point
encore de grands changemens dans l'exercice des
propriétés vitales, le mode de leur expression ?
Enfin, n'est-il pas bien reconnu, comme l'a dit
HIPPOCRATE, §. II, aph. 46, qu'une douleur,
qu'une irritation très-forte dans une partie, affai-
blit ou suspend une douleur, une irritation plus
faible dans une autre partie, ou plus exactement
peut-être en diminue ou en annulle l'impression ?
Et qu'elle circonspection ne faut-il donc point
apporter pour apprécier toutes ces circonstances, en tirer des résultats positifs, applicables à
la constitution de l'homme ?

On en conviendra, sans doute, HALLER réu-
nissait à un haut degré toutes les qualités pour
bien observer. Des milliers d'animaux sont sacri-
fiés pour déterminer quelles parties sont sensibles ou insensibles, irritables, c'est-à-dire, contractiles ou non irritables ; mais qu'ont produit
toutes ces expériences meurtrières? des volumes

inutiles, de longues et verbeuses discussions, parce qu'on employait des termes impropres, mal dé-finis, mal entendus; enfin, il est aujourd'hui bien démontré, contre l'assertion d'HALLER et de ses disciples, que, dans l'animal vivant, toutes les parties sont vivantes, c'est-à-dire, que toutes jouissent de la sensibilité, de la contractilité, mais que ces deux propriétés n'existent point dans toutes au même degré, ne se manifestent point de la même manière, ne sont point excitées par les mêmes agens, et cette vérité si bien exprimée par *Hippocrate*, n'était ignorée d'aucun médecin observateur.

D'après cela, que penser de toutes ces expé-riences qui consistent à déchirer, arracher les viscères d'un animal pour en connaître l'action, à le couper en tronçons pour y trouver le prin-cipe de la vie? Que l'on vante tant que l'on voudra les talens, la dextérité, les vues profondes, in-génieuses de ces expérimentateurs, nous sommes loin de nous y opposer, mais nous cherchons envain quels avantages la pratique ou même l'é-tude de la médecine peuvent retirer de ces meur-tres anatomiques, et c'est vanité ou folie de se livrer à des travaux qui ne peuvent fournir au-cune application utile. *Nisi utile est quod facimus, stulta est gloria.* PHÆ., l. 3.

(163)

On observera peut être que ces sortes d'expériences ont, parfois, conduit à des découvertes;
ainsi, dira-t-on, c'est en disséquant des animaux
vivans, que *Pecquet*, *Aselli* ont découvert le
canal thoracique; mais *Eustachi* n'avait-il point
aperçu ces vaisseaux sans ce procédé cruel? et
l'emploie-t-on aujourd'hui pour étudier ou démontrer ces parties? Un homme sage et sensible
peut-il se décider à faire périr un animal au milieu
des douleurs les plus atroces, quand, par l'observation ou de simples recherches cadavériques, il
peut facilement dissiper ses doutes, satisfaire sa
curiosité, acquérir la connaissance de la structure,
de la disposition, de l'action des organes. Rendons
ceci sensible par un exemple bien connu, mais
dont on a peu profité.

En 1731, une compagnie célèbre voulut déterminer si, dans sa contraction, le cœur s'allonge
ou s'il s'accourcit, et comme l'on attachait de
l'importance à la solution de cette question peut-
être oiseuse, on ouvrit successivement plusieurs
animaux vivans; mais ces expériences quoique
variées et répétées de différentes manières ne furent point décisives, car dit SABATIER, les uns
voyaient le cœur s'allonger, les autres le voyaient
s'accourcir au moment de la contraction; et la
contestation était loin d'être terminée. Mais, sans

avoir recours à ces expériences cruelles et illusoires, et en se bornant à la considération de la structure du cœur, Bassuel démontre d'après la disposition des valvules ventriculaires et des filets tendineux qui les attachent aux colonnes charnues, que le cœur devait nécessairement s'accourcir pour pousser le sang dans les artères; il appuya ces considérations par une expérience simple, faite sur le cœur d'un cadavre, et termina ainsi une contestation qui avait produit tant de discussions, et coûté la vie à tant d'animaux.

On pourrait facilement multiplier de tels exemples, mais c'en est assez pour faire sentir que souvent l'étude, l'observation suffisent pour parvenir à la véritable connaissance de la structure, de l'action des organes; que les expériences faites sur les animaux vivans, surtout quand elles consistent à les mettre en pièces, à leur arracher impitoyablement la vie au milieu des tourmens, sont un moyen d'instruction beaucoup moins certain qu'on ne le croit généralement, et loin de conduire à la vérité, ces expériences barbares, (*experimenta per mortes*), en éloignent parfois, et retardent les progrès de l'art en y introduisant des explications illusoires et verbeuses, en détournant l'esprit du véritable objet médical, qui consiste dans l'étude continuelle, l'observation assidue de la force vitale, des phénomènes de la santé, des maladies.

On a dit pour excuser ces cruautés, que puisque l'on tue chaque jour des animaux pour servir à notre nourriture, on peut bien aussi en sacrifier quelques uns pour notre instruction ; mais notéz le bien, quelle différence extrême dans le mode et dans les résultats! Tuer un animal pour des besoins réels dans l'état actuel des sociétés, c'est terminer en un instant son existence, ce n'est pas comme dans vos expériences sanguinaires, le soumettre à des tortures atroces et prolongées, le faire mourir mille fois avant de lui arracher la vie; mais, dites-vous, c'est pour l'instruction ; voilà bien le motif apparent ; mais ne serait-ce pas plutôt pour contenter une vaine curiosité, appuyer quelque idée bizarre ou fantastique, courir après la célébrité, étonner par l'audace ou la singularité, la foule nombreuse qui ne pense pas? D'ailleurs, n'y a-t-il pas comme on l'a indiqué plus haut, d'autres moyens d'instruction moins révoltans, plus simples et plus surs. Enfin ces procédés barbares conviennent-ils bien au médecin? Ne voyez-vous pas que ceux qui par état, sont chargés d'abattre les animaux pour servir à notre nourriture, n'ont point, dans la société, à exercer des fonctions qui exigent la sensibilité du cœur; ne voyez-vous pas qu'une police sage écarte de l'intérieur des villes tous les abattoirs, non-seulement pour la salubrité publique, mais encore pour ne point donner au peuple le spectacle du sang et du carnage; et vous, médecin, vous contemplez froidement et d'un œil tranquille les tourmens de l'animal que vous mettez en pièces, ses cris déchirans ne vous frappent point, rien ne vous émeut, rien ne vous arrête; témoin cet anatomiste fameux qui, non content d'avoir dans une séance immolé divers animaux, prend encore son propre chien, et malgré les caresses de l'animal qui lui lèche la main, il le sacrifie aussitôt sans pitié à sa fureur expérimentale; vous admirez, vous citez ce trait comme une preuve de courage et d'amour de la science, d'autres pourraient en juger autrement, car c'est ainsi que l'on s'accoutume, comme dit le bon AMYOT, *à cette dureté inflexible et âpreté sauvage de ne se mouvoir de rien à pitié.* Qui plus que le médecin doit respecter la vie. Reste-t-il quelque chose de sacré, quand on joue de la vie des animaux, que l'on voit sans horreur couler leur sang? Est-ce par de pareils exercices que le médecin peut acquérir, perfectionner ces qualités si nécessaires auprès des malades, cette compassion qui l'attache à tous les êtres animés, cette humanité qui l'at-

tache plus particulièrement à ses semblables, et
l'intéresse à leurs maux ? Sachez donc éviter ces
extrêmes, et ne vous permettez jamais ces expériences barbares qui, comme le dit *Amyot*, d'après
Plutarque, « tendent grandement à fortifier ce
» qu'il y a de sanguinaire et de cruauté bestiale
» en notre nature, et à affaiblir et reboucher ce
» qu'il y a de débonaireté naturelle ; à l'opposite,
» les pithagoriciens voulaient que l'on s'accou-
» tumât à user de mansuétude envers les bêtes,
» pour un exercice de piété et de miséricorde
» envers les hommes, car l'accoutumance se fa-
» miliarisant petit à petit à quelque passion ou
» affection, a une merveilleuse efficace de pous-
» ser l'homme fort avant ».

P. S. Dans les observations précédentes, nous
avons beaucoup parlé d'*expériences*, mais ce
mot a dans notre langue, des significations différentes qu'il ne faut pas confondre, et qu'il conviendrait de distinguer par des expressions particulières ; ainsi on appelle *expérience*, la connaissance fondée sur une observation exacte,
réfléchie, réitérée, d'un fait, d'un objet, l'application convenable que l'on fait de ces résultats
dans des cas identiques ou analogues ; et dans ce
sens, l'expérience ne peut jamais tromper, elle ne

résulte point entièrement ni du tems, ni de l'autopsie, car on peut avoir vu beaucoup, sans avoir suffisamment observé, comparé et par conséquent sans avoir acquis la plus légère expérience, ainsi elle diffère de la routine qui n'est que l'habitude de suivre la même route, de voir et de faire aveuglément, c'est-à-dire sans avoir saisi le principe ou la cause qui détermine l'action ou l'effet, les phénomènes qui le précèdent ou l'accompagnent, le tems, les circonstances variées qui peuvent l'empêcher, le modifier.

On appelle aussi *expérience*, l'essai ou tentative que l'on fait pour parvenir à la connaissance d'un phénomène, d'une propriété, ou déterminer un effet, et dans ce sens, surtout lorsqu'il s'agit de maladies, de phénomènes vitaux, l'expérience, c'est-à-dire l'épreuve ou tentative, est trompeuse, Πείρα σφαλερη, comme dit *Hippocrate*, §. 1, *aph.* 1. C'est donc confondre sous une même dénomination deux objets très-différens, et que les écrivains latins ont bien distingués sous les noms d'*experientia* et d'*experimentum*, les anciens écrivains français, ainsi qu'on peut le voir dans leurs ouvrages, dans leurs glossaires, désignaient sous le nom d'*experiment* ou d'*experment*, les divers essais, épreuves ou tentatives que l'on fait pour s'assurer de la nature, des propriétés d'un objet, et cette expression si distinctive qui, par l'ignorance ou l'inattention des écrivains, est comme tant d'autres, tombée en désuétude, mérite bien d'être rappelée et d'être inscrite de nouveau dans le vocabulaire des sciences, d'autant plus que l'on y a conservé les mots *expert*, *expérimenter*, et *expérimental*, qui sont dérivés d'*experiment*.

Mais puisque nous en sommes sur les mots, il en est un aujourd'hui fort à la mode, qui mérite un examen particulier, nous avons déjà remarqué ailleurs que, d'après son étymologie, le mot *autopsie* signifie strictement inspection par soi-même, action de voir de ses propres yeux, observation que l'on n'a point recueillie des autres, examen que l'on a fait soi-même, *proprio intuitu*. Nous ajouterons qu'avant la fin du siècle dernier, ce mot qui nous vient des Grecs, n'avait jamais été employé sous une autre acception par aucun écrivain. *Vicq d'Azir* qui, en 1788, publia un Vocabulaire anatomique augmenté d'un grand nombre de termes nouveaux, n'en fait aucune mention ; ce ne fut que quelques années après, qu'un homme ardent, avide de nouveautés, mais inattentif et peu instruit du sens et de la valeur des mots, s'avisa de l'introduire dans la langue anatomique, pour désigner l'ouverture des cadavres. La singularité d'un mot généralement peu employé, le desir de paraître savant, de se distinguer de la foule, le fit bientôt répéter, et successivement on le vit paraître dans quelques dissertations fugitives, puis on l'inscrivit dans un dictionnaire de médecine, comme un terme d'anatomie; enfin, aujourd'hui la contagion s'est étendue, elle est devenue presque générale, et il est peu de nos livres modernes dans lesquels on ne trouve ce mot autopsie, employé pour désigner l'ouverture des cadavres.

Plusieurs fois nous nous sommes élevés contre cet abus, cette innovation inutile; mais comme il n'y a jamais eu d'erreur ou d'absurdité qui n'ait eu des partisans, des defenseurs, on a dit que l'expression *autopsie* devenait propre et convenable, en y ajoutant l'épithète *cadavérique*, parce qu'alors on désignait d'une manière précise l'espèce d'inspection. D'ailleurs, a dit un autre, c'est l'auteur de la Gazette medico-chirurgicale de Salzbourg : « l'acception que l'on donne aujour-
» d'hui à ce mot, n'est-elle pas déjà suffisamment
» consacrée par l'usage, pour que l'on ne doive
» plus craindre que l'on y attache un autre sens?
» il existe, d'ailleurs, un grand nombre d'ex-
» pressions médicales bien moins exactes que
» celle-ci.....; enfin, ajoute-t-il en terminant ses
» réflexions, *in verbis simus faciles* ».

Cette manière de raisonner peut contenter des

lecteurs de gazettes, mais ne nous paraît pas bien solide. Quoi! parce que l'ignorance a détourné un mot de son sens naturel, de son acception première et y attache tout-à-coup et sans nécessité une signification nouvelle, parce que l'irréflexion le fait répéter, que la prétention le met à la mode, il est suffisamment consacré par l'usage, et il faut le respecter, le conserver religieusement. Eh! qu'importe un usage, quand il est absurde, contraire à la raison! et parce qu'il existe dans la langue médicale d'autres expressions moins exactes que celle-ci, est-il donc convenable d'en augmenter encore le nombre? Et si l'on trouve dans le vocabulaire médical tant d'expressions inconvenantes, absurdes, ridicules, détournés de leur véritable signification, il faut les attribuer à l'inattention de ceux qui les répètent, à l'ignorance des rédacteurs qui, sans goût et sans principes, entassent alphabétiquement des mots sans en connaître la valeur, l'origine, sans faire remarquer les innovations inutiles ou nuisibles, sans savoir discerner les acceptions vulgaires et triviales de celles qui appartiennent à la médecine; car noté-le bien, un art complexe qui embrasse un grand nombre d'objets et qui est d'un usage général et journalier dans l'ordre social, a nécessairement un grand nombre de mots, et l'on peut facilement les rapporter à deux titres généraux ; les uns, techniques, méthodiques, sont propres à la science, en forment le véritable vocabulaire, ils ont partout la même acception, présentent les mêmes idées et ne diffèrent tout au plus que par la terminaison, le mode de prononciation ; les autres, vulgaires, triviaux, forment le langage ordinaire et sont variables dans les différens pays, et c'est uniquement pour ces sortes de mots, qu'il faut être facile et même très-facile ; ainsi qu'une femme nous dise qu'elle a une fluxion de poitrine, qu'elle rend des flumes, que dans les quintes de toux elle s'est blessée, ce qui lui a donné une perte conséquente, qu'en faisant un faux pas elle s'est chevauchée les nerfs, etc. Tout cela suffit quand on l'entend ; mais *aliud est medice, aliud est populariter loqui.* Quand on écrit, quand on parle pour des médecins, il faut être sévère sur le sens, la valeur et l'acception des mots, car leur impropriété entraîne toujours la confusion des idées, *vocum confusio rerum confusionem inducit.* Nous persistons donc à penser que la signification nouvelle que, depuis quelques années, on veut attacher au mot *autopsie*, est inconvenante et entièrement inutile ; il faut répéter la vérité jusqu'à ce qu'on l'entende, et l'on ne fait plus aujourd'hui des *observations conséquentes*, on ne parle plus de symptômes *conséquens*, depuis que l'on s'est tant moqué de cette acception ridicule, qui cependant *était déjà suffisamment consacrée par l'usage*. Ne désespérons donc pas qu'un jour nos jeunes faiseurs de livres apprendront le sens, la valeur des mots et l'art de les employer.

Nous nous permettrons encore une digression sur les mots *venin* et *poison* (1) que l'auteur a inscrit comme synonymes dans le titre de son rapport. En général on attache à ces mots la même idée, cependant comme notre langue ne reconnaît point de synonymes, et que chaque mot doit présenter une idée différente ou une modification de la même idée, on ne s'en sert point indistinctement, et comme ces deux expressions sont par fois employées dans un sens figuré, quelques littérateurs ont cherché à en établir les différences et à les faire sentir par des exemples; mais ils ne nous paraissent point avoir atteint cette précision, cette sévérité nécessaires surtout dans la langue médicale. Nous ne craindrons donc pas de répéter ici ce que nous avons dit plusieurs fois dans d'autres circonstances.

______

(1) Ἰός des Grecs. Τοξικον, souvent φαρμακον, mais presque toujours avec l'épithète δηλητηριον, θανατιμον, θανατοφορον, ou λυγρον, que les latins ont rendu par les mots *toxicum, venenum*, quelquefois même *virus*.

1º. Le mot *poison* qu'anciennement on écrivait *poëson* et que l'on a fait féminin jusqu'au commencement du dix-septième siècle, est évidemment dérivé du latin *potio*, potion, boisson, breuvage, d'où quelques peuples ont fait le mot *impoconar*, *impotionare*, donner la potion, empoisonner, et d'où, selon toute apparence, on a dérivé la dénomination *poiçon* ou *poisson*, usitée dans plusieurs endroits pour désigner une mesure de liquide équivalente à une verrée ordinaire. D'après cette étymologie, le mot *poison* aurait d'abord désigné les boissons ou breuvages nuisibles (*pharmacon deleterion*); mais par la suite on en a étendu la signification, et aujourd'hui on appelle poison toute substance qui, portée dans l'intérieur, même à petite dose, produit plus ou moins promptement un trouble, un désordre général, et tend à détruire les propriétés vitales : ainsi l'arsenic, différens sels et oxydes métalliques; plusieurs plantes, le suc de la belladona, du stramonium, etc., introduits dans l'estomac ou intestin, appliqués sur une plaie, injectés dans les veines ou portés dans l'intérieur du corps par les vaisseaux absorbans, sont également des poisons; le gaz ammoniacal, l'hydrogène sulfuré, etc., lorsqu'on les respire, sont aussi des poisons très-actifs. Le mot poison est donc une expression collective ou générique, qui présente spécialement l'idée de l'application de l'effet d'une substance délétère, éminemment nuisible sur le corps vivant.

2°. Le mot *venin* qui est tiré du latin *venenum*, présente plus particulièrement l'idée de la nature de la substance délétère, et s'employe uniquement pour désigner les humeurs ou fluides propres, naturels à quelques animaux, qui le forment, le secrètent dans quelques uns de leurs organes, sont nécessaires à l'exercice de quelques-unes de leurs fonctions, mais qui deviennent des poisons, et produisent des accidens plus ou moins graves, lorsqu'ils sont accidentellement introduits dans le corps d'un autre animal ; telle est dans la vipère, la liqueur qui se secrète à la base de ses crochets, et lui sert essentiellement à tuer les animaux dont elle se nourrit, et peut-être à les disposer à une digestion plus facile. D'après cette acception, on appelle *venimeux* tous les animaux qui contiennent naturellement un venin, ou secrètent, dans quelques organes particuliers, un fluide délétère, mortel ou dangereux pour les autres animaux ; et quoiqu'on ne soit pas dans l'usage de donner le nom de venin aux sucs ou produits natifs de quelques plantes qui sont un poison plus ou moins violent lorsqu'ils sont portés dans l'estomac, ou appliqués à la surface du corps, cependant on désigne généralement ces plantes sous le titre de *vénéneuses*.

3°. On appelle *virus* une sorte de poison animal qui est produit par une action morbide, qui s'entretient, se renouvelle, se propage par contagion, passe d'un individu malade à un individu sain, et détermine toujours, lorsqu'il y a prédisposition, le même genre de maladie, tels sont les virus syphilitique, variolique, vaccinique, etc.

4°. Enfin on peut ajouter ici les *miasmes*, Μιασματα, Νοσερη αποκρισις, HIPP. Exhalations, effluves morbifiques, nuisibles ou délétères, poisons vaporeux, gazeux, qui suivant leur nature, le mode de leur application, produisent des affections plus ou moins graves. Le plus ordinairement, les miasmes proviennent des marais, des terrains inondés qui se dessèchent en partie, des cadavres, ou substances animales ou végétales qui sont entassées et se décomposent; d'autres fois ils doivent leur origine aux corps vivans, dont les excrétions vaporeuses sont retenues, accumulées dans un espace circonscrit. En se disséminant dans l'athmosphère, les miasmes perdent bientôt leur propriété délétère; cependant quelques-uns susceptibles de s'attacher aux corps poreux, spongieux, la conservent plus ou moins long-tems. Presque toujours les maladies produites par des miasmes, sont de nature septique, accompagnées de prostration et de symptômes nerveux ; quelquefois aussi elles se rapprochent et semblent se confondre avec les maladies produites par des virus ; car lorsqu'elles sont parvenues à un certain degré d'intensité, elles se communiquent aux personnes saines qui fréquentent les malades, qui manient, touchent les linges, vêtemens ou autres objets qui ont servi à leur usage; on peut cependant remarquer qu'en se transmettant d'un individu à un autre, les maladies miasmatiques perdent successivement de leur intensité et cessent bientôt d'être contagieuses, comme nous l'observons dans cette espèce de maladie que l'on nomme *typhus*, fièvre des camps, des prisons, etc.; ainsi elles diffèrent des maladies virulentes qui, malgré la multiplicité successive de la contagion et la variation de l'athmosphère, conservent leur caractère primitif et spécifique.

RAPPORT *de visite et ouverture du corps d'une femme trouvée pendue après sa mort.*

Rapporté par nous, médecins du roi et commis aux rapports en la ville et jurisdiction de Mantes, que, de l'ordonnance de M. le procureur du roi en ladite ville, nous nous sommes transportés au village de C.... qui en est distant d'une lieue, et qu'étant entrés en la maison du nommé Lacaille, laboureur audit lieu , nous avons été conduits dans une grange, où nous avons trouvé le cadavre d'une femme âgée d'environ cinquante ans, pendu à une solive, lequel on nous a dit être celui de la nommée Jeanne Sauchet, femme dudit laboureur; auquel cadavre n'ayant trouvé la face aucunement décolorée, point d'écume à la bouche, de noirceur à la langue, ni les narines remplies d'aucun excrément muqueux, ni même la moindre rougeur, meurtrissure ou autre changement de couleur autour du col, à l'endroit où la corde qui l'avait suspendue, avait fait son impression, nous nous sommes déterminés à faire un examen exact de toutes les autres parties de ce cadavre; au moyen de quoi, nous lui avons aperçu une fort petite plaie, située à la partie latérale droite et antérieure du *thorax*, cachée sous l'affaissement du corps de la mamelle, et dans laquelle une petite sonde a eu peine à s'insinuer; cependant l'ayant dilatée, nous avons reconnu qu'elle pénétrait entre la sixième et la cinquième des vraies côtes ; ce qui nous a porté à faire l'ouverture de la poitrine pour connaître le progrès de ladite plaie, au moyen de quoi nous avons trouvé que cette petite plaie, faite par un instrument rond, poignant et très-étroit, traversait le cœur de part en part, et avait causé un très-grand épanchement de sang dans la poitrine. Toutes lesquelles observations jointes ensemble et bien examinées, nous font juger que la plaie faite à la poitrine, a précédé la suspension du corps de ladite Sauchet, et a été la seule et véritable cause de sa mort.

Fait audit lieu de C...., le 23 février 1683.

OBSERVATIONS.

Ce rapport, qui se trouve page 527 de l'ouvrage de DEVAUX, intitulé *l'Art de faire les rapports....*, Paris 1743 (1), est extrêmement important, et mérite des considérations particulières. Les experts chargés de l'examen du cadavre, et de prononcer sur la cause de la mort, *n'ayant trouvé*

---

(1) Cet ouvrage parut en 1703, format in-12, et a été réimprimé en 1727 et en 1743, avec des notes de *Morand*. Outre les préceptes généraux, on y trouve plus de deux cents cinquante rapports sur différens cas de médecine légale, que l'auteur a principalement relevés des registres, tenus par les chirurgiens du châtelet. Le plan était assurément très-bon : l'exemple instruit mieux que le précepte ; mais au lieu de copier simplement ces rapports et de les présenter comme des modèles à suivre, il aurait fallu les accompagner de notes et de réflexions critiques, propres à en faire sentir le mérite, ou à en indiquer les défectuosités : c'est ce que nous tâcherons de faire en transcrivant ici quelques-uns de ces rapports.

la face aucunement décolorée, (c'est-à-dire, pâle, sans gonflement, sans lividité), *point d'écume à la bouche, de noirceur à la langue, ni les narines remplies d'aucun excrément muqueux, ni même la moindre rougeur, meurtrissure ou autre changement de couleur au tour du col, à l'endroit où la corde qui l'avait suspendue avait fait son impression*, en concluent avec juste raison, que le corps n'avait été suspendu qu'après la mort, et par un examen ultérieur, ils aperçoivent à la partie antérieure et latérale droite du thorax, sous l'affaissement du corps de la mamelle, une fort petite plaie ronde, et ils démontrent par leurs recherches, que cette plaie a traversé le cœur de part en part; ainsi la cause de la mort est évidente et bien constatée; cependant on desirerait dans ce rapport, plus d'ordre dans la rédaction, plus d'exactitude dans les recherches et dans l'exposition des différentes circonstances accessoires. Ainsi il ne fallait point se borner à dire que l'on *a trouvé le cadavre d'une femme, âgée d'environ cinquante ans, pendu à une solive*, mais il fallait 1° faire mention de l'état, de la situation du corps, l'impression au tour du col est d'autant plus profonde que le corps a plus de poids et d'embonpoint; 2° il convenait aussi de faire mention de la disposition du menton, qui est toujours plus ou moins incliné du côté de la poitrine, de l'état des lèvres, des oreilles et surtout des paupières et des yeux, qui méritent une attention particulière dans tous les cas : on dit bien qu'il n'y avait point de *noirceur à la langue*, mais il fallait ajouter aussi qu'il n'y avait point de gonflement, etc.; 3° il aurait été utile aussi d'indiquer la disposition de la corde qui tenait le cadavre suspendu, les divers objets environnans, et de considérer s'il était possible qu'une femme put atteindre à la solive pour s'y pendre ; 4° au lieu de dilater la plaie, comme on l'a fait, il aurait été convenable, pour ne point en changer la forme, de faire à quelque distance de la plaie une incision longitudinale, afin de détacher successivement les tégumens, les muscles, et procéder à l'ouverture du thorax, comme il a été indiqué § IX ; 5° quoiqu'une plaie qui traverse le cœur de part en part soit bien suffisante pour causer une mort prompte, il semblerait qu'une plaie qui à son entrée est assez petite pour n'admettre qu'avec peine une petite sonde, ne devait faire au péricarde et au cœur qu'une ponction plus petite encore, et qu'ainsi l'épanchement de sang devait entièrement ou presque entièrement être borné à la cavité du péricarde : ou bien il faut admettre, ce qui peut avoir eu lieu, et ce qui ajouterait à la gravité du crime, qu'après avoir été enfoncé, l'instrument a été agité dans différens sens, et a produit ainsi une dilacération ou plaie plus grande que celle qui existait à l'extérieur. Il aurait donc été convenable de faire une mention expresse de la forme, de la grandeur des plaies observées au péricarde et au cœur, et de déterminer d'une manière précise dans quelle partie se trouvait l'épanchement de sang, s'il existait en même tems dans le péricarde et dans les deux côtés du thorax ; 6° enfin, il paraît que dans ce cas on s'est borné à l'ouverture du thorax ; mais quoique l'on ait trouvé une cause évidente de la mort, il convient toujours de rechercher s'il n'y a pas dans les autres parties quelque profonde altération , quelque signe de violence.

BOHNIUS, professeur à Leipsick , dans son Traité *De renunciatione vulnerum*......, Lipsiæ, 1755, rapporte page 392, un cas analogue, tiré des registres du collége des médecins de Leipsick; on y voit que dans la visite du cadavre, on a porté l'attention sur un plus grand nombre d'objets, qui deviennent autant de signes négatifs de la strangulation ; nous citerons les paroles de l'auteur : « anno 1708 , die 19 octobris factum, » *ex actis collegii nostri* commemorare liceat de » fæmina quadam suspensa reperta : cujus quia

» nec facies, nec collum, nec humeri cum tho-
» race, peregrino colore imbuti, nec oculi promi-
» nentes, nec lingua tumida ac nigra , nec ves-
» tigium laquei deprehensa fuerint , utrumque
» potius abdominis latus, a costis nothis, lumbi
» ad podicem usque ac femora livida, fusca atque
» sugillata comparuerint, hoc concludebat, illam
» non tam viventem se ipsam strangulasse, quam
» ejus cadaver post fustigationem et verbera le-
» thalia suspensam fuisse ».

RAPPORT *au sujet d'un corps mort empoisonné,
tiré hors de l'eau, lequel y avait été jetté après
sa mort.*

Rapporté par moi , maître chirurgien au bourg
de Charenton, que de l'ordonnance de M. le Prevôt
au siége dudit lieu, j'ai, cejourd'hui 29 juin 1685,
vu et visité près du village des Carrières, sur le
bord de la rivière, le corps mort d'un homme de
trente ans ou environ, qui en avait été tiré quelques heures auparavant ; auquel j'ai trouvé la face
violette et boursoufflée, la langue noire, gonflée,
et sortant hors de la bouche de deux bons travers
de doigts, sans gonflement au bas-ventre et sans
aucune écorchure à l'extrémité des doigts ; ce qui
m'a porté à faire l'ouverture du bas-ventre, où j'ai
trouvé l'estomac teint d'une couleur rouge brune

à l'extérieur, et cautérisé dans son fond en deux endroits, outre que j'ai trouvé un peu de liqueur noire épanchée dans le bas-ventre, laquelle a noirci les intestins aux endroits où elle a fait impression. Tous lesquels signes sont plus que suffisans pour juger que cet homme a été empoisonné, et que son corps a été jetté dans l'eau après sa mort. Fait les jour et an que dessus.

OBSERVATIONS.

Ce rapport qui se trouve dans l'ouvrage de DEVAUX (page 524) est aussi vicieux par la forme que par le fond. Autant qu'il le paraît, il s'agissait dans ce cas, d'un homme inconnu, et non-seulement on a négligé d'en désigner la grandeur, la conformation générale, d'indiquer comment il avait été retiré de l'eau, s'il était nu ou habillé, quelle pouvait être l'époque de la mort, etc.; mais encore on a tiré, des observations recueillies à l'ouverture du corps, les inductions les plus équivoques et les plus dangereuses; en effet, la couleur de l'estomac, la perforation de ses parois, l'épanchement d'une liqueur noirâtre dans l'abdomen, ne sont point des signes suffisans pour assurer l'empoisonnement; souvent nous avons trouvé ces sortes d'altérations dans des cas où il n'y avait certainement point eu d'empoisonnement. La couleur violette de la face, le gonflement de la langue, sa noirceur, sa sortie de la bouche ne peuvent point aussi être regardés comme signes d'empoisonnement, et paraîtraient plutôt indiquer la strangulation, la suffocation; mais comme il paraît que l'on s'est borné à l'ouverture de l'abdomen, que l'on a négligé l'examen du col, des membres, on ne peut, d'après un rapport aussi vicieux, déterminer la véritable cause de la mort du sujet.

Deux rapports *d'une plaie pénétrante dans la poitrine, rendue mortelle par la section d'une branche de l'artère inter costale, et de la veine azygos;* extraits de l'ouvrage de **Devaux**, pages 145 et suivantes.

Ier. **Rapport.** *État du Blessé.*

Nous, médecin et chirurgiens du roi, en son châtelet de Paris, certifions qu'en vertu de l'ordonnance de monsieur le lieutenant criminel, et de l'assignation à nous donnée le 5 mai 1677, nous avons vu et visité M. T...., conseiller du roi, payeur des rentes de l'hôtel-de-ville de Paris, demeurant rue de la chanverrerie, que nous avons trouvé au lit, extrêmement malade, à cause d'une playe oblique située en la partie latérale de la poitrine, au côté gauche, entre la

quatrième et la cinquième des fausses - côtes ,
comptant de bas en haut , laquelle playe pénètre
dans la capacité , et nous paraît avoir été faite
par un instrument tranchant et piquant , comme
une épée , un poignard , ou autre semblable. De
plus , ladite playe ayant causé un grand épanchement sur le diaphragme , on a été obligé de la
dilater afin de faciliter la sortie à plus de deux
pintes de matières sanguinolentes que nous
avons vu couler à plusieurs reprises; c'est pourquoi nous estimons que le sieur T.... est dans un
péril éminent, tant à cause de la grandeur de sa
playe que pour les symptômes fâcheux qui l'accompagnent , et qui sont la fièvre , des frissons
irréguliers , une grande difficulté de respirer , une
toux fort incommode , et une disposition au flux
de ventre ; la violence desquels symptômes ne
pourra qu'à peine être surmontée par la force de
la constitution dudit blessé , et par le traitement le
plus soigneux et le plus méthodique.

Fait à Paris, les jour et an que dessus.

IIe. RAPPORT. *Ouverture du Corps.*

Nous , médecin et chirurgiens du roi , en son
châtelet de Paris , certifions que , de l'ordonnance
et en présence de monsieur le lieutenant criminel ,

ce jourd'hui 15ᵉ jour de mai 1677, à une heure de relevée, nous avons de nouveau visité le corps de feu M. T...., de son vivant conseiller du roi, payeur des rentes de l'hôtel-de-ville de Paris, et que nous avons de rechef examiné la playe dont il a été fait mention dans notre rapport du 5 du présent mois, laquelle est située à la partie latérale de la poitrine, au côté gauche, entre la quatrième et la cinquième des fausses-côtes, pénétrante dans la capacité; ce qui sans doute, a causé la mort audit sieur T...., et pour nous en rendre plus certains, nous avons, sur les neuf heures du soir audit jour, fait l'ouverture du cadavre dudit défunt : et après une exacte recherche, nous avons trouvé que l'instrument qui a fait ladite playe, en entrant dans la poitrine, a découvert la partie inférieure de la côte supérieure à ladite playe, et a ouvert la veine *azygos*, et l'artère intercostale qui se glissent au long de la rainure de ladite côte; l'ouverture desquels vaisseaux a donné lieu à un grand épanchement dans la poitrine, d'où se sont ensuivis tous les accidens qui ont fait périr le blessé, en sorte qu'on peut dire que la playe ci-devant énoncée a été la seule et unique cause de sa mort.

Fait à Paris, les jour et an que dessus.

OBSERVATIONS.

Il est bien évident, comme le disent les experts, que dans ce cas, *la plaie a été la seule et unique cause de la mort* ; mais il eût été nécessaire de mettre plus d'ordre, plus de clarté et d'exactitude dans la rédaction de ces rapports; ainsi, dans le premier, après le protocole d'usage, il fallait faire mention de l'âge, de la constitution du blessé, de son attitude ou situation dans le lit, des symptômes successifs qu'il avait éprouvés depuis sa blessure, de ceux qui existaient lors de la visite, du mode d'appareil, de pansement et de traitement que l'on employait ; il ne fallait surtout point oublier de dire quelle était la forme, la grandeur de la plaie, et depuis quand elle existait.

Dans le second rapport, on desirerait aussi plus d'exactitude et de clarté dans la description des altérations qui ont été observées à l'ouverture du cadavre, ainsi on ne parle ni de la quantité de sang qui devait encore se trouver épanché dans le thorax, ni de l'état de la pleure et des poumons on se borne à dire que *l'instrument qui a fait la plaie, a ouvert la veine azygos et l'artère intercostale qui se glissent au long de la rainure de la côte*, ce qui semblerait indiquer que ces deux vaisseaux se trouvent sous le bord inférieur de la côte ; enfin , on ne fait aucune mention de l'état extérieur du corps , ni de l'ouverture des autres cavités splanchniques.

BOHNIUS. (*De Renunciatione Vulnerum* , Lips. 1755, pag. 63.) Après avoir donné un extrait de ces deux rapports , y ajoute le précis d'un autre cas qu'il avait observé lui-même. Dans les premiers jours du mois de mai 1706, un jeune homme reçut à la partie postérieure et latérale gauche du thorax , à peu de distance du rachis , un coup de stylet qui pénétra obliquement dans le thorax , entre la huitième et la neuvième côte ; la plaie qui était fort petite, ne fournit que très-peu de sang , il n'en sortait point d'air , et après le troisième jour la dyspnée cessa pendant quelque tems ; enfin le blessé ne se plaignait point d'éprouver un sentiment de pesanteur ou de fluctuation dans le thorax , cependant il mourut le quinzième jour.

A l'ouverture du corps , on trouva le côté gauche du thorax rempli d'une grande quantité de sang séreux, mêlé de sanie (*cavum thoracis sinistrum multo sanguine ichoroso cum inter mixta sanie scatebat*) , on reconnut qu'un rameau de l'artère intercostale avait été coupé dans la plus grande partie de son diamètre , et c'est sans doute , dit BOHNIUS , à la blessure de cette branche artérielle, et du vaisseau lymphatique qui l'accompagne, qu'il faut attribuer cette grande quantité de sang et de sérosité qui était épanchée dans le thorax. (*Ramus intercostalis arteriosus maximum partem discissus cernebatur; ex cujus vulnere, sine dubio, tantum cruoris, et ex vase lymphatico socio lymphæ profluxerat.*) Cependant ce ne fut qu'après les plus longues recherches que l'on put à peine apercevoir une ouverture à la pleure, (*quin imò in pleurâ cadaveris dissecti apertura vix ulla nisi prolixiore lustratione demùm reperiri valebat.*) Mais cette membrane était enflammée, le poumon considérablement rapetissé, le péricarde avait contracté, en différens points, des adhérences à la surface du cœur, et il y avait entre le péricarde et l'oreillette droite du cœur un foyer ou collection considérable de pus ; enfin, la face thoracique du diaphragme était enflammée, évidemment épaissie, cependant il n'y avait aucun vestige de blessure ; à l'ouverture de l'abdomen on trouva une grande quantité de pus épanché dans toute l'étendue de cette cavité, principalement entre le diaphragme, l'estomac, le foye, la rate et les circonvolutions des intestins qui étaient enflammés en divers points, on en remarqua aussi dans l'hypogastre et le bassinet du rein gauche.

D'après toutes ces circonstances, dit BOHNIUS, je prononçai que la plaie était mortelle par elle-même (*in se lethale*), parce qu'à raison de son étroitesse, de sa direction oblique et tortueuse (*quod ratione suæ angustiæ et tortuositatis*), le sang et la sérosité extravasés ne pouvaient s'évacuer au dehors : d'ailleurs, ajoute-t-il, on ne pouvait présumer que la plaie eût pénétré dans la cavité du thorax, ni qu'elle eût ouvert des vaisseaux, parce qu'il n'en sortait point d'air, parce qu'elle n'a jamais fourni que peu de sang ; enfin, parce qu'après le troisième jour la dyspnée cessa pendant quelque tems, et que le blessé n'éprouvait aucun sentiment de fluctuation dans le thorax ; quant à la quantité de matière purulente trouvée dans l'abdomen, je pensai qu'elle ne s'était point du tout écoulée du thorax (*minime ex thorace vulnerato ad abdomen defluxisse*), mais qu'elle était le produit d'une inflammation qui s'était formée en différens points des viscères abdominaux par l'embarras ou l'arrêt de la circulation ; ce qui avait ajouté à la lethalité de la plaie (*hæc que lethalitatem juvasse rebar.*)

Nous avons eu soin de rapporter presque littéralement toutes les circonstances de l'observation de BOHNIUS, maintenant il faut en faire l'analyse, il faut examiner avec une impartialité sévère si le jugement que l'auteur a porté dans ce cas est fondé sur la raison, sur les symptômes observés pendant la vie du blessé, sur les altérations trouvées à l'ouverture du cadavre.

1º. La plaie telle que l'a décrit BOHNIUS, était extérieurement très-petite, plus petite encore à l'intérieur puisque ce ne fut qu'après une longue recherche que l'on put apercevoir une entamure à la pleure, elle n'était donc point fort profonde, elle n'avait donc point entamé le poumon, car on en aurait trouvé des vestiges à l'ouverture du cadavre, car dans les premiers tems, le blessé aurait éprouvé de la toux, un crachement de sang, ce que l'on ne dit pas, enfin il y aurait eu épanchement d'air dans la cavité du thorax.

2º. Cette petite plaie était située à la partie gauche et postérieure du thorax, près le rachis, (*prope spinam*,) et d'après cette situation, il paraît difficile que l'artère intercostale eût pu être ouverte, car elle se trouve dans le sillon même de la côte, et par conséquent à l'abri d'un instrument tranchant, mais admettons pour un instant qu'un rameau de l'artère a été ouvert par l'instrument vulnérant, et que le sang n'a pu s'écouler à l'extérieur, à cause de l'étroitesse et de l'obliquité de la plaie ; comme l'entamure de la pleure était si petite qu'à peine on a pu l'apercevoir à l'ouverture du cadavre, au lieu de s'épancher dans le thorax, le sang projetté par les pulsations de l'artère, se serait infiltré dans les mailles du tissu lamineux, et y aurait formé une ecchymose ou un thrombus plus ou moins considérable, et qui n'aurait certainement point échappé dans l'examen du cadavre : cependant BOHNIUS dit expressément qu'une branche ou rameau de l'artère intercostale, avait été coupé dans la plus grande partie de son diamètre, ainsi que le vaisseau lymphatique qui l'accompagne, mais ces vaisseaux sont très-petits, ils sont environnés de tissu lamineux, ramifiés entre les faisseaux des muscles intercostaux, ainsi, en supposant qu'ils eussent été coupés, leurs orifices eussent bientôt été oblitérés par la rétraction de leurs parois, par le gonflement, l'action contractile des parties qui les environnent (1), et comme le jeune homme n'est

____

(1) Les plaies des petites artères, dans les scorbutiques, fournissent quelquefois de grandes hémorrhagies; on a vu aussi après l'extraction d'une dent, l'artère dentaire qui est très-petite causer une hémorrhagie assez grande, assez durable pour avoir des suites fâcheuses; mais lorsque les branches d'une petite artère sont environnées de tissu lamineux, disséminées dans les faisseaux d'un muscle, comme dans le cas qui nous occupe, l'hémorrhagie ne peut être ni longue, ni considérable.

mort que quinze jours après la blessure, pouvait-on encore reconnaître, comme le dit Bohnius, qu'une branche de l'artère intercostale avait été coupée dans la plus grande partie de son diamètre? Comment a-t-il pu s'assurer de ce genre de lésion? A-t-il disséqué l'artère intercostale pour en suivre les divisions jusqu'à la plaie? A-t-il injecté ce vaisseau de manière à voir le fluide injecté s'écouler par la plaie? Et s'il eût fait ces recherches, il n'aurait point oublié d'en faire mention dans son rapport; cette assertion de Bohnius n'est donc évidemment qu'une supposition imaginée pour expliquer l'épanchement que l'on a trouvé dans le thorax.

3°. Quoique dans son observation, l'auteur ait négligé de parler des symptômes qui sont survenus après la blessure, de l'ordre dans lequel ils se sont montrés, cependant d'après le peu qu'il en dit, il paraît que dès les premiers tems, le blessé a eu de la difficulté à respirer; nous remarquerons à ce sujet, que la gêne de la respiration et même le crachement de sang qui surviennent après une blessure du thorax, ne sont point une preuve certaine de la lésion des poumons; l'entamure seule de la peau ou des muscles superficiels, et plus encore l'agitation dans laquelle s'est trouvé le blessé, les passions dont il est saisi, ont plus

d'une fois déterminé la dyspnée, l'hémoptysie, etc.
Un jeune homme dans un combat singulier,
reçut un coup d'épée qui entra obliquement sur
la partie antérieure du thorax, un peu au-dessous
de l'aisselle droite, glissa sous la peau et sortait
deux pouces et demi plus loin ; cette plaie rendit
peu de sang, et il était évident par sa direction,
son trajet, qu'elle n'était point pénétrante, qu'elle
était entièrement bornée aux parties externes,
cependant le blessé éprouva pendant près de quarante-huit heures de l'oppression, de la dyspnée,
il eut par intervalles de l'anxiété, des faiblesses,
de la toux, et cracha plusieurs fois une certaine
quantité de sang écumeux, la face était pâle, les
traits altérés, le pouls petit et serré ; on le saigna,
on lui fit prendre un bain tiède, on le mit à l'u-
sage des boissons théïformes, anti-spasmodiques ;
une sueur douce, un sommeil paisible, dissipèrent
tous ces accidens qui étaient évidemment nerveux, la plaie fut cicatrisée le quatrième jour, et
dès le cinquième le jeune homme put sortir et
paraître dans la société comme auparavant.

Il paraît, d'après ce que dit Bohnius, que
dès les premiers tems, le blessé eut de la dyspnée,
mais ce symptôme n'était-il pas, comme dans le
cas que nous avons cité, entièrement nerveux ?
Nous sommes autorisés à le penser, puisque l'au-

teur dit expressément que le troisième jour la dyspnée cessa pendant quelque tems ; et que le blessé n'éprouvait aucune fluctuation dans le thorax, etc. (*Dyspnea post tertium diem, aliquam diu cessabat, nec æger interrogatus aliquid fluctuationis in pectore sentiebat, annunebat ve.*) Sans doute par la suite, il y eut d'autres symptômes, mais l'auteur n'en fait pas mention, et on peut facilement les présumer.

4°. Enfin, si l'on examine avec attention les désordres observés à l'ouverture du cadavre, on est conduit à penser qu'ils ne dépendent point, ou ne sont point une suite immédiate de la blessure ; remarquez en effet que la plaie était située par derrière au côté gauche du thorax, et à l'ouverture du corps, on trouve non-seulement tout ce côté gauche rempli d'un fluide séreux, rougeâtre, purulent, (*cavum thoracis sinistrum multo sanguine ichoroso cum intermixtâ sanie scatebat.*) Le poumon de ce côté est affaissé, rapetissé, la pleure épaissie, enflammée. Le péricarde a aussi participé à l'inflammation, il adhère en plusieurs points à la surface du cœur, et il y a entre le péricarde et l'oreillette droite du cœur, un abscès considérable, (*inter hujus auriculam dextram, dictum que involucrum, apostema notabile pure cocto turgidum.*) Enfin, ce qui est plus remar-

quable encore, et ce qui devait essentiellement
frapper le médecin observateur, quoique l'instrument vulnérant ne fut point parvenu jusqu'au
diaphragme, puisqu'on ne pouvait en apercevoir
les vestiges sur la pleure qu'après les plus grandes
recherches, cependant on trouva une grande
quantité de pus épanché dans l'abdomen ; et les
différens viscères de cette cavité présentaient des
signes d'inflammation.

D'après cet ensemble de circonstances, pouvait-on donc prononcer, comme l'a fait BOHNIUS,
que cette plaie était mortelle par elle-même (*in se
lethale*); il nous paraît au contraire bien démontré que le jeune homme dont il s'agit dans ce
cas, est mort des suites d'une grande inflammation
qui avait son siége à la pleure, au péricarde, au
péritoine ; la plaie a pu être l'occasion qui a déterminé le développement de la maladie, mais il
y avait sans doute une prédisposition, et si l'on
eût apporté une attention spéciale à l'état du
blessé, à la nature des symptômes, si on eût
employé un traitement, un régime convenables,
on eût peut-être prévenu, arrêté la marche d'une
inflammation toujours grave lorsqu'elle attaque les
membranes séreuses, du moins on n'aurait point
avancé si positivement dans un rapport judiciaire,
que la plaie était mortelle par elle-même.

Il est encore, dans ce rapport, quelqu'autres points susceptibles de discussion, mais il ne faut point tout dire, et c'en est assez pour l'objet que nous nous proposons.

RAPPORT *d'une playe au poumon, devenue mortelle par l'épanchement du sang dans la poitrine.* (DEVAUX, pag. 150.)

Nous, médecin et chirurgiens du roi en son châtelet de Paris, soussignés, certifions que de l'ordre verbal de M. le procureur du roi audit châtelet, nous nous sommes transportés rue St.-Antoine, en l'hôtel de la bannière de France, pour faire l'ouverture du corps mort du nommé François Hodiot, dit de Sainte-Colombe, ci-devant garde du corps du roi, auquel nous avons trouvé une playe au côté droit de la poitrine, située entre la deuxième et troisième des vraies côtes, pénétrant dans la capacité, perçant un lobe du poumon, et traversant le médiastin, avec un grand épanchement de sang causé par l'ouverture des gros vaisseaux qui se sont trouvés dans le passage de l'instrument tranchant, lequel épanchement ayant rempli toute la capacité de la poitrine, a causé la mort audit de Sainte-Colombe.

Fait à Paris, le 17 novembre 1676.

REMARQUES.

Quoique ce rapport ne laisse aucun doute sur la véritable cause de la mort, il ne fallait point négliger de faire mention de l'état extérieur du cadavre, de la grandeur, figure et direction de la plaie. Il convenait d'indiquer quels symptômes le blessé avait éprouvés, combien de tems il avait survécu, enfin, à quelle époque la visite et l'ouverture du corps avaient été faites; ces différentes considérations qui, dans quelques cas, peuvent être fort importantes, sont généralement négligées dans les rapports recueillis dans l'ouvrage de DEVAUX.

RAPPORT *d'une playe mortelle par la blessure du médiastin et du péricarde.* (DEVAUX, pag. 151.)

Nous, médecin et chirurgiens du roi en son châtelet de Paris, soussignés, certifions qu'en vertu de l'ordonnance de M. le lieutenant criminel, en date du 21 mai 1675, nous avons visité le cadavre de défunt le sieur Jacques Guilloteau, capitaine au régiment de Champagne, auquel nous avons remarqué une playe située à la partie supérieure et antérieure de la poitrine au côté droit, entre la première et la seconde des vraies côtes, pénétrant dans la capacité, traversant le médiastin dans son progrès, perçant le péricarde en sa base, et se terminant dans la substance du poumon gauche, n'ayant pu manquer d'ouvrir dans son trajet plusieurs vaisseaux considérables, comme il nous a paru par le grand épanchement qui s'est fait sur le diaphragme; laquelle playe a causé la mort audit sieur Guilloteau, bientôt après sa blessure, tant par l'importance des parties blessées, que par la suffocation qui lui a été causée par l'épanchement du sang dans la poitrine.

Fait à Paris, le 24 du mois et an que dessus.

REMARQUES.

Mêmes omissions dans ce rapport que dans le précédent; remarquons aussi que la mort n'a point été produite par la *blessure du médiastin et du péricarde*, comme on l'indique dans le titre, mais essentiellement par l'entamure plus ou moins grande des vaisseaux qu'il fallait désigner d'une manière plus précise.

RAPPORT *d'une playe au cœur.* (Idem., pag. 153.)

Nous, médecin et chirurgiens du roi en son châtelet de Paris, soussignés, certifions qu'en vertu de l'ordonnance de M. le lieutenant criminel, en date du 10 mars 1676, nous avons vu et visité le cadavre du nommé Claude Bernay, sieur du Coudray, auquel nous avons trouvé, pour cause de mort, un coup d'épée, passant de part en part à travers la poitrine, dont l'entrée est à trois doigts au-dessous de l'aisselle gauche, et la sortie au pareil endroit du côté opposé, laquelle playe dans son progrès perce le cœur à sa base.

Fait à Paris, le 11e jour du mois et an que dessus.

Remarques.

Encore les mêmes omissions que dans les deux rapports précédens, les experts attribuent la mort à un coup d'épée qui, *en passant de part en part à travers la poitrine, a percé le cœur dans sa base,* et sans doute leur opinion était fondée sur les circonstances particulières et bien connues du fait; mais comme, dans un homme vivant, une plaie de cette nature est toujours accompagnée d'une hémorrhagie ou épanchement considérable de sang, il ne fallait point oublier d'en faire mention, car sans cette condition et si les détails du fait n'étaient point connus et constatés, on pourrait attribuer la mort à toute autre cause, et dire que

la plaie n'a été faite qu'après la mort. « Si, dit
» MAHON (*Méd. lég.*, tom. 2, pag. 220), on
» trouve un homme décapité, ou percé de plu-
» sieurs coups, mortels de leur nature, ce n'est
» que par l'examen de son cadavre que l'on cons-
» tatera s'il a été mutilé ou percé encore vivant
» ou déjà mort ; n'est-il pas possible, en effet,
» qu'on ne l'ait traité ainsi que pour cacher la
» véritable cause de la mort, par exemple, le
» poison ? »

RAPPORT *de l'ouverture du cadavre d'un homme
mort d'un coup d'arme à feu.* (Idem , pag. 217.)

Rapporté par nous , médecin et chirurgiens
ordinaires du roi et jurés à Paris, que de l'ordonnance de M. le lieutenant criminel, qui est
au bas du procès-verbal du commissaire Gorillon,
nous nons sommes transportés dans l'église du
village de Duguy près St.-Denis, pour y faire
la visite et ouverture du cadavre du sieur Ourse-
Victor A.... de Brunelles; qu'ayant d'abord examiné les parties externes dudit cadavre, nous
avons remarqué qu'on avait ouvert les tégumens
du crâne, depuis la partie inférieure du coronal
jusqu'au milieu de l'occipital, et qu'il y avait un
trou ou une playe dans lesdits tégumens à l'endroit de la partie moyenne gauche du coronal,

et nulle autre dans le reste dudit cadavre ; laquelle playe était presque de figure ronde et d'un grand pouce de largeur, et faite par un coup d'arme à feu, qu'ayant écarté lesdits tégumens, avant que de rien déranger, nous avons demandé à un chirurgien qui était présent à notre visite, et qui avait visité, avec son père, ledit cadavre, si les parties étaient encore dans la même situation où elles étaient dans le tems qu'ils l'avaient visité et il nous a répondu que oui.

Nous avons, ensuite, examiné le tout, et voici ce que nous avons observé : les deux pariétaux étaient fracturés, il y avait un trou à la partie ci-dessus marquée du coronal, qui répondait à celui de la peau et qui était à-peu-près de la même figure et de la même largeur ; la pièce emportée du coronal était enfoncée à plat dans la substance du cerveau, d'environ un travers de doigt de profondeur ; puis ayant scié le crâne, nous avons remarqué que la substance du cerveau, depuis la partie antérieure jusqu'à la postérieure, était déchirée presque en ligne droite et selon la direction du trou, d'environ un pouce de diamètre, que dans le milieu dudit trajet, il y avait quelques esquilles d'os et plusieurs dragées de plomb dispersées à droite et à gauche, et beaucoup de dragées seulement à la fin du même trajet, qui étaient proches les unes des autres, et que la base du crâne était pleine de sang.

Nous avons ensuite ouvert le ventre et enfin la poitrine, et nous avons trouvé les parties qui y sont contenues, dans leur état naturel.

De ce que nous venons de dire, on peut inférer que le coup a été tiré d'assez près; autrement le plomb se serait écarté et alors aurait fait plusieurs playes, et n'aurait pas eu assez de force pour casser les os pariétaux et le coronal, séparer entièrement une pièce dudit coronal, et l'engager dans la substance .même du cerveau. Enfin, nous estimons que la fracture des trois os du crâne, la substance du cerveau déchirée, et le sang épanché dans la cavité du crâne, sont la cause de la mort prompte et subite du défunt.

Fait à Paris, le 7 septembre 1707.

Remarques.

Les informations que les experts ont nécessairement prises sur les lieux, leur avaient sans doute fourni quelques renseignemens sur les circonstances de la mort de l'individu qu'ils avaient à visiter, sur les motifs qui avaient déterminé à transporter le corps dans le porche de l'église ; s'ils n'ont pas cru devoir en faire mention dans leur rapport, du moins ils ne devaient point oublier d'indiquer l'âge, la disposition du sujet, le tems de la mort, l'état particulier de de la face, qui, en admettant que la blessure a été faite pendant la vie, devait être tuméfiée, ecchymosée, ensanglantée ou livide, ils devaient surtout s'informer, et dire pourquoi, avant leur arrivée, on avait *ouvert*, (c'est-à-dire incisé) *les tégumens du crâne depuis la partie inférieure du coronal jusqu'au milieu de l'occipital.* On pourrait aussi desirer des détails plus exacts sur l'état de la plaie, des tégumens, sur la fracture des deux os pariétaux ; mais l'objet essentiel est bien constaté, le désordre observé dans la substance du cerveau, l'épanchement de sang trouvé à sa base, sont bien évidemment des causes suffisantes de la mort; les inductions que les experts tirent de la forme de la fracture de l'os frontal, de son enfoncement dans la substance du cerveau, de la disposition des petites balles ou *dragées* qu'ils ont trouvées dans le tissu de cet organe, ne laissent aucun doute que le coup a été tiré de très-près, mais dans ce cas, la plaie des tégumens devait être noircie par l'inflammation de la poudre, quelquefois même on trouve à la surface ou dans l'épaisseur de la peau, quelques grains de poudre qui n'ont point été brulés, ce qu'il fallait aussi indiquer.

RAPPORT *d'un coup d'épée traversant le foye et l'estomac*, (idem pag. 171.)

Nous soussignés, médecin et chirurgiens du roi, en son châtelet de Paris, certifions qu'en vertu de l'ordonnance de monsieur le lieutenant criminel, en date du 29 may 1694, nous avons vu et visité le corps mort de Henri-Charles-de-Farcy, sieur de-la-Fauconnerie, auquel nous avons trouvé une playe située en l'hypochondre droit, pénétrante dans la capacité du ventre, entre la troisième et la quatrième des fausses-côtes, un peu antérieurement, traversant le foye dans toute son épaisseur, et perçant ensuite l'estomac vers son orifice supérieur; laquelle playe faite selon les apparences par une épée large ou un poignard, a causé la mort au sieur de Farcy, peu de tems après l'avoir reçue.

Fait à Paris, les jour et an que dessus.

REMARQUES.

En examinant ces différens rapports rédigés par les médecin et chirurgiens du châtelet qui étaient spécialement chargés des visites relatives à tous les cas de rixes et de violences, on est surpris de voir que presque toujours ils négligent dans leurs rapports, de faire mention de l'état extérieur du sujet qu'ils examinent, de la situation dans laquelle ils l'ont trouvé, de la forme ou figure des blessures, etc.; souvent même ils négligent des circonstances essentielles, ou se bornent à les indiquer d'une manière vague ou incomplète; ainsi, dans le cas actuel, les experts disent avoir trouvé *une plaie située en l'hypochondre, pénétrante dans la capacité du ventre, traversant le foye dans toute son épaisseur, et perçant ensuite l'estomac près son orifice supérieur.* Mais cette plaie avait nécessairement divisé des vaisseaux sanguins, il y avait donc une effusion plus ou moins considérable de sang, et il ne fallait point négliger d'en faire mention, parce que cette circonstance indiquait que la plaie avait été faite sur un homme vivant.

En terminant leur rapport, les experts disent que cette plaie *a été faite, selon les apparences, par une épée large ou un poignard;* mais comme nous l'avons déjà remarqué, en médecine légale rien n'est indifférent, et l'expert ne peut être trop attentif sur le sens et la valeur des mots qu'il employe dans ses rapports judiciaires. Un poignard est un instrument de meurtre, d'assassinat, une épée est une arme d'attaque et de défense; ces deux mots ne sont donc point synonymes, et ne doivent point être employés indistinctement.

Un homme dans un combat singulier, peut recevoir un coup d'épée qui le fasse mourir sur-le-champ, ou bien il peut être surpris, arrêté et percé d'un coup de poignard ; mais quoique l'effet soit le même, les circonstances établissent entre ces deux cas de grandes différences. Il importe sans doute que l'expert détermine autant qu'il est possible, la nature, la forme de l'instrument vulnérant, et il le peut dans plusieurs cas, en considérant la grandeur, la figure de la plaie dans son entrée, dans son trajet ; il le peut encore lorsque l'instrument ou une partie de l'instrument est resté dans la plaie, mais il ne doit jamais aller au-delà de ce qui est susceptible d'une démonstration rigoureuse, ni se permettre des expressions qui peuvent présenter une idée de préméditation.

DEUX RAPPORTS d'une plaie à la tête, accompagnée d'une grande commotion. Extraits de l'ouvrage de DEVAUX, pag. 82 et 83.

Ier. RAPPORT. *État du Blessé.*

Nous, médecin et chirurgiens du roi, en son châtelet de Paris, certifions qu'en vertu de l'ordonnance de monsieur le lieutenant criminel, en date du 15 juin 1675, nous avons vu et visité

Louis Charles P.... du D...., clerc de M. D. C.,
procureur audit châtelet, auquel nous avons
trouvé une playe contuse à la tête, située sur la
partie supérieure et moyenne du pariétal gauche,
de la longueur d'un travers de doigt, pénétrante
jusqu'au péricrâne, avec contusion d'icelui, laquelle playe nous a paru faite par un instrument
orbe et meurtrissant, comme pierre, bâton ou
autre semblable ; que cette playe peu considérable en apparence, a cependant été suivie de
très-fâcheux accidens, qui sont une fièvre très-
ardente, avec des frissons sans règle, une douleur
poignante en l'hypochondre droit, une grande
difficulté de respirer, avec de grandes inquiétudes,
lesquels symptômes marquent une violente commotion au cerveau, et une disposition inflammatoire au foye, qui causeront dans peu la mort au
blessé, quelque diligence qu'on apporte à com-
battre ces fâcheux accidens ; ce que nous certifions véritable.

Fait à Paris, le 16 du mois et an que dessus.

IIe. RAPPORT. *Ouverture du corps.*

Nous, médecin et chirurgiens du roi, en son
châtelet de Paris, soussignés, certifions qu'en
vertu de l'ordonnance de monsieur le lieutenant
criminel en date du 17 juin 1675, nous avons

fait l'ouverture du corps mort de Louis Charles
P.... du D...., en la maison de M. D... C..., procureur audit châtelet, sur les cinq heures de relevée, et qu'après avoir soigneusement examiné
toutes les parties du susdit corps, particulièrement celles qui sont contenues dans le ventre
supérieur, nous avons enfin trouvé quelque peu
de sang figé et coagulé en la région postérieure
de la base du cerveau, et un très-grand abscès
contenu dans la substance du foye (d'où nous
avons tiré sept à huit onces de pus,) et de plus,
toute la substance du poumon purulente et abscédée, ce que nous estimons avoir été la cause de
sa mort, les playes de la tête avec violente commotion du cerveau, étant sujettes à causer ces
sortes d'abscès intérieurs, ce que nous attestons.

Fait à Paris, les jour et an que dessus.

REMARQUES.

Ces deux rapports, tels que nous les a con-
servés Devaux, sont défectueux par l'omission de plusieurs circonstances importantes ;
pour mieux le faire sentir, supposons ce qui sans
doute peut se rencontrer, qu'un jeune homme
ait reçu le 14 ou 15 juin, un coup de bâton sur
la tête, qui lui a fait *à la partie moyenne et
supérieure du pariétal gauche, une plaie de la*

longueur d'un travers de doigt, pénétrante jus-
qu'au péricrâne, avec contusion d'icelui ; peu
après le blessé éprouve de très-fâcheux accidens
qui sont une fièvre très-ardente, avec des frissons
sans règle, une douleur poignante en l'hypo-
chondre droit, une grande difficulté de respirer,
avec de grandes inquiétudes, et il meurt trente
heures après le coup ; à l'ouverture du cadavre
qui est faite le 17 du même mois, on trouve *un*
très-grand abscès contenu dans la substance du
foye, et de plus, toute la substance du poumon
purulente et abscédée.

D'après toutes ces circonstances qui sont exactement celles que l'on trouve dans les deux rapports des médecins et chirurgiens du châtelet,
pourrait-on dire que la plaie de la tête est la
cause de la mort? Ne pourrait-on point au contraire assurer que dans le cas supposé, la mort
a été entièrement déterminée par la suppuration
du foie et du poumon, qui s'était formée peu à
peu depuis long-tems, et qu'ainsi la mort est
indépendante de la plaie de la tête? Il était donc
nécessaire pour ne laisser aucun doute sur la justesse de leurs conclusions, que dans leur premier
rapport les experts eussent dit depuis combien
de tems la plaie existait, quel était son état, si le
blessé jouissait habituellement d'une bonne santé,

si à l'instant du coup il avait perdu la connaissance, quel avait été l'ordre et la série des symptômes; quel avait été le régime, le traitement,
le mode de pansement? Sans la connaissance précise de ces diverses circonstances, et en se bornant
à ce qui est énoncé dans les rapports en date du 16
et 17 juin, on pourrait, avec quelque vraisemblance, présumer que la percussion à la tête a eu
lieu seulement la veille ou le jour même du premier rapport, et que par conséquent la suppuration du foie et des poumons que l'on avait trouvé
le lendemain de la première visite, était bien antérieure à la violence dont il s'agit.

On dira peut-être que toutes les circonstances
relatives à la blessure avaient été recueillies,
constatées par l'acte de l'information, et qu'ainsi
il était inutile d'en faire mention dans le premier
rapport; mais les experts ignorent ou sont censés
ignorer les renseignemens acquis par l'instruction
judiciaire, et comme l'objet de leur mission est
de constater la nature, la cause du cas particulier
soumis à leur examen, il faut, pour y parvenir
d'une manière assurée, rechercher, considérer
les circonstances qui ont précédé, les comparer
à l'état présent. Ainsi, dans leur visite, les
experts doivent recueillir avec soin toutes les
circonstances antécédentes, concomitantes, et

dans leur rapport, ils doivent toujours en consi-
gner un précis. Ces détails ne sont jamais déplacés, non-seulement ils montrent l'attention des
experts, mais encore ils concourent à faire mieux
connaître l'état du sujet, à établir la justesse, la
solidité de leurs conclusions. Sans cela, le rapport
est incomplet et les conclusions peuvent donner
lieu au doute, à des interprétations diverses, à
des contestations sans nombre. Le diagnostic est-
il bien assuré, si on néglige la considération des
signes commémoratifs?

RAPPORT *d'une playe contuse à la tête, avec
fracture de la seconde table du crâne, qui
fut reconnue après la mort du blessé.* (Idem,
pag. 85.)

Nous, soussignés, médecin et chirurgiens du
roi en son châtelet de Paris, certifions que par
l'ordonnance de monsieur le lieutenant criminel,
en date du 6 février 1677, nous avons fait l'ouverture du corps de feu Bonaventure Sergil,
cordonnier à Paris, demeurant rue Galande, près
la place Maubert, que sa femme et son fils nous
ont dit avoir été blessé, il y a cinq semaines ou
environ, d'une playe à la tête, causée par un coup
de pierre, dont il avait été guéri en quinze jours;

mais que depuis ce temps là , il s'était toujours plaint d'un grand dégoût , d'envie de vomir , et d'une douleur sourde , avec pesanteur de tête , jusqu'au premier février qu'il avait eu un grand frisson et la fièvre ensuite , et que le jour suivant il avait eu des convulsions et était tombé dans un assoupissement qui ne l'avait point quitté jusqu'à son décès arrivé cejourd'hui.

Que sur ce récit des accidens arrivés audit Sergil avant sa mort , nous avons examiné la cicatrice de la playe en question , que nous avons trouvée bien faite , après quoi nous avons scié le crâne pour examiner les parties situées au-dessous ; ce qui ayant été fait , nous avons trouvé une sanie purulente épanchée sur la dure-mère , qui avait rendu cette membrane toute livide ; puis ayant examiné le crâne par dedans , nous avons découvert une fente accompagnée d'une légère érosion à la seconde table , justement au-dessous de la playe qui était située sur la partie supérieure et latérale droite de l'os coronal , la première table étant dans son entier. Sur quoi nous estimons que cette fracture et l'épanchement qui s'est fait en conséquence par un suintement de sérosités , ont été cause de la mort du susdit blessé.

Fait à Paris , les jour et an que dessus.

REMARQUES.

Les auteurs de ce rapport ont eu soin de recueillir et d'indiquer les circonstances principales
qui ont précédé la mort; cependant on peut encore
et avec raison leur reprocher quelques omissions;
ainsi ils devaient indiquer d'une manière précise
le jour de la blessure, les phénomènes dont elle
avait été accompagnée dans les premiers tems. Il
eût été surtout fort important de faire connaître
si le blessé avait observé un régime, si on lui
avait fait des pansemens, un traitement approprié
à son état, car les plaies de tête, même les plus
légères en apparence, sont quelquefois suivies
d'accidens mortels, soit par les abus, les écarts
dans le régime, soit par la négligence ou l'omission des moyens curatifs convenables; on desirerait aussi que les auteurs du rapport eussent
fait mention de l'âge, de la constitution du sujet,
qu'ils eussent désigné d'une manière plus précise
la *fente* qu'ils ont observée à la table interne du
crâne; enfin, il paraît que les experts se sont
bornés à l'ouverture du crâne, du moins ils ne
font point mention de l'état des viscères, du thorax
et de l'abdomen; ce qu'il ne fallait point négliger,
parce qu'il pouvait exister quelque altération intérieure au foie ou à quelqu'autre organe, qui aurait
rendu inutiles tous les secours de l'art.

RAPPORT *de l'ouverture d'un corps mort de poison.* (Idem, pag. 396.)

Rapporté par nous soussignés docteurs-régens de la faculté de médecine en l'université de Paris, maîtres chirurgiens jurés, et marchands maîtres apothicaires en ladite ville, que sur un billet à nous envoyé par messire *Pierre S.....,* conseiller du roi en ses conseils et lieutenant-général des eaux et forêts de France, nous nous sommes transportés cejourd'hui 8 novembre 1678, en la maison de madame N....., au cloître de St.-Médéric, auquel lieu nous avons vu et examiné le corps mort de ladite défunte dame *Elisabeth-Louise N.....,* femme dudit sieur S....., auquel corps, quoique bien conformé en ses parties extérieures, nous avons néanmoins remarqué les dents décolorées, la chair des gencives noircie et rongée, la langue épaisse d'un pouce et sortant hors de la bouche de deux travers de doigt; et après l'ouverture de la poitrine, nous avons trouvé le poumon de tous côtés adhérent aux côtes, chose, en ce cas, nullement considérable, mais plutôt le dedans de l'œsophage qui est le conduit qui va de la bouche à l'estomac, lequel conduit nous a paru d'une couleur non naturelle et tendante à lividité. Or, entre les viscères du bas-ventre, le ventricule a été celui que nous avons trouvé particulièrement affecté ; sa tunique intérieure étant livide noire, toute rongée en plusieurs endroits et friable au toucher ; de plus, l'intestin *duodenum* et *le jejunum* nous ont paru affectés d'impressions toutes semblables ; et comme il nous a été rapporté, qu'immédiatement après que ladite dame avait été accouchée et délivrée de son fruit fort heureusement, le jour d'hier, on lui avait fait prendre dans un œuf de la poudre blanche et un verre d'eau rose par-dessus, dans lequel il y avait de ladite poudre, et qu'à l'instant elle avait senti une chaleur brûlante à la bouche et au gosier, et une douleur mordicante à l'estomac, accompagnée de grandes angoisses en tout son corps, dans lesquelles elle était morte une heure après. Toutes ces circonstances jointes et sérieusement examinées, nous font juger que ladite dame en avalant la poudre blanche en question, avait pris un poison chaud, très-actif, très-violent et très-corrosif, dont les impressions lui ont causé la mort en fort peu de tems.

Fait à Paris, les jour et an que dessus.

REMARQUES.

Nous ne nous arrêterons point à faire remarquer le désordre, les vices de rédaction, l'impropriété de quelques termes qui se trouvent dans ce rapport, nous nous bornerons à rapprocher, à présenter dans un ordre plus simple les principales circonstances du cas dont il s'agit ici.

Une femme qui jouissait d'une bonne santé, accouche heureusement ; *immédiatement après on lui fait prendre de la poudre blanche, et par-dessus une verrée d'eau rose, dans laquelle il y avait de la poudre blanche; à l'instant elle éprouve une chaleur brûlante à la bouche et au gosier, une douleur mordicante à l'estomac, accompagnée de grandes angoisses,* et elle meurt dans l'intervalle d'une heure. A l'ouverture du corps, on trouve *les dents décolorées,* c'est-à-dire ternies, *les gencives noircies , rongées, la langue épaisse sortant hors de la bouche*; l'intérieur de l'œsophage a une couleur non naturelle, tendante à lividité, l'estomac est *particulièrement affecté,* sa membrane interne est *livide , noire , toute rongée en plusieurs endroits, friable au toucher,* c'est-à-dire, sans consistance, diffluente sous les doigts, se séparant par le plus léger contact; *de plus, l'intestin duodenum et le jejunum présentent de semblables altérations.*

Tel est exactement l'ensemble, la série des diverses circonstances consignées dans le rapport; et quand on considère la promptitude de la mort, la nature, la marche des symptômes qui surviennent tout-à-coup, et après avoir pris une poudre blanche délayée dans un œuf et dans un verre d'eau de roses; enfin, quand on considère les altérations observées à l'ouverture du corps, on peut avec grande probabilité, attribuer la mort, comme l'ont fait les auteurs du rapport, à un poison âcre et corrosif; cependant pour mettre cette conclusion à l'abri du doute et de toutes contestations, il fallait retrouver le poison dans l'estomac, en déterminer l'espèce, et ce point important, le seul qui pût fournir une démonstration complette, paraît avoir été négligé par la foule des médecins, chirurgiens et apothicaires appelés pour la visite et l'examen du corps.

PROCÈS-VERBAL *de l'ouverture d'un cadavre, à la suite d'une angine pharyngienne très-aigue.*

Le 6 janvier 1701, à quatre heures après midi, nous soussignés, médecins et chirurgiens, nous sommes transportés dans la chambre où était le corps de feu M. *De Barbezieux*, et l'ayant considéré extérieurement, avons trouvé tous le corps boursoufflé, la teste pleine de sang sorti par le nez et par les oreilles en très-grande abondance; le col et le haut de la proitrine, livide et sphacélé, comme d'un homme suffoqué et étranglé ; le ventre fort tuméfié , et le scrotum de même et livide.

Ensuite , l'incision longitudinale faite , et les muscles de la poitrine levés , nous avons voulu commencer par la partie qui a été attaquée la première dans la maladie dont il est mort , qui a commencé par un mal de gorge. Ainsi nous avons fait ouvrir les muscles du col , pour parvenir aux glandes thyroïdes , lesquelles nous avons remarqué tuméfiées , chargées de sang noir grumelé , visantes à gangrène , et comme cautérisées ; le commencement de l'œsophage était du même caractère. Le sternum levé , et le dedans de la poitrine découvert , nous avons vu les poumons noirs dans toute leur étendue , et si pleins de sang grumelé et noir , qu'il n'y a pas de doute qu'il n'ait été étouffé et comme étranglé par l'interruption de la circulation du sang ; le cœur s'est trouvé sans aucune eau dans son enveloppe , et du reste , dans son estat naturel. Le diaphragme , dans la partie cave qui touche l'estomac , s'est trouvé enflammé et altéré ; la partie qui regarde les poulmons estoit aussi un peu altérée du costé droit.

L'épiploon qui estoit fort graisseux et occupoit une grande partie du bas-ventre , s'est trouvé noir de la grandeur de la paulme de la main , dans sa partie supérieure tirant du coslé gauche ; tous les intestins très - boursouflés , le colon principalement qui estoit un peu noir et altéré au-dessous de l'estomac.

Nous avons trouvé dans l'estomac environ deux palettes d'un sang noir, lequel, sans doute, s'est épanché à l'heure de la mort, par la rupture de quelques vaisseaux, causée par la suffocation et l'étranglement. Il y avait sur la membrane interne de l'estomac une place longue d'environ cinq poulces et large de deux, noire et qui s'enlevait aisément.

Le foie estoit un peu noir extérieurement et un peu altéré dans sa partie concave, qui touchoit à l'estomac ; la vesicule du fiel presque vuide ; la rate dans sa substance estoit en bouillie ; les reins et les autres parties du bas-ventre se sont trouvez dans leur estat naturel.

Estant parvenus au cerveau, le crâne scié et enlevé, la dure-mère a d'abord paru rougeâtre, chargée de petits points de sang. Cette membrane enlevée, tous les vaisseaux des anfractuositez du cerveau se sont trouvez tendus et pleins d'un sang noir. Le *sinus* longitudinal, à sa jonction aux *sinus* latéraux, contenait une demi-cuillerée de sang noir et grumelé, comme celuy qui estoit dans le poulmon. Les ventricules du cerveau estoient secs et sans aucune sérosité. Le *plexus* choroïde estoit enflammé, ayant quelques vaisseaux tendus de sang, et dans le fond de l'entonnoir il y avait un peu de sang noir. Le reste de la substance du cerveau tant corticale que médullaire estoit d'une très-belle consistance.

Fait à Versailles, ledit jour 6 de janvier 1701.

BOURDELOT, médecin ordinaire du Roy, et Pr. de M. L. D. D. B.; BOUDIN, médecin ordinaire de M. L. D. D. B.; TERRET, médecin du Roy; PROUVENZA, médecin des camps et armées du Roy; DODART, médecin de la faculté de Paris, etc.; DIONIS; chirurgien ordinaire de M. la D. de B.; PAILLIET, chirurgien de Monsieur le Comte de Toulouse.

REMARQUES.

Ce rapport qui fut inséré dans le *Mercure* du mois de janvier 1701, est remarquable par la nature, l'étendue, la multiplicité des altérations que l'on a observées à la visite et à l'ouverture du corps. Pour bien apprécier les divers circonstances de ce cas, il faudrait connaître exactement la série, la durée des accidens qui ont précédé et accompagné la mort; nous savons seulement d'après quelques notes que l'on trouve dans les écrits de ce tems, que ce M. De Barbezieux, ministre de la guerre, âgé de 33 ans, était gros, gras, replet, livré à tous les genres d'excès, et qu'il fut pris tout-à-coup d'une sorte d'angine qui le fit périr en si peu de tems, que quelques écrivains disent qu'il mourut presque subitement le 5 janvier; et comme on le voit par le rapport des médecins et chirurgiens, à la visite du corps qui fut faite le 6 janvier, environ vingt-quatre heures après la mort, il y avait déjà malgré la rigueur de la saison, une grande tendance à la putréfaction, *tout le corps était boursouflé, le col et le haut de la poitrine livide et sphacélé, comme d'un homme suffoqué et étranglé, le ventre fort tuméfié, et le scrotum de même et livide;* enfin les divers organes intérieurs présentaient des engorgemens, des taches ou places noires, plus ou moins étendues, comme *cautérisées et visantes à gangrène.*

DEVAUX, qui donne dans son ouvrage, page 389, un précis de ce rapport, ajoute *que ces impressions trouvées dans l'ouverture d'un corps que l'on soupçonnerait d'avoir été empoisonné, seraient décisives, au lieu que dans le corps dont il s'agit, elles n'étaient que des marques d'une inflammation très-maligne qui s'était communiquée du pharynx à l'estomac et aux parties voisines, comme les médecins et*

chirurgiens très-habiles qui étaient présens à
cette ouverture , après avoir vu le malade dans
la maladie dont il était décédé, en jugèrent sa-
gement. Car , dit-il dans un autre endroit, page
388, quoique nous ayons remarqué que les poisons
corrosifs donnent à l'heure même des signes
évidens de leur action , et laissent des impressions sensibles de leur violence, dans les corps
de ceux qui les ont avalés; ces signes et ces
marques sont néanmoins si équivoques, que l'on
s'y peut tromper très-fréquemment, à moins que
l'on ne fasse en même tems une attention très-
sérieuse à toutes les présomptions et les circonstances qui peuvent d'ailleurs ou les affaiblir ou
les fortifier; nos propres humeurs pouvant contracter une malignité capable de produire les
effets des poisons les plus actifs ; et sans en vou-
loir chercher des exemples éloignés, il suffit de
lire dans le Mercure de l'année 1701 , le rapport
de l'ouverture du corps mort d'un seigneur de
la cour , dans lequel on voit clairement que
les impressions que l'on trouve dans ce corps,
pouvaient aussi bien être attribuées à l'effet d'un
poison avalé , qu'à la malignité de l'humeur qui
avait causé l'esquinancie dont ce seigneur était
mort.

Nous l'avons déjà dit ailleurs (1), et nous ne pouvons trop le répéter, quelques grandes que soient les altérations observées dans un cadavre, elles ne suffisent point pour constater l'empoisonnement ; l'examen, l'analyse des symptômes qui ont précédé la mort, ne suffisent point encore ; enfin il ne suffit point comme DEVAUX l'indique ici, *de faire une attention très-sérieuse à toutes les présomptions* ; dans des cas aussi graves, on ne doit rien présumer, mais pour porter un jugement à l'abri de l'erreur et des contestations, il faut absolument retrouver le poison, en démontrer l'espèce ; en effet, mille circonstances morbides peuvent simuler l'empoisonnement, déterminer l'érosion, la formation des escarres, des taches noires, grangréneuses dans les viscères ; et on en trouve mille exemples frappans dans les recueils des observateurs, et dans le cours journalier de la pratique médicale, nous ne les rappelerons point ici, parce que nous nous proposons de traiter, par la suite, de cet objet ; nous nous bornerons à quelques remarques particulières sur ce rapport.

---

(1) Consultations médico-legales sur une accusation d'empoisonnement par le sublimé corrosif. *Paris*, 1811, in-8°.

Les médecins qui ont fait la visite et qui avaient
vu le sujet avant sa mort, observent d'abord que
tout le corps est boursouflé, que la tête est pleine
de sang, qu'il en est sorti en très-grande abondance par le nez, par les oreilles, que le haut
de la poitrine est *sphacelé*, et ils ajoutent en
même tems, que non-seulement le ventre est fort
tuméfié, mais encore que le scrotum est tuméfié
et livide. Ces phénomènes s'observent dans un
grand nombre de sujets morts d'affections très-
différentes, et ils surviennent plus ou moins
promptement suivant l'état du sujet, suivant les
circonstances qui ont précédé la mort ou qui
l'accompagnent; nous en avons déjà parlé (*note*,
pag. 44), et comme nous croyons l'avoir démontré, ce gonflement, cette coloration de la
face, ces écoulemens sanguins, séreux, écumeux
que l'on voit, dans quelques cas, survenir plus
ou moins promptement après la mort, dépendent entièrement du refoulement mécanique, de
la stase du sang dans les veines de la tête et du
col; nous ne répéterons point ce que nous avons
déjà dit à ce sujet, nous remarquerons seulement
que ces phénomènes cadavériques sont très-mar-
qués et surviennent très-promptement dans les
sujets replets, dont le sang est abondant, fluide,
dont les humeurs ont un grande tendance à la

décomposition; alors, comme dans le cas actuel, la tuméfaction n'est point bornée à la tête et au col, mais tout le corps est boursouflé, le *scrotum même est tuméfié, livide*, ce qu'il faut bien remarquer pour ne point regarder ces altérations cadavériques comme des signes de violences exercées sur les organes génitaux. Quelquefois aussi lorsque le sang est refoulé en grande quantité dans les ramifications des veines, il se forme tantôt des ecchymoses, tantôt des stases, des engorgemens dans le tissu des parties qui leur donnent une teinte livide, noirâtre plus ou moins foncée, et qui les a fait regarder par les auteurs du rapport comme *sphacelées, visantes à gangrène ou cautérisées*; mais ne confondons point les objets, la couleur ne caractérise pas la gangrène ou le sphacèle, une partie dans un cadavre peut être noire, soit par la stase et la congestion du sang dans les ramifications veineuses, soit par un ecchymose ou effusion du sang dans les mailles ou tissu aréolaire de cette partie; pour prononcer avec quelque certitude, on ne doit point se borner aux apparences, mais il faut examiner si la partie conserve la consistance, la texture qui lui est propre, si cette couleur noire n'est pas facilement délayée, enlevée par des affusions ou des

15*

lotions avec de l'eau fraîche (1). Il nous paraît donc que, dans le cas actuel, on n'a point suffisamment distingué les altérations qui sont un effet immédiat de l'angine pharyngienne, de celles qui sont survenues après la mort, et qui étaient dues

---

(1) Il n'est pas rare, à la suite de diverses maladies aigues ou chroniques, de trouver les poumons d'une couleur plus ou moins noire, surtout à leur face dorsale, et d'après cette apparence, bien des gens n'hésitent point à dire que les poumons sont *gangrenés*, *sphacelés*; mais quand on examine les objets de plus près, on reconnaît que cette couleur n'est due qu'à la congestion du sang dans les réseaux capillaires de cet organe, et on s'en assure facilement en détachant une partie du poumon, en la plongeant, en l'agitant dans de l'eau, le sang se délaye, la couleur noire disparaît, et on y retrouve toutes les propriétés qui caractérisent l'état naturel; d'ailleurs quand un organe aussi essentiel à la vie est attaqué d'une maladie qui tend à se terminer par le sphacèle, la mort survient avant que le sphacèle ait eu le tems de se former.

Nous doutons également de l'exactitude de ceux qui assurent qu'ils ont vu les *poumons racornis, comme s'ils eussent été exposés à la fumée; le foie brûlé, calciné, dur comme du cuir qui aurait été long-tems exposé à la fumée; l'estomac desséché comme un parchemin*, etc. Ces assertions sont au moins exagérées, et ne peuvent mériter la confiance de ceux qui savent observer, réfléchir.

à la putrescence des humeurs, au refoulement, et à la stase du sang dans les veines de la tête et du col ; ainsi les médecins disent dans leur procès-verbal, *que le col et le haut de la poitrine étaient livides, sphacelés, comme d'un homme suffoqué et étranglé ;* mais quoique l'affection du pharynx eût sans doute disposé ces parties à l'engorgement, cependant cette lividité du col que les médecins désignent ici sous le nom de sphacèle, nous paraît, ainsi que l'écoulement du sang qui a eu lieu par les narines, par les oreilles, n'être survenue qu'après la mort, et avoir été principalement déterminée par le refoulement du sang dans ces parties.

En continuant l'examen de ce rappport, nous apercevons encore quelques altérations qui nous paraissent ne s'être formées qu'après la mort ; ainsi, les médecins qui ont fait l'ouverture du corps, observent qu'*ils ont trouvé dans l'estomac environ deux palettes d'un sang noir.....,* et en même tems il font remarquer que *la portion de l'intestin colon située au-dessous de l'estomac était un peu noire.....,* que *la partie supérieure de l'épiploon tirant du côté gauche,* et par conséquent la plus voisine de l'estomac, était aussi noire ; ils disent même que la partie concave du foie qui touche à l'estomac, était aussi un peu altérée.

Pour concevoir comment ces diverses altérations peuvent se former dans le cadavre, observons qu'après la mort, les liqueurs contenues dans les réservoirs membraneux suintent, transudent à travers les porosités de leur tissu ; ainsi, comme tout le monde le sait, la vésicule biliaire forme, par son contact sur l'intestin colon, une tache jaunâtre plus ou moins étendue, souvent aussi le foie marque sa forme sur la portion de l'estomac qu'il touche, par une teinte rougeâtre ou brunâtre, plus ou moins foncée ; enfin, lorsque la face interne de l'estomac n'est pas enduite d'une couche de mucosités visqueuses, les liqueurs que contient ce viscère, suintent à travers ses parois, et colorent les portions de l'épiploon et du colon qui le touchent. Pour ne laisser aucun doute sur ce point, nous avons injecté par la veine mésentrique une certaine quantité d'eau colorée avec de l'encre, et quelques heures après nous avons trouvé la portion de l'estomac qui est recouverte par le foie, teinte en noir, nous avons également vu cette liqueur transuder à travers les parois de l'estomac, et former à l'épiploon et au colon, des taches plus ou moins étendues. Nous sommes donc disposés à penser que la plupart des altérations énoncées dans ce procès-verbal, et observées dans le thorax et l'abdomen, se sont

principalement formées après la mort ; et on aurait pu prévenir toute incertitude, en considérant
particulièrement la texture, la consistance des
parties, en les soumettant à des lotions, comme
nous l'avons précédemment indiqué.

RAPPORT *de visite et ouverture du corps d'un homme mort d'un coup de couteau* (a).

Nous, soussignés, *officiers de santé* (1), demeurant......, certifions que, en vertu de l'ordonnance de....., nous avons fait l'ouverture du corps
de *feu* (2)....., demeurant....., et *mort* (tel jour,
à telle heure), après une blessure faite avec un
couteau. Ayant été introduits dans la chambre
où était le cadavre, nous avons trouvé ce qui suit :

1°. Le corps du *défunt* était dans son lit où

(a) Ce rapport, qui d'abord avait été publié dans une
dissertation soutenue à Tubingen en 1736, par J. Mic.
SALZER, sous la présidence de B. D. MAUCHART, et
intitulée *de inspectione et sectione legali, harum que
exemplo speciali*, a été traduit en français et inséré dans
le tome 2e., p. 247 de *la Médecine légale* de MAHON ;
on l'y présente comme propre à *servir de modèle de la
manière de dresser un procès-verbal* ; mais nous pensons
bien différemment, ce rapport nous paraît défectueux
en plusieurs points. On pourra en juger par les notes
qui sont mises à sa suite.

on l'avait laissé (3) jusqu'au moment du décès. Nous l'avons fait transporter, avec toutes les précautions convenables, dans une pièce plus commode pour procéder à l'ouverture.

2°. L'abdomen était extraordinairement gonflé et tendu.

3°. Nous avons ôté le peu de vêtemens qui restait, ainsi que les bandes qui étaient appliquées *selon les règles*, et des compresses imbibées d'un vin aromatique.

4.° Le dos du cadavre et ses deux cuisses étaient remarquables par plusieurs ecchymoses et des taches livides (4).

5°. Il y avait un emplâtre sur la région hypochondriaque gauche.

6°. Sous cet emplâtre il y avait *une tente de charpie* d'environ un demi-pouce de longueur (5), et pénétrée plutôt d'une espèce de sérosité sanguinolente, que de sang même ou de pus.

7°. Nous avons trouvé une plaie à l'hypochondre gauche, laquelle était située à *cinq pouces* au-dessus de la crête de l'os des îles, et à la distance d'un empan ou d'une palme de l'aisselle (6).

8°. Cette plaie n'était ni gonflée ni emphysémateuse.

9°. Elle n'était ni trop rouge, ni enflammée, encore moins livide ; cependant on apercevait quelques traces livides à un pouce et demi de son bord antérieur et inférieur (7).

10°. Le toucher (8) n'en a fait sortir ni sang, ni pus, ni autre chose.

11°. La longueur qui était de huit lignes, répondait exactement à la largeur du couteau dont le (9) *meurtrier* s'était servi ; et cependant ce qui nous a surpris, ce couteau était plutôt mousse que pointu et acéré.

12°. Elle baillait un peu, et l'un de ses deux angles (car elle était de forme ovale), étant plus aigu que l'opposé, faisait présumer fortement que le tranchant de la lame avait été tourné vers la partie antérieure du corps, et le dos vers la partie postérieure (10).

13°. La *blessure* avait pénétré entre la troisième et la quatrième des côtes, plus près cependant du bord supérieur de cette dernière, que du bord inférieur de l'autre. Elle avait une direction parallèle aux côtes, suivant laquelle direction, après avoir passé un peu obliquement sous le muscle oblique externe du bas-ventre, et les intercostaux, *elle se faisait jour dans l'abdomen de devant en arrière.*

14°. Une dissection bien exacte a démontré que l'artère et la veine intercostales, ainsi que le nerf qui rampent dans le sillon de la troisième côte , n'avaient été nullement entamés.

15°. L'examen attentif de la plaie, et la séparation de la portion musculeuse d'avec les tégumens, nous ont aussi appris que les taches livides que nous avions observées à quelque distance de son bord, ne provenaient que d'une légère ecchymose du muscle oblique externe du bas-ventre.

16°. Il sortit de la plaie une partie graisseuse, de la grosseur d'une petite aveline, qui ne présentait aucune altération.

17°. A l'ouverture de l'abdomen il se répandit une quantité considérable de sang , qui avait conservé en grande partie sa fluidité, mais qui était plutôt d'une couleur noirâtre, que d'un rouge bien brillant.

18°. L'estomac et le canal intestinal en entier étaient remplis de vents et très-volumineux.

19°. On apercevait aux intestins grêles, à leur point de contact mutuel , des stries oblongues, rouges et d'un caractère *inflammatoire*.

20°. Mais il y avait à l'iléum et principalement au colon, dans l'endroit où il est adhérent au péritoine du côté gauche , immédiatement au-dessous de la plaie , une *inflammation considérable* qui tenait deux palmes sur la surface de l'intestin.

21°. En examinant cette partie du *tube intes-tinal* (12), qui n'était point affaissée sur elle-même, et que *l'instrument meurtrier* n'avait point entamée ; et après avoir isolé le colon à sa gauche, nous découvrîmes une *nouvelle* quantité de sang extravasé, moitié fluide, moitié *trouble* et d'une teinte roussâtre. Il y en avait aussi dans la région du bassin et des lombes.

22°. La plaie étant alors dégagée, nous avons vu clairement que cette partie graisseuse dont nous avons déjà parlé, était l'extrémité d'un *follécule* qui remontait du rein, et qui tenait de toutes parts au péritoine. Elle n'était nullement endommagée (13).

23°. La rate, au contraire, nous parut non-seulement d'un moindre volume qu'à l'ordinaire, plus pâle et plus inégale à sa surface, mais encore percée d'outre en outre à sa partie gauche et inférieure, en sorte que le doigt pouvait aisément passer à travers sa substance. La plaie était comme affaissée et ses bords réunis, du côté convexe du viscère, mais elle était ouverte et baillante à la face concave ; cependant elle ne présentait aucun signe d'inflammation, ni de gonflement, ni de suppuration, et sa couleur était celle de la rate elle-même.

24°. Non-seulement la rate ne fournit point

de sang , lorsqu'on l'incisa et qu'on l'examina dans tous les sens, après l'avoir isolée; mais encore le doigt qu'on introduisait dans la plaie en était à peine teint; toute sa substance était molle et flasque, à l'exception du bord inférieur, qu'un reste de sang engorgé faisait paraître un peu dur.

25º. Les dimensions de la plaie de la rate , nous faisant aisément conjecturer que l'*instrument meurtrier* avait pénétré plus avant, nous continuâmes nos perquisitions : et après avoir écarté et séparé ce qui se présentait, sans employer le scalpel , nous vîmes beaucoup de sang amassé en grumeaux et sous les grumeaux.

26º. Une *blessure* au rein , laquelle , ayant d'abord entamé la masse graisseuse, pénétrait sa substance dans la portion antérieure, la traversait en allant vers le dos, sur le muscle psoas, à côté des grands vaisseaux sanguins logés dans la concavité du viscère : c'était là que se terminait la *blessure*.

27º. Quoiqu'elle eût pénétré le rein de part en part, dans une direction oblique de haut en bas, elle n'avait point ouvert le bassinet, aussi ne s'y trouva-t-il point de sang (14).

28º. Elle n'offrait aucune indice d'*inflammation* ni de gangrène ; il en était de même de la plaie de la rate , comme nous l'avons déjà dit.

29°. Les autres parties contenues dans l'abdomen étaient, à peu de choses près, dans leur état naturel; il y avait beaucoup de vents dans l'estomac; *la veine-cave était absolument vuide de sang*; l'épiploon et le rein droit peu garnis de graisse; le pancréas était fort *enflammé* (15) à sa partie supérieure; la vessie urinaire était vuide.

30°. Ayant passé ensuite à l'examen de la poitrine, nous avons trouvé dans sa cavité gauche une demi-livre de sang, qui avait conservé sa fluidité; le diaphragme nous paraissait sain dans sa totalité; nous avons soigneusement recherché la cause de ce phénomène, et mettant une bougie allumée tantôt dans la cavité de l'abdomen, tantôt dans celle du thorax, nous avons enfin découvert un petit trou rond qui aurait à peine logé un pois, et auquel était due la communication entre les deux cavités.

31°. Les poumons étaient sains, seulement le droit était gorgé de sang; le cœur était vuide de sang, et nous ne trouvâmes dans ses deux ventricules que quelques concrétions, qu'on pouvait croire de nature polypeuse.

32°. Enfin, ayant ouvert la tête, nous avons constaté que toutes ses parties étaient dans un état absolument sain.

D'après l'état de la bléssure, tel que nous l'avons exposé, d'après sa nature spécifique, nous hésitons d'autant moins à la déclarer mortelle, que tous les phénomènes qui l'ont suivie ; et tous les faits analogues consignés dans les ouvrages de médecine légale, *militent* en faveur de cette conclusion ; et que nous avons même été convaincus, par les preuves tirées de l'inspection, que la nature n'a rien tenté pour sa propre conservation, et qu'elle s'est, en quelque sorte, soumise sur le champ à sa fatale destinée (16).

Notes sur ce rapport.

(1) d'après les lois actuelles, les rapports judiciaires ne doivent point être faits par des *officiers de santé*, mais seulement par des docteurs ou chirurgiens anciennement et légalement reçus.

(2) Expression au moins inutile : on ne fait certainement pas l'ouverture du corps d'un homme vivant.

(3) Il fallait indiquer l'attitude, la situation, l'embonpoint, la forme générale du corps, l'état des yeux, des membres ; il était également nécessaire d'indiquer combien de tems le sujet avait survécu à la blessure, quels avaient été les symptômes, quel avait été le traitement et le régime ?

Ces objets ne doivent jamais être négligés dans un rapport.

(4) On ne peut être trop attentif à la valeur et au sens des expressions que l'on emploie dans un rapport. Des ecchymoses ont une teinte livide, noirâtre, violacée, qui devient jaunâtre, bleuâtre avec le tems : elles sont toujours l'effet de l'extravasion, de la diffusion du sang dans les réseaux du tissu lamineux ou intermusculaire, et font présupposer la rupture de quelques petits vaisseaux. Mais dans les cadavres la peau est souvent vergetée, livide, violacée, et cette teinte toujours superficielle, quelquefois diffuse par plaques plus ou moins étendues, s'observe spécialement à la partie sur laquelle le corps est resté appuié, lorsqu'il a commencé à se réfroidir : elle dépend uniquement de la stase du sang dans les vaisseaux capillaires de la peau. Les auteurs du rapport auraient donc dû dire comment ils se sont assurés de la nature de ces ecchymoses, de ces taches livides : cela est très-important dans un rapport; car après une rixe, l'ecchymose fait présupposer une violence.

(5) Ce mode de pansement, quoiqu'en disent les auteurs du rapport, n'est certainement point *selon les règles.*

(6) On ne doit point, dans un rapport, em-

ployer alternativement des expressions différentes pour désigner les mesures.

(7) Cela n'est point clair. Il fallait dire simplement que les bords de la plaie n'étaient ni rouges, ni enflammés ; mais que l'on remarquait à son bord antérieur et inférieur , une légère teinte violacée.

(8) Le toucher , c'est-à-dire la compression.

(9) L'instrument meurtrier. Eh pourquoi cette épithète qui toujours présente l'idée d'un crime, d'une violence exercée par une main étrangère ? Savez-vous si l'homicide a été volontaire , accidentel ; s'il a été commis avec préméditation ; s'il peut être qualifié de *meurtre* ou d'*assassinat*? Ce n'est point là ce que vous demande le magistrat ; vous ne devez point , par des expressions hazardées, chercher à influencer son opinion, et dans un rapport, on ne doit jamais se permettre ces sortes de qualifications qui parfois peuvent être fondées, mais l'expert doit être impartial, sans préoccupation ; il doit rester circonscrit à son objet,

(10) Cette remarque est fort bonne, propre à faire connaître la forme de l'instrument qui a fait la plaie; mais elle devait être exprimée d'une autre manière , car un ovale n'a point d'angles, il a des extrémités.

(11) *Tube intestinal* ; expression recherchée ,

fort à la mode aujourd'hui, mais impropre, inconvenante, qu'il faut laisser à la méchanique, et que l'on ne doit pas plus employer dans un rapport médical, que celle de *tract intestinal*, que l'on trouve dans un nouvel ouvrage de médecine légale.

(12) Quoiqu'en disent les auteurs du rapport, cette partie graisseuse, qui suivant eux était l'extrémité d'un *follécule* qui remontait du rein, n'était bien certainement qu'un flocon ou lobule adipeux de la face externe du péritoine.

(13) Sans doute il est important et même absolument nécessaire dans un rapport de médecine légale, de ne laisser échapper aucune des circonstances propres à éclairer sur l'objet de la visite, à conduire à des conséquences positives ; mais cette exactitude si nécessaire, ne consiste pas dans une foule de divisions arbitraires, dans des descriptions minutieuses et superflues. Loin d'éclairer l'objet, ces détails inutiles fatiguent l'attention, empêchent de rapprocher les faits, d'en saisir l'ensemble, les résultats. Ainsi ce rapport que l'on nous donne pour modèle, nous paraît extrêmement défectueux par sa diffusion et les détails inutiles dont il est surchargé. En effet, quel est l'objet de la visite ? De constater l'état d'une plaie, longue de huit lignes, faite à l'hypochondre

16

gauche, qui en pénétrant dans l'abdomen, avait transpercé la rate, le rein, intéressé même une petite partie du diaphragme, et donné lieu à un épanchement de sang dans l'abdomen et dans le thorax, à une infiltration dans les mailles du tissu lamineux du péritoine. Et assurément tout cela pouvait très-bien s'exprimer en peu de lignes, et d'une manière très-claire; le cas était donc très simple, les conséquences très-évidentes, et qu'importe que les experts aient fait une dissection *bien exacte de l'artère et de la veine intercostales; ainsi que du nerf qui rampent dans le sillon de la troisième côte.....? qu'ils aient isolé le colon à sa gauche.....; qu'ils aient continué leur perquisition, après avoir écarté et séparé ce qui se présentait, sans employer le scalpel.....; qu'ils aient mis une bougie allumée, tantôt dans la cavité de l'abdomen, tantôt dans celle du thorax...... etc.......?* à quoi peuvent servir tous ces longs et minutieux détails sur la plaie, sur son trajet.....? en tout il faut savoir se borner; et ce précepte général doit spécialement s'appliquer à la rédaction des rapports.

In vitium ducit culpæ fuga, si caret arte.

(14) Quand on considère la nature de la blessure, la grande quantité de sang qui non-seulement était épanchée dans l'abdomen et le thorax,

mais encore infiltrée sous le péritoine, etc., on est bien fondé à penser que le blessé est mort peu de jours après avoir été frappé, et qu'ainsi il n'y a pas eu un tems suffisant pour qu'il pût se former une inflammation. Cependant, disent les experts dans leur rapport : (art. 29) *Le pancréas était fort enflammé ;* (art. 20), *il y avait une inflammation considérable au colon ; on voyait aussi* (art. 19), *sur les intestins, à leurs points de contact, des stries rouges et d'un caractère inflammatoire.* D'autre part les experts rapportent, (art. 8) que malgré la présence d'une tente, la plaie des tégumens *n'était point enflammée ;* et quoique le rein gauche eût été percé de part en part, (art. 28), *il n'y avait aucun indice d'inflammation.* Toutes ces assertions sont peu concordantes entre elles, peu conformes aux autres circonstances de la blessure ; cependant on ne peut élever aucune espèce de doute sur l'exactitude des experts. Ils ont dit tout ce qu'ils ont vu, mais l'apparence les aura trompés ; ils auront trouvé une rougeur plus ou moins intense, au pancréas, au colon, à la surface des intestins, et de là ils auront conclu l'inflammation de ces viscères ; mais observons le bien : dans le cadavre, la rougeur d'une surface ne suffit point pour prononcer qu'il y a eu inflammation pendant la vie. Cet objet nous paraît important , surtout pour la médecine légale ; mais il n'a peut-être point encore assez fixé l'attention ; nous ne craindrons donc pas de nous y arrêter quelques instans , et de rappeler ce que nous avons déjà dit plus haut , (note 1 , page 44).

Les corps, comme on le sait , éprouvent à la mort de grands changemens, et ces changemens plus ou moins rapides, dépendent non-seulement de l'état , de la composition du corps, de la température , de la saison, du climat, mais encore de la cause qui a déterminé la mort, des circonstances qui l'ont accompagnée. Ainsi dans plusieurs maladies aiguës, à la suite de quelques violences, de quelques passions vives , le sang a perdu sa crâse naturelle ; il ne se coagule pas, il reste fluide, ou prend une consistance semblable à une gelée molasse et brunâtre. Dans ces cas qui ne sont point rares , et que nous avons souvent observés, on trouve toujours l'intérieur des cavités droites du cœur et des grosses veines, d'une couleur rouge plus ou moins foncée, par fois brunâtre ou noirâtre, et qui s'enlève difficilement par la lotion ou l'abstertion, et même par la macération. On retrouve cette teinte plus ou moins marquée dans les différentes veines qui contiennent du sang ; souvent, et surtout à l'estomac, à l'intestin, au mésentère , les ramifications des

veines sont marquées par une strie rougeâtre ;
Dans ces cas aussi, lorsque les artères contiennent
du sang, on retrouve par fois à leur face interne,
une teinte rougeâtre, mais toujours plus claire
que dans les veines. Dira-t-on, comme quelques-
uns qui ont mal saisi nos observations, que
cette rougeur des vaisseaux est l'indice et l'effet
d'une inflammation antécédente? Mais cette coloration de la membrane interne des veines, se
remarque principalement à la suite des maladies
adynamiques, de quelques espèces d'asphyxies,
d'apoplexies, de violences extérieures ; on l'observe dans le fœtus, dans l'enfant, comme dans
l'adulte, et toujours elle est plus marquée lorsque
l'on fait l'ouverture du corps, deux, trois ou quatre
jours après la mort; enfin, elle nous parait dépendre d'une altération particulière du sang, de
l'imbibition, de la transudation de ses parties colorantes dans les porosités, le tissu de la membrane interne de ces vaisseaux ; de même que les
diverses parties qui touchent ou avoisinent la
vésicule biliaire, prennent après la mort une teinte
jaunâtre plus ou moins foncée et étendue, la couleur rouge ou brunâtre des veines et des parties
qui sont baignées par un sang altéré, n'est qu'un
effet consécutif de la mort.

Pour ne laisser aucun doute sur ce point, nous

avons pris, dans différens cadavres qui avaient l'oreillette du cœur et les veines caves d'un rouge foncé, le sang à demi-fluide qui y était contenu, nous l'avons introduit dans une portion de veine, d'urétère, ou de trachée artère d'un autre sujet, et après un certain tems, la membrane interne de ces vaisseaux, qui auparavant était blanche, avait pris une teinte rouge plus ou moins foncée.

D'après ces considérations on pourrait, et avec raison, penser que l'état du pancréas, du colon et des intestins, que les experts désignent sous le titre d'*inflammation*, n'était qu'une coloration accidentelle de ces organes, produite après la mort par le sang altéré, à demi fluide, qui était épanché dans l'abdomen, infiltré dans les mailles du tissu lamineux du péritoine, et qui avait pénétré le tissu des différens organes.

Mais c'en est assez pour faire sentir combien dans l'examen d'un cadavre, il faut apporter d'attention à toutes les circonstances ; une partie baignée dans le sang, peut prendre une teinte plus ou moins rouge à sa surface, et même dans son épaisseur, sans avoir été enflammée ; la rougeur ne suffit donc point pour constater dans le cadavre, l'existence d'une inflammation ; quelquefois même on ne trouve après la mort, aucun changement de couleur à une surface qui était certainement enflammée, où l'on remarque seulement quelques petits points rougeâtres : et dans ces cas, pour prononcer qu'il y a eu inflammation à la partie, il faut considérer l'état des vaisseaux capillaires ; la densité, l'engorgement du tissu, l'altération de la secrétion qui s'opère à sa surface ou dans ses aréoles ; et c'est par des dissections répétées, que l'on acquiert la facilité de distinguer ces divers modes d'altération.

(15) D'après la grande quantité de sang que l'on a trouvée épanchée dans le thorax et l'abdomen, ou infiltrée sous le péritoine, d'après l'état du cœur, et surtout de la veine cave qui était absolument vide de sang, il était assurément bien facile de conclure que la mort avait été produite par la plaie de la rate, par l'hémorrhagie intérieure qui en avait été la suite. Mais les rédacteurs du rapport ne savent point s'arrêter ; ils surchargent cette conclusion si simple, de considérations absurdes, inutiles, et ridiculement exprimées.

RAPPORT *sur un empoisonnement certain* (1)

Nous, etc...., nous sommes transportés dans la maison n°. 1, rue...., de la présente ville, pour visiter le *cadavre* d'un homme *mort* dans la nuit précédente : d'après les informations que nous avons prises, nous avons été instruits que cet homme jouissait d'une bonne santé, lorsque la veille il soupa de bon appétit ; qu'un quart d'heure après ce repas, il s'était plaint de cruelles coliques d'estomac, et avait fait des efforts impuissans pour vomir ; qu'une soif extraordinaire l'obligeait à boire abondamment de l'eau tiède, qui lui procura enfin quelques vomisssemens, par lesquels il rendit des matières très-vertes mêlées de sang ; qu'un médecin qu'on avait envoyé chercher lui fit prendre une grande quantité d'huile et autres drogues, mais qu'une heure après il avait expiré ; une autre personne ajouta que depuis quelques jours il paraissait chagrin, et qu'il avait quelque grande peine. Nous avons procédé ensuite à la visite du corps (2): ayant ouvert le bas ventre (3), nous avons trouvé plusieurs taches noires de différente grandeur dans l'estomac, et plusieurs autres places enflammées, principalement dans le grand cul-de-sac (4) ; les intestins étaient dans leur état à-peu-près naturel ; l'œsophage, depuis environ son tiers inférieur, était enflammmé (5) ; les alimens pris lors du dernier repas, ayant été évacués en grande partie par le vomissement, étaient réduits à peu de chose, mêlés d'une eau verdâtre ; ayant cherché parmi ces alimens, les

substances délétères que nous y soupçonnions ;
nous avons trouvé quelques *fragmens* d'arsenic (6) ; de sorte que nous ne pouvons douter
de la *vérité* de l'empoisonnement. Nous avons
fait fouiller dans ses poches, et nous avons trouvé
dans le gousset un papier plié, qui contenait encore quelque reste de ce poison, ce qui prouve (7)
qu'il s'est empoisonnné lui-même. En foi de
quoi, etc.......

NOTES SUR CE RAPPORT.

(1) Ce rapport est tiré de l'ouvrage de BELLOC,
intitulé *Cours de médecine légale*. Paris 1811 ;
in-8°., pag. 159, et l'on ne devait guère s'attendre
à y trouver un tel rapport. Sans doute il est avan-
tageux et même nécessaire dans tous les cas, de
s'informer des circonstances qui ont précédé la
visite, et d'en faire une courte mention ; mais le
véritable objet de l'expert est de reconnaître, de
constater l'état du cadavre, de déterminer les
causes de la mort ; et dans le cas actuel, on voit
que l'expert s'est plus attaché à prendre des informations auprès des assistans, qu'à examiner
et décrire, comme il le devait, l'état des différentes parties ; qu'il a négligé des objets importans,
qu'il s'est borné à des assertions dont il n'a point
donné des preuves suffisantes : ainsi ce rapport est

vicieux par la forme, par le fonds, et ne peut point être regardé comme un modèle à suivre.

(2) Il fallait ici faire mention de l'état général du corps et spécialement de la face, des membres, etc.

(3) Dans tous les cas de mort violente ou suspecte, il est nécessaire d'ouvrir les différentes cavités splanchniques, et l'on doit en faire mention dans le rapport, mais il paraît qu'ici on s'est borné à l'ouverture de l'abdomen ou *bas-ventre*, que même l'on a négligé d'examiner l'état de la bouche, du pharynx, ce qui, cependant, était absolument nécessaire dans un cas où l'on soupçonnait un empoisonnement par l'arsenic.

(4) On ne devait point se borner à désigner vaguement des *taches noires de différentes grandeurs*, mais il fallait en noter d'une manière précise la forme, l'étendue, la nature. Des taches noires peuvent être l'effet d'une ecchymose ou d'une gangrène ; et l'exactitude requise dans un rapport exigeait que l'on distinguât cet objet ; il était surtout très-important d'indiquer quel était l'état de la membrane interne de l'estomac.

(5) Mais cette inflammation de l'œsophage occupait-elle toute l'épaisseur de ce canal, ou bien, ce qui est plus vraisemblable, était-elle bornée à sa membrane interne ? c'est ce que l'on

laisse ignorer ; d'ailleurs, comment à-t-on fait l'examen de l'estomac et de l'œsophage ? a-t-on eu le soin, comme il a été indiqué §. X, de placer des ligatures pour détacher ensuite ces organes et les examiner avec attention ?

(6) On doit rechercher le poison, non-seulement dans les matières qui restent dans l'estomac, mais encore dans celles qui ont été rendues par le vomissement, si toutefois elles ont été conservées, et ce mode de recherches quelquefois difficile et délicat, doit être indiqué. L'auteur du rapport se contente de dire qu'ayant cherché parmi les alimens, il y a trouvé des *fragmens* d'arsenic ; sans doute si au lieu d'être en poudre, l'arsenic était en *fragmens*, il n'était point difficile de le recueillir, mais encore fallait-il dire comment il a reconnu que ces fragmens trouvés parmi les alimens, étaient de l'arsenic, est-ce par la couleur ? Mais si le médecin qui avait été appelé avant la mort, et qui avait prescrit de l'*huile et autres drogues*, avait prescrit une substance absorbante terreuse, comme les pierres d'écrevisses, la magnésie, etc.; n'aurait-on point été trompé par la couleur de ces *fragmens* ? Il était donc absolument nécessaire d'ajouter que l'on avait reconnu que ces fragmens étaient de l'arsenic, par telles et telles expériences ; il convenait même dans ce cas,

de conserver, comme il a été indiqué §. **XIV**, pag. 110, une portion de ces fragmens, pour être joints au procès-verbal, et servir en cas de besoin d'objet de vérification.

(7) Lorsque l'on trouve dans les poches d'un individu empoisonné, un papier plié qui contient encore quelque reste du poison qui l'a fait périr, il y a de la probabilité qu'il s'est empoisonné lui-même; mais cette circonstance seule ne doit pas être regardée comme une preuve incontestable, à moins qu'il soit acquis que l'individu empoisonné a lui-même acheté le poison, et qu'il l'a pris volontairement. Nous avons vu, il y a plusieurs années, une jeune demoiselle empoisonnée par de l'arsenic; on trouva dans son sac à ouvrage, une petite boîte qui contenait des pastilles arsenicales et sucrées; cependant il fut bien constaté par les informations, que cette boîte provenait d'une personne étrangère : il ne fallait donc point, ainsi qu'on l'a fait ici, présenter cette circonstance comme une preuve, mais seulement comme une présomption ou probabilité dont l'instruction de l'affaire pouvait et devait déterminer la valeur.

On aurait pu facilement multiplier ces notes critiques, mais c'en est assez pour faire sentir combien l'expert doit apporter d'attention dans

l'examen des objets, dans la rédaction de son rapport, et surtout dans ses conclusions.

PROCÈS-VERBAUX *de l'ouverture du corps de Monsieur de Mirabeau l'aîné, député de l'as-semblée nationale.*

L'an 1791, le dimanche 3 avril à onze heures du matin, nous président de la section de la Grange........, nous sommes transportés en la maison où M. de MIRABEAU est décédé, et où sont survenus MM....., etc.

Le cadavre de M. de MIRABEAU ayant été apporté et déposé sur une table placée sous sa tente, dans le jardin, l'ouverture en a été faite successivement par MM. SOUPÉ, BRASDOR, LHÉRITIER, en présence de MM....., etc.

« L'ouverture ayant été faite, le procès-verbal
» contenant le rapport des médecins et chirur-
» giens nous a été dicté dans la teneur suivante.

Observations sur l'extérieur.

» Il n'a montré que l'application des vésica-
» toires, et le météorisme du bas-ventre.

Ouverture du bas-ventre.

» Le péritoine ouvert, l'épiploon était en bon

« état, avec de légères adhérences. Extérieure-
» ment on a remarqué à l'estomac, une légère
» phlogose et quelques marques d'inflammation;
» vers l'orifice du pylore, à la petite courbure
» dont les vaisseaux étaient fortement gorgés, le
» duodenum gonflé et d'un rouge fort brun, avec
» des taches livides; les autres intestins grêles dans
» l'état naturel; le diaphragme du côté droit très-
» enflammé, et la convexité du foie de même; la
» substance du grand lobe de ce viscère forte-
» ment enflammée; la vésicule du fiel remplie
» d'une bile très-foncée et un peu épaisse; la
» rate dans l'état naturel, ainsi que le pan-
» créas; le rein droit enflammé dans sa substance
» même, et plus volumineux que le gauche; le
» grand cul-de-sac de l'estomac présentait à l'ex-
» térieur, en différens endroits, des taches
» livides; et l'intérieur, vis-à-vis les taches li-
» vides, en avait de pareilles, du côté de l'orifice
» cardiaque, et jusque dans le pylore, avec des
» marques d'inflammation forte, sans aucune
» trace d'érosion; l'intérieur du duodenum pré-
» sentait les mêmes traces qu'au dehors, mais
» plus marquées. L'intérieur du reste des intes-
» tins grêles et gros, était dans l'état naturel; la
» vessie contractée et resserrée sur elle-même,
» contenait peu d'urine.

Ouverture de la poitrine.

» Le péricarde ouvert, s'est trouvé rempli de
» près de trois demi-septiers d'une humeur jau-
» nâtre et opaque; la surface du cœur et la face
» interne du péricarde étaient recouvertes de
» concrétions lymphatiques très-épaisses, qui
» formaient adhérence entre ces surfaces, et
» jusque sur l'origine des vaisseaux. Les cavités
» du cœur contenaient seulement quelques caillots
» de sang. Dans la cavité gauche de la poitrine,
» il y avait épanchement d'une chopine au moins,
» de fluide rougeâtre ; le poumon du côté droit,
» avait des adhérences anciennes ; l'œsophage
» était dans l'état naturel.

Ouverture de la tête.

» La dure-mère dans l'état naturel ; entre
» l'arachnoïde et la pie-mère, un léger épanche-
» ment de matière gélatineuse ; la substance du
» cerveau et toutes ses dépendances, dans l'état
» naturel.

» D'après les faits rapportés ci-dessus, les
» médecins et chirurgiens soussignés , estiment
» que l'ouverture du cadavre n'offre de cause qui
» puisse être regardée comme mortelle, que l'état
» où ont été trouvés le péricarde, le cœur et le
» diaphragme.

» Dont et de tout ce que dessus , il a été dressé
» le présent procès-verbal , qui a été signé de
» messieurs les médecins , chirurgiens , commis-
» saires , etc...., après qu'il a été vaqué à l'ou-
» verture du cadavre , depuis midi jusqu'à trois
» heures de relevée ».

Signé

Quoique ce rapport pût donner lieu à plusieurs
observations , nous ne nous en permettrons aucune ; nous ajouterons seulement ce que dit
CABANIS qui avait suivi MIRABEAU dans le
cours de sa maladie , et qui se trouva à l'ouverture
du cadavre.

« Le corps fut ouvert , le lendemain dimanche,
» vers midi , en présence d'un nombre très-con-
» sidérable de médecins et de chirurgiens......
» L'estomac , le duodenum , une grande partie
» du foie , le rein droit , le diaphragme et le
» péricarde offraient des traces d'inflammation ,
» ou plutôt à mon avis , de congestion sanguine.
» Le péricarde contenait une quantité considé-
» rable de matière jaunâtre , épaisse , opaque ;
» des coagulations lymphatiques recouvraient
» toute la surface extérieure du cœur , à l'excep-
» tion de sa pointe , la cavité de la poitrine con-
» tenait une petite quantité d'eau.

» Certainement l'état du cœur et l'épanche-
» ment dans lequel nageait cet organe, peuvent
» être regardés comme mortels ; mais je crois que
» la mort a été déterminée immédiatement par
» l'affection du diaphragme ; et j'attribue toujours
» cette affection ainsi que celle du cœur, à l'hu-
» meur rhumatismale, goutteuse, vague, que
» nous en avons, dès le début, regardé comme
» la cause ».

Journal de la maladie et de la mort de Mira-
beau l'aîné.

PROCÈS-VERBAL *de l'ouverture du corps du*
général Hoche.

Précis des circonstances qui ont précédé la mort.

Le général Hoche était dans la force de l'âge,
d'une constitution robuste, d'un caractère ardent,
passioné pour les femmes ; il avait eu, dans sa
première jeunesse, plusieurs maladies inflamma-
toires ; il devint, par la suite, sujet à des affections
nerveuses, à des douleurs rhumatismales qui se
portèrent spécialement aux cuisses, et se faisaient
ressentir à diverses époques. Quelque tems après
son retour de la fameuse expédition d'Irlande,
où il souffrit beaucoup et de corps et d'esprit,
Hoche commença, en janvier 1797, à avoir de la

toux qu'il négligea entièrement , parce qu'il la
regardait comme un rhume ordinaire ou une
simple indisposition dépendant de son état nerveux ; cependant la toux persistait , devenait plus
forte , plus fréquente. A la fin du septième mois,
l'inspiration et l'expiration étaient laborieuses, elles
n'avaient lieu qu'avec une sorte de bruit creux,
souvent accompagné d'une espèce de siflement et
par fois d'oppression et de gêne plus marquée
lorsque l'athmosphère était humide ; il y avait
aussi , surtout le matin , une expectoration de
matières glaireuses , muqueuses plus ou moins
abondantes ; on commença alors quelque remèdes , mais sans amélioration ; il survint , par intervalles , des accès d'oppression , qui menaçaient
de suffocation et étaient accompagnés de sueurs
froides, d'un pouls petit, concentré, convulsif ; des
calmans opiacés modéraient ces accidens nerveux ,
qui toujours se terminaient par une sueur douce,
des borborygmes et une émission abondante de
vents. Quoique le malade continuât ses occupations,
qu'il fit même des voyages , la maladie cependant faisait chaque jour des progrès ; peu à peu il
devint extrêmement irritable et irascible ; les traits
de la face s'altérèrent. Le 17 septembre, il y eut
dans le courant de la journée , trois accès de
suffocations ; le 18 au matin , le malade paraissait

bien, il était gai, chanta, s'occupa d'affaires ; mais sur le soir, l'oppression revint et augmenta par degrés : à neuf heures, la respiration était extrêmement difficile, les extrémités froides, le pouls petit, convulsif ; on transporta le malade vis-à-vis une fenêtre ; on lui fit prendre des gouttes d'Hoffmann sur du sucre ; « bientôt après le malade perdit toute connaissance ; on lui fit inspirer de l'esprit volatil de sel ammoniac ; on employa le musc à la dose de six grains, avec un quart de grain de kermès et douze grains de sucre de lait ; huit fois, et de quart-d'heure en quart-d'heure, ce remède fut administré ; la face devint hippocratique (1), et la mort termina sa vie et ses souffrances, à quatre heures après minuit ».

OUVERTURE DU CORPS,

« *VETZLAR*, cejourd'hui quatrième jour

---

(1) *Et vulgus hippocraticam faciem appellat, quia sit descripta primùm ab Hippocrate*, dit HOULLIER, *in caaca præsagia ;* mais les médecins doivent-ils adopter ces expressions vulgaires, doivent-ils les perpétuer dans leurs écrits ? Cette altération de la face, qui marque l'extrême prostration des forces, l'approche de la mort, était désignée par les anciens, sous les noms de *vultuosis, facies cadaverosa, mortifera*, que l'on peut bien traduire en français sous le nom de *face cadavereuse*.

complémentaire de l'an cinq de la république française (20 septembre 1797) à neuf heures du matin, nous chirurgiens en chef de l'armée de Sambre-et-Meuse, assistés des citoyens S...., médecin, T....., chirurgien, T....., W...., etc...., à portes ouvertes et en présence du citoyen D...., chef de l'état-major de l'armée...., et de plusieurs autres officiers de l'état-major, de tous les soussignés, avons procédé à l'ouverture du corps du citoyen Lazare Hoche, général en chef de l'armée de Sambre-et-Meuse, décédé hier troisième jour complémentaire (19 septembre) à quatre heures précises du matin, et avons observé ce qui suit :

« L'extérieur du corps ne nous a présenté rien de particulier, sinon la météorisation du bas-ventre; nous avons mis ensuite le crâne et le cerveau à découvert, et nous avons trouvé les méninges de couleur naturelle, quoique les gros vaisseaux sanguins se trouvassent engorgés; nous avons passé ensuite à l'examen de la substance propre du cerveau, que nous avons trouvé très-saine, les trois ventricules n'ont présenté rien d'extraordinaire, non plus que les autres parties du cerveau, du cervelet et de la moelle allongée.

» Le bas-ventre que nous avons ouvert après, nous a présenté la masse des viscères, ainsi qu'il suit : l'estomac boursoufflé, l'épiploon sain ; et après l'avoir enlevé, tous les intestins se sont présentés également boursoufflés et distendus, mais moins que l'estomac.

» Après avoir vu l'ensemble de ces viscères, nous les avons examiné en particulier et avons trouvé d'abord que l'estomac, vers le pylore et à l'extérieur de la partie qui avoisine la vésicule du fiel et qui la touche dans certains cas de plénitude, avait une *tache livide, noirâtre, à-peu-près de la largeur d'un écu de six livres*, et inclinée un peu de haut en bas; nous avons suivi le tube intestinal, de l'estomac, par le duodenum, et nous avons trouvé cet intestin coloré en *rouge foncé* dans toute son étendue, *parsemé de plusieurs petites taches* plus foncées, et d'une, entre autres, plus large, située un peu au-dessous de l'endroit percé par les canaux cholédoque et pancréatique.

» La jéjunum et l'ileum n'ont rien offert de remarquable que la légère différence de leur couleur à celle de l'état naturel, le cœcum, le colon et le rectum n'étaient que boursoufflés.

» Le foye d'un volume ordinaire était sain à la partie antérieure, mais la grande convexité correspondante à la face inférieure du diaphragme, ainsi que la face inférieure, avaient acquis une couleur livide et noirâtre dans toute son étendue, et principalement à droite; la vésicule du fiel é ait dans un état naturel.

» La rate était saine et dans son état naturel, le pancréas, le mésentère, le mésocolon, méso-rectum et le péritoine ainsi que tous ses replis, étaient sains, à l'exception de la portion qui re-couvre la face inférieure du diaphragme qui était foncée, livide et plus vivement du côté droit; les reins étaient tous deux livides et brunâtres à l'ex-térieur, et le droit plus affecté que le gauche; les urétères et la vessie n'ont rien offert de particulier.

» Après cet examen extérieur, nous avons procédé à celui des parties intérieures de ces vis-cères.

L'estomac et les intestins ont été ouverts dans toute leur longueur. Le premier a présenté de *très-larges taches noires au centre*, et moins chargées de cette couleur à la circonférence, mouchetées par placards avec des séparations entre elles, et les mouchetures correspondantes à la tache extérieure, beaucoup plus rapprochées et presque confondues. Le duodenum était phlo-gosé, noirâtre dans la partie correspondante aux taches extérieures, et *sphacélé à l'endroit* corres-pondant à sa large tache près l'ouverture du canal cholédoque.

Le jéjunum et l'ileum n'ont offert de remarquable qu'un rouge plus intense que dans l'état naturel.

» Nous n'avons trouvé dans le cœcum, le colon et le rectum, que très-peu de matière fécale un peu dure, et un léger changement de couleur dans les tuniques, le foye était *désorganisé* dans ses parties en contact immédiat avec l'estomac, et dans les parties correspondantes à celles extérieurement affectées.

» La rate était saine dans sa substance interne, et le pancréas ne parraissait pas affecté.

Les reins étaient engorgés dans leur substance corticale, et notamment celui du côté droit.

» Les urétères n'offraient rien de particulier, mais la vessie était légèrement phlogosée dans son bas fond et vers son col ; les différens replis du péritoine qui retiennent les viscères de l'abdomen en position, étaient un peu plus adhérens aux parties postérieures des lombes, que dans l'état naturel.

» La poitrine étant ensuite ouverte, nous avons examiné les viscères en général, et observé d'abord les poumons qui se sont présentés d'une couleur noire, *et désorganisés du côté droit* ; noirâtres, livides du côté gauche ; la partie inférieure de cet organe adhérente du côté droit, et par sa base, à la plèvre et au diaphragme.

» Le péricarde et le cœur sains, le médiastin *adhérent aux bronches*, et enflammé dans cet endroit.

» Ayant fait l'extraction de ces parties en détachant la trachée-artère et l'œsophage au-dessus du larynx et du pharynx, nous avons examiné la plèvre et la partie supérieure du diaphragme que nous avons trouvé l'une et l'autre *noirâtres, livides, et tendantes au sphacèle du côté droit.*

» Nous avons ensuite procédé à l'ouverture des bronches, de la trachée-artère et du larynx; les premières, tachées de distance en distance, se sont trouvées remplies d'une humeur noirâtre à peu près semblable à du sang en dissolution : en remontant nous avons trouvé une escarre située antérieurement et vers la jonction du tiers supérieur au tiers moyen de la trachée-artère; cette escarre avait détruit la partie moyenne d'environ trois anneaux cartilagineux, et de leurs ligamens intermédiaires, de façon à permettre l'introduction du doigt auriculaire dans la trachée-artère, elle faisait saillie dans le canal, et la partie cartilagineuse saillante avait une forme scaphoïde.

En remontant encore jusqu'au larynx, nous avons observé que son intérieur était marqueté, et que sur l'épiglotte il y avait une tache noire considérable; après l'examen des voies de la respiration, nous nous sommes occupés de celles de la déglutition, et nous n'y avons rien remarqué qui dût fixer l'attention, si ce n'est l'extérieur de l'œsophage qui était plus rouge que dans l'état naturel.

» Nous enverrons par les premiers courriers, la trachée-artère, l'estomac et le duodenum.

» De tout quoi nous avons dressé le présent procès-verbal, les jour et mois que dessus, et l'avons signé :

REMARQUES.

On sentira bien que nous ne présentons point ce procès-verbal comme un modèle de méthode et de précision, mais à d'autres égards il nous a paru mériter d'être connu.

Comme dans le tems la mort de Hoche fut le sujet des conversations, et que quelques personnes élevèrent des doutes sur sa véritable cause, le gouvernement consulta l'école de médecine, et lui fit remettre le précis de la maladie rédigé par l'officier de santé qui avait donné ses soins au général, le procès-verbal de l'ouverture du corps, ainsi que la trachée-artère, l'estomac et le duodenum qui avaient été détachés du cadavre, et mis dans un bocal avec de l'alcool faible.

En examinant d'abord le procès-verbal , on voit que les altérations observées à l'ouverture du corps , sont de deux sortes , les unes sont relatives aux viscères abdominaux , les autres à l'état des poumons et de la trachée-artère.

D'après les détails consignés dans le procès-verbal , l'estomac était boursoufflé , il y avait à l'extérieur, vers le pylore , à la partie qui avoisine la vésicule biliaire et qui la touche dans quelques cas de planitude, *une tache livide, noirâtre, à peu près de la largeur d'un écu de six livres*, et à l'intérieur de ce viscère on a trouvé *de très-larges taches noires au centre, moins chargées de cette couleur à la circonférence, mouchetées par placards, etc.*

L'intestin duodenum était à l'extérieur d'un rouge foncé dans toute son étendue , parsemé de plusieurs petites taches plus foncées ; il y en avait surtout une plus large un peu au-dessous de l'endroit percé par les canaux cholédoque et pancréatique , et à l'intérieur cet intestin était phlogosé , noirâtre dans la partie correspondante aux taches extérieures, il était même, dit-on encore, *sphacélé* à l'endroit de la grande tache qui se trouvait près l'ouverture du canal cholédoque ; enfin on dit dans le procès-verbal, que le *foye était désorganisé* dans ses parties en contact immédiat avec

l'estomac ; et c'est d'après ces apparences si for-
mellement énoncées dans le procès-verbal d'ouverture du corps , que quelques personnes pen-
sèrent que cette mort n'était point naturelle , mais
paraissait produite par un poison porté dans l'estomac , comme semblent l'indiquer ces *taches
livides , noirâtres et sphacélées* , que l'on a trouvées à l'extérieur et à l'intérieur de l'estomac et de
l'intestin duodenum.

Mais il est facile de démontrer que cette opinion n'est fondée que sur des apparences entièrement illusoires ; en effet , si nous consultons le
récit de la maladie qui a amené la mort de Hoche,
nous n'apercevons aucun symptôme qui puisse
donner le plus léger indice d'un poison âcre ,
septique , capable de produire le sphacèle de l'estomac et du duodenum , et si nous examinons ces
diverses taches trouvées à l'estomac , au duodenum , que l'on dit *noirâtres , livides* et même
sphacélées , nous verrons également qu'on ne
peut point les considérer comme des indices de
l'action d'une substance délétère. Il n'est pas rare
en effet , à la suite de différentes maladies aigues
ou chroniques, de trouver à l'estomac , au duodenum et au colon , des taches livides , brunâtres ,
qui présentent même par leur teinte noirâtre ,
l'apparence de sphacèle , mais on ne doit point se

borner à ce premier aperçu , et pour bien saisir
le caractère de ces taches, en déterminer la cause,
il faut en observer avec soin non seulement la
forme , la disposition , mais encore le siége et
surtout l'état des parties où elles se rencontrent;
quelquefois ces taches ont leur siége sous la membrane extérieure, dans le tissu même de la partie,
et dépendent uniquement de la stase, de la congestion du sang dans les réseaux capillaires ; elles
sont plus ou moins rouges ou livides , étendues,
irrégulières, et se forment à l'approche ou à l'instant de la mort, comme ces lividités que l'on voit
si souvent à la peau des cadavres. Quelquefois
aussi , suivant les circonstances qui ont précédé
la mort , elles sont produites par l'effusion ou
l'infiltration d'une certaine quantité de sang dans
le tissu lamineux de la partie, ce sont de véritables
ecchymoses ; souvent, comme on le sait généralement , elles sont produites par la bile qui transude à travers les parois de sa vésicule, se répand
peu à peu à la surface des parties qui sont dans
son voisinage, et en pénètre plus ou moins profondément le tissu ; l'étendue , la teinte de ces
taches varient beaucoup , suivant le tems où l'on
fait l'examen du corps , et suivant la fluidité et la
couleur de la bile. Plusieurs fois aussi , comme
nous l'avons déja indiqué , nous avons vu la por-

tion de l'estomac qui est recouverte par le foye, présenter à sa face externe une teinte livide, brunâtre, évidemment produite par la transudation des humeurs contenues dans les aréoles et les réseaux capillaires du foye ; il en est de même par rapport à la rate ; enfin lorsqu'il y a du sang épanché dans l'abdomen ou infiltré dans le tissu lamineux du péritoine, et qu'il reste fluide ou commence à s'altérer, il suinte, transude à travers les porosités des membranes, et forme sur les viscères circonvoisins, des taches plus ou moins étendues et colorées. D'autrefois les taches que l'on observe à l'estomac ou à quelque portion de l'intestin, sont très-marquées à la face interne de ces viscères, plus claires et moins apparentes à la face externe, et cette circonstance mérite une attention particulière, parce qu'elle indique que la cause de ces altérations a commencé son action par la face interne. Dans ce cas, en faisant l'ouverture de l'estomac, on trouve la membrane interne de ce viscère parsemée d'un plus ou moins grand nombre de taches régulièrement circulaires, souvent plus noires au centre qu'à leur circonférence, et qui par leur forme semblent se rapprocher de certains exanthèmes cutanés. Plus ordinairement, ces sortes de taches régulières et entourées d'une auréole, sont produites par quelques flocons de bile noirâtre à demi concrète, qui s'accollent, s'incrustent en quelque sorte à la membrane interne du viscère, et y font une impression plus ou moins profonde, plus ou moins étendue. Il n'est pas rare à la suite de quelques maladies, de voir l'intestin colon parsemé de taches bruàntres plus ou moins régulières, et en les examinant on reconnaît que ces taches sont formées par des portions de matières fécales disséminées, qui adhèrent plus ou moins intimement à la face interne de cet intestin. Quelquefois aussi il nous a paru que ces taches de l'estomac avaient été déterminées par les substances médicamenteuses, pulvérulentes, peu solubles, colorantes, que l'on avait administrées dans les derniers tems de la vie; par exemple dans le cas qui nous occupe, nous voyons que peu avant la mort, et dans l'espace de deux heures, on a fait prendre en huit doses, quatre grains de kermès minéral, quarante-huit grains de musc, et ces substances portées dans un estomac dont les propriétés vitales commençaient à s'anéantir, étant d'ailleurs peu délayées, n'y ont-elles pas produit, par la manière dont elles s'y sont disséminées, *ces taches noires au centre...., mouchetées par placards*, qui sont décrites dans le procès-verbal.

Au reste, quelle que soit la forme, la couleur

de ces taches, on peut toujours les distinguer des escarres gangrèneuses et du sphacèle , et on y parvient en séparant avec la pointe du scalpel les différentes membranes qui composent les parois de l'organe , en abstergeant , en lavant avec une éponge fine et imbibée d'eau les surfaces altérées, on délaye , on enleve ainsi plus ou moins complètement , les substances qui coloraient accidentellement le tissu de la partie , et par ces moyens simples et faciles , on reconnaît si la partie conserve la texture , la consistance qui lui est naturelle.

Lorsque l'on envoya à l'école de médecine les différentes parties qui avaient été détachées du corps de Hoche, nous les examinâmes dans le tems , avec MM. THILLAYE et MAHON , toutes ces taches noires au centre et mouchetées par placards, que l'on avait observées à l'intérieur de l'estomac, et qui se trouvent décrites dans le procès-verbal, avaient alors entièrement disparu ; il restait seulement à la face externe de l'estomac dans sa partie qui avoisine la vésicule biliaire, une tache qui au lieu d'être livide et noirâtre, était d'un jaune clair, et manifestement produite par la transudation de la bile, et au lieu de trouver l'intestin duodenum phlogosé , noirâtre et même sphacélé comme on l'annonçait dans le procès-verbal, nous n'y aperçûmes qu'une légère teinte jaunâtre, produite par le séjour et l'imbibition de la bile; nous remarquâmes aussi que les différentes membranes qui composent les parois de ces organes, avaient la même texture, la même consistance que dans l'état naturel; d'après ces diverses observations, nous n'hésitâmes point à conclure que ces taches observées à l'estomac, au duodenum, ces apparences de phlogose, de sphacèle, n'étaient qu'un effet de la mort ou des derniers instans qui l'avaient précédée, et pouvions-nous hésiter quand d'ailleurs nous trouvions dans le précis de la maladie, ainsi que dans les détails de l'ouverture du cadavre, des causes naturelles et bien évidentes de la mort.

Quoique le précis de la maladie tel qu'on nous l'a communiqué, soit assurément fort incomplet, et qu'on y ait négligé l'énumération de plusieurs symptômes importans qui sans doute avaient eu lieu, cependant malgré ces omissions, le médecin praticien peut y reconnaître le caractère essentiel de l'affection. L'opiniâtreté de la toux, la manière dont s'exécutaient l'inspiration et l'expiration, l'espèce de bruit creux et de siflement qui l'accompagnaient, l'oppression qui survenait par intervalles, enfin l'altération de la voix, la nature, l'abondance de l'expectoration suffisaient bien pour démontrer une affection grave des voies aëriennes, et si l'on ajoute, ce qui sans doute a échappé dans le récit de la maladie, qu'il y avait en même tems à la trachée-artère, un point fixe d'engorgement, de gêne ou de douleur sourde qui devenait plus sensible par une pression légère, et même dans quelques mouvemens du col, on aura l'ensemble des symptômes propres à faire reconnaître la phtisie trachéale, maladie lente dans son cours, obscure dans son commencement, souvent accompagnée d'accidens nerveux, et qui toujours fait périr plus ou moins promptement ceux qui en sont attaqués. Les altérations observées à l'ouverture du corps, ne laissent d'ailleurs aucun doute sur la nature de la maladie, sur la véritable cause de la mort; il y avait en effet, comme l'ont bien indiqué les rédacteurs du procès-verbal, et comme nous l'avons vérifié par l'examen des parties, à la face interne et antérieure de la trachée-artère, un peu au-dessous du larynx, une escarre noirâtre de forme elliptique, ayant 25 millimètres de longueur sur 15 de large; sous cette escarre d'une consistance molasse, qui faisait saillie dans la trachée-artère, et qui était percée de plusieurs petits trous, on trouva une sorte de poche ou espace vide, qui comprenait la hauteur de trois anneaux cartilagineux qui étaient amincis, presque entièrement détruits, ainsi que leurs *ligamens intermédiaires, de façon à permettre l'introduction du doigt auriculaire* (1) *dans la trachée-artère ;* d'après un genre d'altération si bien observé, il est évident qu'il y avait eu en cet endroit de la trachée-artère, un abcès ou collection de pus qui par son séjour avait contribué à l'altération des anneaux cartilagineux, et s'était ensuite

---

(1) Jusqu'à présent, ainsi qu'on le voit dans nos Tables synoptiques, et même dans le Dictionnaire des sciences médicales, nous avons écrit *oricule*, *oriculaire*, et nous avions pris ce mode d'orthographe, parce que, d'après l'usage général, on écrit *oreille*, *oreillette*, *oreillons*, etc., qui tous dérivent du même radical, *auris* des latins ; mais comme dans le vocabulaire des sciences, qui n'est pas tout-à-fait celui du peuple et des littérateurs, il importe d'y conserver, autant qu'il est possible, le mode d'ortographe qui rappelle l'étymologie du mot ; nous pensons aujourd'hui qu'il vaut mieux écrire *auricule*, *auriculaire* ; mais, alors et par la même raison, il faudra aussi, comme le faisaient nos anciens, écrire *aureille* ; car il est inconvenant et même bizarre, pour ne rien dire de plus, d'écrire d'une manière différente, les dérivés du même radical : on nous dira sans doute, c'est l'usage, *sic voluit usus*, mais cet usage, cet idole que vous encensés, qui l'a fait ? d'où vient-il ? comment s'entretien-t-il ? et son influence doit-elle s'étendre sur les sciences et les arts ?

ouvert une issue dans l'intérieur de la trachée-artère ; de tels faits ne sont point fort rares dans la pratique de la médecine, et on en trouve dans les recueils des observateurs plusieurs exemples entièrement semblables, soit par les symptômes, soit par les altérations trouvées à l'ouverture du corps. Ainsi il ne pouvait et il ne peut dans ce cas y avoir aucun doute sur la nature de la maladie, sur la véritable cause de la mort. Nous insistons sur ce point, parce que quelques écrivains (voy. la *Biographie moderne*, tom. 2, pag. 442), ont avancé contre toute raison que la mort de Hoche était due à une espèce de poison, et que la faculté de Paris hésita de prononcer sur son genre de mort.

A ces considérations sur l'objet principal, nous ajouterons quelques remarques sur plusieurs articles du procès-verbal, qui, pour être bien appréciés, exigent une explication ; ainsi les rédacteurs du procès-verbal disent qu'à l'ouvertuee du canal aërien, ils ont trouvé l'intérieur du larynx *marquetté* de plusieurs petites taches noires, il y en avait *une considérable sur l'épiglotte*, et les bronches étaient *remplies d'une humeur noirâtre à-peu-près semblable à du sang en dissolution* ; nous n'élevons assurément aucun doute sur l'exactitude de ces observations, nous nous proposons

18*

seulement d'examiner la nature de ces taches noires, d'en rechercher l'origine.

Lorsque nous examinâmes les pièces conservées dans l'alcool, il n'existait plus aucun vestige de ces taches, et les membranes avaient la texture, l'épaisseur, la consistance qui leur est naturelle; ces taches étaient donc superficielles, puisqu'elles se sont enlevées si facilement et sans laisser aucune trace de leur impression ; elles étaient donc produites, soit par quelque lambeau détaché de l'escarre qui existait dans la trachée artère, soit par quelques flocons à demi concrets de cette humeur noirâtre, dont les bronches étaient remplies ; mais cette humeur noirâtre ne peut point être considérée comme cause de maladie , comme un indice de gangrène ou de sphacèle, on la rencontre dans un grand nombre de cas très-différens ; il est, en effet, fort ordinaire, surtout à un certain âge de trouver les poumons parsemés de taches bleuâtres, noirâtres plus ou moins rapprochées, qui leur donnent une apparence marbrée; et en examinant l'état de ces organes, on trouve les ganglions lymphatiques si abondamment disséminés dans leur tissu, remplis d'une humeur noire plus ou moins foncée, que l'on peut en exprimer par la pression et même en faire refluer dans les vesicules et cavités bronchiques.

Souvent aussi les ganglions lymphatiques du médiastin, qui communiquent avec ceux des poumons, sont remplis de la même humeur, et présentent la même teinte ; ne voit-on pas souvent les personnes qui ont passé la nuit dans une chambre éclairée par des lampes qui donnent beaucoup de fumée, rendre par l'expectoration des matières muqueuses grisâtres, brunâtres ou parsemées de stries entièrement noires ? L'existence d'une matière noirâtre dans les bronches, n'est donc point un phénomène extraordinaire, et qui, dans le cas actuel, puisse fournir quelque induction sur la cause ou le caractère de la maladie.

Dans un autre endroit, les rédacteurs du procès-verbal disent que le poumon gauche était noirâtre, livide, que le droit était d'une couleur noire, *désorganisé* et adhérent par sa base à la pleure et au diaphragme, que l'un et l'autre étaient *noirâtres, livides, et tendant au sphacèle* ; mais les adhérences des poumons à la pleure ou au diaphragme sont très-fréquentes, et montrent seulement qu'il y a eu à la surface de ces organes, et à des époques plus ou moins éloignées, un certain degré d'inflammation. Quant à cette couleur livide, noirâtre que l'on a trouvée aux poumons, à la pleure, au diaphragme, et que l'on dit tendante au sphacèle, nous sommes disposés à penser qu'ici, comme dans plusieurs autres cas, on a pris l'apparence pour la réalité. Rien n'est plus ordinaire que de trouver les poumons livides, noirâtres dans une partie plus ou moins grande de leur étendue : et lorsque l'agonie est longue, la respiration très-laborieuse, et que le sujet conserve une certaine quantité de sang, non-seulement les poumons présentent une couleur noire très-foncée, mais encore les veines qui rampent sur le diaphragme, sont fortement engorgées, et les faisceaux musculeux prennent une teinte brunâtre. qui ordinairement est plus marquée du côté droit et dans l'endroit qui correspond au foye. Mais cette coloration qui peut à quelques personnes présenter l'apparence du sphacèle, est uniquement déterminée par le stase, la congestion du sang dans les ramifications capillaires de la partie, et on peut facilement s'en convaincre, ainsi que nous l'avons déjà dit, par la dissection, l'immersion, la lotion dans de l'eau.

Les rédacteurs du procès-verbal disent encore que le poumon droit était *désorganisé*, le foye était aussi *désorganisé dans ses parties en contact immédiat avec l'estomac....*; mais quel était ce genre d'altération que l'on a voulu désigner? et comment s'en est-on assuré? est-ce par la couleur, la consistance, l'engorgement, la destruction du tissu primitif de l'organe, la formation d'un tissu nouveau. Nous l'ignorons entièrement, nous savons seulement, d'après l'observation clinique, que dans la phtisie trachéale ou laryngienne, les poumons sont toujours plus ou moins affectés; que souvent aussi on trouve dans ces cas le foye tantôt amolli, brunâtre, tantôt plus gros, plus compact quelquefois schirreux, ou parsemé de granulations, de tubercules, de couleur et de consistance différentes, etc. Mais nous ne pouvons deviner quel genre d'altération on a voulu désigner en nous disant que le poumon et le foye étaient *désorganisés*, ne serait-ce point ici une de ces expressions d'invention moderne, que la mode met en faveur, que l'on répète sans y attacher un sens bien déterminé, et qui, par conséquent, ne doivent jamais être admises dans la rédaction des rapports judiciaires.

DEUX RAPPORTS sur un cas de mort attribuée à un suicide par strangulation.

Pour que l'on puisse mieux saisir la valeur des rapports suivans, nous donnerons un précis de ce cas particulier, dont les détails authentiques furent dans le tems rendus publics, d'après les ordres et le jugement d'un tribunal spécial.

Le général Ch.... P..... était depuis quelque tems détenu à la tour du Temple. Le 15 germinal

an 12 (5 avril 1804), on l'avait vu bien portant ; on lui avait servi le soir à souper comme à l'ordinaire, et sur les dix heures du soir, on avait fermé la porte de sa chambre, dont on avait ôté la clef ; le factionnaire de garde assurait l'avoir entendu tousser et cracher plusieurs fois sur le trois heures et demie du matin, et le 16 au matin (6 avril), lorsqu'on vint allumer son feu, sur les sept heures, on le trouva mort sur son lit ; on appelle d'abord un commissaire de police, qui d'après la seule inspection, prononce aussitôt qu'il y a *suicide*. Peu d'heures après, le tribunal criminel spécial, à qui l'on avait annoncé que *ledit Ch...*
Pichegru s'était suicidé la nuit dernière, chargea une commission composée de cinq de ses membres, de se rendre au Temple pour constater si ledit Ch... Pichegru s'est suicidé la nuit dernière, et recueillir les renseignemens relatifs à cet évènement, et on nomma cinq chirurgiens et un médecin, pour procéder à la visite du corps, et constater la cause de la mort, lesquels après s'être conformés à l'ordonnance, (environ douze heures après la mort présumée,) *ont unanimement déclaré qu'ils s'étaient transportés à ladite tour du Temple, et avaient été conduits par le concierge, à la chambre ou était Charles Pichegru, ex-général ;*

Qu'ils y avaient trouvé sur un lit, *un cadavre qu'ils avaient reconnu être du sexe masculin;*

Que l'homme mort leur avait paru âgé de quarante à quarante-cinq ans.

Que sa taille était d'un mètre soixante-dix-huit centimètres;

Qu'il avait les cheveux brun-foncé, les sourcils de même couleur, arqués, le front large et chauve; les yeux gris, bleu-clair, le nez long, gros, épaté à son extrémité, et creux à sa racine, la bouche moyenne, le menton rond et gros, le visage plein et brun, la tête forte, la poitrine large, les cuisses et jambes grêles en proportion du buste;

Qu'après avoir examiné toute l'habitude du corps dudit cadavre, ils avaient remarqué une impression circulaire au col, large d'environ deux doigts, et plus marquée à la partie latérale gauche;

Qu'il y avait strangulation, qu'elle avait été faite à l'aide d'une cravate de soie noire fortement nouée, dans laquelle ON AVAIT *passé un bâton ayant quarante-cinq centimètres de long et cinq de pourtour, et qu'*ON AVAIT *fait du bâton un tourniquet avec lequel ladite cravate avait été serrée de plus en plus, jusqu'à ce que ladite strangulation fut effectuée;*

Qu'ils avaient ensuite remarqué que ledit bâton

se trouvait reposé par un de ses bouts sur la joue gauche, et qu'en le tournant avec un mouvement irrégulier, il avait produit sur ladite joue une égratignure transversale d'environ six centimètres, s'étendant de la pommette à la conque de l'oreille gauche;

Que la face était ecchymosée, *les mâchoires serrés et la langue prise entre les dents;*

Que *l'ecchymose s'étendait sur toute l'habitude du corps;*

Que les extrémités étaient froides, *les muscles et les doigts des mains fortement contractés;*

Qu'ils estimaient, d'après la position dans laquelle ils avaient trouvé le corps, et les observations qu'ils avaient faites et dont ils venaient de nous rendre compte, que l'individu dont ils avaient visité le cadavre, et que le concierge leur avait dit être celui de l'ex-général Pichegru, s'était étranglé lui-même.

Et ont signé......

Le lendemain 17 germinal (7 avril), sur les neuf heures du matin (environ trente heures après la mort présumée), le tribunal, par une nouvelle ordonnance, charge les mêmes médecin et chirurgiens de procéder à l'ouverture du corps, en présence des C....., juges et du C....., substitut du commissaire du gouvernement, et après avoir rempli les formalités exigées par la loi, les médecin et chirurgiens ont déposé sur le bureau le procès-verbal qui constate leurs opérations et leurs observations, et dont suit la teneur.

Nous soussignés...... nous sommes transportés salle du tirage des jurés, dépendante du tribunal spécial de la Seine, pour, en exécution du jugement rendu hier soir par ledit tribunal, qui nous nomme à cet effet, procéder à l'ouverture du corps de Charles Pichegru, ex-général, qui s'est suicidé, *et constater l'état des parties internes;*

Et après avoir fait ladite ouverture, présence des deux juges et du substitut du commissaire, commis, par jugement de ce jour, pour y assister, et à tous les actes qui en devaient être la suite;

Avons observé que tous les vaisseaux du cuir chevelu *étaient gorgés de sang, la surface de la dure-mère injectée, le sinus longitudinal gorgé, surtout à sa partie inférieure et postérieure;*

Que la dure-mère était légèrement adhérente, *et présentait une ossification dans le repli qui forme la faulx du cerveau;*

Qu'il y avait une adhérence entre cette membrane et la superficie du cerveau;

Que la surface inférieure du cerveau était gorgée de sang;

Que la partie moyenne et supérieure du cerveau répondait aux adhérences précitées, et présentait une surface muqueuse parsemée de petites glandes lymphatiques, desquelles découlait une matière blanchâtre ;

Que la surface du cerveau était de couleur ordinaire ;

Qu'il n'y avait rien de particulier dans les ventricules, si ce n'est que le plexus choroïde était d'un rouge plus foncé ;

Qu'il y avait une hydatide à la partie supérieure de la protubérance annulaire ;

Que le cervelet n'offrait rien de particulier ;

Qu'il y avait une graisse considérable dans tout le bas-ventre ;

Que les intestins présentaient une couleur d'un jaune brun ;

Que l'intérieur de l'estomac était phlogosé, mais sans érosion ;

Que la vessie, les reins et autres viscères étaient dans l'état naturel ;

Que les deux lobes du poumon étaient gorgés de sang ;

Que le péricarde était sain ;

Que l'œsophage, dans toute sa longueur, était parfaitement sain jusqu'à l'endroit du col où la strangulation s'est effectuée ; *pourquoi nous con-tinuons de penser que Charles Pichegru , ex-gé-néral , s'est suicidé par les moyens que nous avons indiqués dans le rapport du jour d'hier* ».

Fait au Palais de justice en la salle ci-dessus indiquée, où nous avons opéré : à Paris, le 17 germinal an 12 ; et signé.....

OBSERVATIONS.

En lisant le précis de cette affaire, on est d'a-bord frappé de voir 1º. que d'après la seule ins-pection ou sans examen, sans visite préalable , et uniquement d'après ce qu'on lui dit , le commis-saire de police prononce aussiôt et sans hesiter , que *ledit Charles Pichegru s'était suicidé la nuit dernière* ; 2º que ce fait est annoncé dans les mêmes termes au tribunal criminel; il semblerait donc que dès l'instant même l'opinion fût formée ; et en lisant le premier rapport qui consiste uni-quement dans la description de la visite extérieure du corps , il semblerait que les experts ont *tout bonnement* suivi la direction qu'on leur imprimait, et adopté la prévention qu'on leur inspirait. Mais sans nous arrêter davantage sur ce point , exami-nons les deux rapports des experts , ils pourraient fournir matière à de longues discussions ; nous

nous bornerons à quelques remarques propres à faire sentir aux jeunes médecins les attentions qu'ils doivent apporter dans les visites juridiques, et dans la rédaction de leurs observations.

Dans le premier rapport fait le 16 germinal, les experts donnent, 1°. un signalement très-détaillé de la forme apparente du sujet, ce qui était ici fort inutile et étranger à leurs fonctions ; mais ils négligent entièrement l'objet vraiment médical, ils ne parlent ni de l'état des yeux et des paupières, ni de la position ou attitude dans laquelle ils ont trouvé le corps ; ils se bornent à dire qu'il était *sur un lit* , sans indiquer s'il était nu , recouvert , habillé , et quelle était la disposition des choses environnantes.

2°. Ils disent ensuite avoir *remarqué une impression circulaire autour du col*, et dans un article subséquent, ils font mention *d'une cravate de soye noire fortement liée, dans laquelle on avait passé un bâton*; mais avant de parler de cette impression circulaire sur le col, l'ordre exigeait certainement que l'on eût d'abord fait une description exacte de la manière dont cette cravate était disposée et nouée autour du col, il était aussi nécessaire de déterminer si cette impression circulaire se trouvait à la partie supérieure, moyenne ou inférieure du col; et quel

était son enfoncement et surtout sa couleur ; ils
disent bien que cette impression observée sur le
col, était *plus marquée à la partie latérale gauche*,
mais cette apparence qui a frappé les experts,
dépendait-elle du changement de la couleur ou
des plicatures de la peau ? car, notez-le bien, une ligature serrée et conservée pendant quelques heures
autour d'une partie d'un cadavre, y forme une dépression plus ou moins profonde, mais n'en altère
point la couleur.

3°. Après avoir remarqué que la face était
ecchymosée, ils ajoutent que l'ecchymose s'étendait sur toute l'habitude du corps ; mais il y a
certainement ici, au moins erreur dans l'acception
du mot ; sans doute, les experts ont voulu dire,
que la peau avait une teinte livide, violacée, brunâtre, ce que l'on observe souvent dans la strangulation et plusieurs autres cas ; mais cette lividité
quelquefois diffuse sur toute la peau, d'autre fois
bornée à quelques parties, dépend uniquement
de la stase du sang dans les réseaux capillaires,
et ne doit point être confondue avec l'ecchymose,
qui, comme on le sait, consiste dans une extravasion ou infiltration de sang dans le tissu lamineux ou aréolaire d'une partie.

4°. Les experts disent encore *que les extrémités*
(c'est-à-dire, les membres) *étaient froides, les*

muscles et les doigts des mains fortement con-tractés; mais comme la mort, à l'époque de la visite du corps, datait au plus de douze heures, ce que n'ont point dit les experts, le tronc con-servait, sans doute, encore un certain degré de température, le sang une partie de sa fluidité, sans doute aussi les muscles disposés sur le col, sur le tronc n'avaient point encore acquis cette roideur, qui survient après un entier réfroidis-sement du corps; et ces circonstances ne devaient pas échapper à l'attention des experts, car dans cet état, et surtout lorsque l'on transporte un cadavre encore chaud, lorsqu'on en change la position, le sang se porte, par son poids, aux parties les plus déclives, les moins résistantes, il s'y arrête, en distend, remplit les vaisseaux et y forme une sorte d'engorgement plus ou moins considérable; ainsi, comme l'ont démontré dif-férentes recherches anatomiques, si l'on place un cadavre encore chaud sur une table inclinée de manière que la tête soit pendante ou plus basse que le thorax, tous les vaisseaux de la tête seront, après quelques heures, plus ou moins gorgés de sang, souvent même on y trouvera de ces con-crétions tenaces, blanchâtres, ramifiées, que l'on désigne communément sous le nom de *polypes*.

Maintenant si l'on passe à l'examen du second

rapport, on aperçoit dans l'exposition des circonstances observées lors de la visite, d'un côté,
des superfluités ou détails inutiles à l'objet, de
l'autre, des omissions, des erreurs, ou au moins
de l'ambiguité.

1°. Quoique ce rapport fut une suite du premier, il eût été convenable d'indiquer en peu de
mots, quel était, à l'époque de cette seconde visite
l'état du cadavre; il eût été convenable d'indiquer
comment on avait procédé à l'ouverture des cavités splanchniques, si après avoir scié le crâne,
selon les règles de l'art, on en avait enlevé la
calotte sans effort.

2°. Après avoir *observé que tous les vaisseaux
du cuir chevelu* (1) *étaient gorgés de sang*, les
experts ajoutent *que la dure-mère était légèrement
adhérente....., qu'il y avait une adhérence entre
cette membrane et la superficie du cerveau.....,
que la partie moyenne et supérieure du cerveau
répondait aux adhérences précitées et présentait
une surface muqueuse, parsemée de petites glan-*

---

(1) Expression généralement adoptée, mais fort impropre, et qui doit être rejettée du vocabulaire médical, car le cuir est une peau tannée, et il n'y a pas
plus de cuir sur le crâne, qu'à la paume des mains
ou à la plante des pieds.

des lymphatiques, desquelles découlait une ma-tière blanchâtre. Tout cela ne nous paraît ni fort clair, ni fort exact; en effet, 1° la méninge ou *dure-mère*, comme on l'appelle, est toujours ad-hérente à la face interne des os du crâne et surtout à la suture médiane ou *sagittale*; 2° la partie moyenne et supérieure du cerveau, et surtout dans le voisinage du sinus médian ou *longitudinal*, a, par le moyen de la lame externe de la méningine (*piemère* ou *arachnoïde*) une connexion intime ou *adhérence* avec la méninge, et dans cet en-droit la lame externe de la méningine a une cou-leur blanchâtre, et toujours dans l'adulte on y trouve de petits grains molasses, arrondis, blan-châtres agglomérés, que les experts regardent comme de petites glandes lymphatiques; mais cette disposition est constante, naturelle; les ex-perts l'auraient-ils donc considérée comme un état contre nature? Tous ces détails, d'ailleurs, pouvaient-ils être de quelque utilité pour l'objet principal de la visite? Qu'importe aussi qu'il y eût *une graisse considérable dans tout le bas-ventre* (c'est-à-dire l'abdomen) cette disposition n'est-elle pas fréquente, propre à quelques indi-vidus, surtout à ceux qui ont l'habitude de monter à cheval?

3°. Dans un autre article les experts disent

que l'intérieur de l'estomac était phlogosé, mais sans érosion. Une telle assertion faite d'une manière si positive par cinq chirurgiens et un médecin, frappe aussitôt l'attention de tout homme instruit qui examine et sait réfléchir; car la phlogose de l'estomac, quelque légère que l'on veuille la supposer, est une affection grave, douloureuse, qui produit de grands changemens dans la physionomie, dans l'état des fonctions, et comme cette affection peut être déterminée par un poison, des experts qui, dans la visite d'un cadavre, trouvent *l'intérieur de l'estomac phlogosé*, doivent examiner avec le plus grand soin l'état de ce viscère, la nature, la quantité des substances qu'il contient; ils doivent, autant qu'il est possible, prendre des informations exactes sur le régime habituel du sujet, sur les circonstances qui ont précédé sa mort; enfin, pour éviter toute illusion, il faut après avoir recueilli et mis à part toutes les substances contenues dans l'estomac, plonger ce viscère dans l'eau, le laver légèrement, examiner avec attention si les vaisseaux sanguins qui rampent dans son tissu, si les réseaux capillaires disséminés dans sa membrane interne sont engorgés; car, notez-le bien, l'intérieur de l'estomac peut présenter une teinte rouge plus ou moins foncée, sans cependant être phlogosé.

19*

L'usage d'un infusum de coquelicot, comme l'a démontré VARNIER (Journ. de méd., tom. 7), donne à l'œsophage et à l'estomac une couleur rouge-violette très-remarquable, le décoctum de garence, de bois de campèche ou son extrait que l'on emploie quelquefois comme médicament, quelques espèces de vins, diverses substances alimentaires d'ailleurs très-salubres, ne peuvent-elles point donner à l'estomac et à l'intestin une teinte rouge plus ou moins foncée? la présence des alimens dans l'estomac, l'usage des liqueurs alcooliques après le repas activent la circulation dans l'organe et suffisent encore pour y déterminer une certaine rougeur. Aussi, comme le remarque expressément M. PINEL (tom. 2 de sa Nosographie, 5ᵉ. édit., pag. 313), « l'ouverture cadavérique » a souvent présenté des traces semblables (quant » à la couleur), à celles que cause l'inflammation » de l'estomac, sans que les symptômes qui ca-» ractérisent la gastrite se soient manifestés ». Les experts qui avancent si positivement, *que l'intérieur de l'estomac était phlogosé*, ont-ils fait toutes ces considérations? Il ne le paraît pas, du moins ils n'en parlent point dans leur rapport, ils ne disent, ni comment ils ont reconnu cette phlogose de l'estomac, ni quelle en était l'étendue, l'intensité, et une assertion entièrement dénuée de preuves, peut-elle mériter quelque confiance ?

4°. On dit ensuite que *les deux lobes du poumon étaient gorgés de sang*, nous aimons penser qu'il y a ici une faute de l'écrivain, car tout le monde sait qu'il y a deux poumons, qui sont chacun divisés en lobes; mais quoique les poumons fussent *gorgés de sang*, ils ne l'étaient certainement point également dans toute leur étendue, et cette considération ne devait point échapper, parce qu'elle pouvait faire connaître, comme nous l'avons indiqué page 83, quelle était la situation du corps lors de la mort.

5°. Enfin dans un dernier article, les experts rapportent que *l'œsophage dans toute sa longueur était parfaitement sain, jusqu'à l'endroit du col où la strangulation s'est effectuée.* Ce point qui dans le cas actuel était le plus important, exigeait des détails très-circonstanciés; et cependant les experts se bornent à dire *que l'œsophage était parfaitement sain jusqu'à l'endroit du col où la strangulation s'est effectuée*, et ils laissent entièrement ignorer quel était dans cet endroit le mode d'altération de l'œsophage, quelle en était l'étendue, et comment ils l'ont reconnue : remarquons à ce sujet, 1°. que l'œsophage ne commence qu'à la partie inférieure du larynx, un peu au-dessous de la partie moyenne du col; 2°· qu'il est appuyé sur le corps des vertèbres du col, qu'il est recouvert par diverses parties molles; ainsi, en admettant l'assertion des experts, il ne pouvait y avoir contusion, ecchymose, altération à l'œsophage, sans que les parties molles qui le recouvrent, n'en présentassent au moins quelques vestiges, ainsi la ligature que l'on dit avoir servi à la strangulation, devait être placée au-dessous du larynx; mais ces objets si importans sont entièrement oubliés ou négligés dans le rapport, auraient-ils donc échappé à l'attention des six experts?

Quoiqu'il en soit, d'après l'énoncé des différentes observations faites dans leurs visites, les six experts n'hésitent point à conclure dans leur premier rapport, *que l'individu dont ils avaient visité le cadavre s'était étranglé lui-même*, et ils répètent dans leur second rapport, que ledit individu *s'est suicidé par les moyens indiqués dans le rapport du jour d'hier.*

Ici se présentent naturellement deux questions différentes, qui ne devaient point être confondues par les experts, parce qu'elles ne sont point également de leur compétence.

1°. L'individu dont il s'agit a-t-il été étranglé? la solution de cette question appartenait entièrement aux experts; eux seuls pouvaient et devaient démontrer d'après les phénomènes qui ont été reconnus dans la visite, que la strangulation était la seule et véritable cause de la mort ; mais comme on peut le voir par les remarques que nous avons faites, le compte que les experts rendent de leurs observations est inexact, incomplet ; erroné dans quelques points, obscur dans d'autres, et s'il n'existait pas dans l'ensemble des circonstances, d'autres motifs particuliers, on pourrait, et avec raison, contester qu'il y ait eu strangulation, parce qu'on ne trouve point dans le rapport l'indication de tous les signes caractéristiques de ce genre de mort.

2°. L'individu s'est-il étranglé lui-même ? Cette question est dans le cas actuel très-importante, et sa solution très-délicate, parce qu'elle exige la considération de plusieurs circonstances dont quelques-unes n'entrent point dans les attributions du médecin. Qu'un individu s'étrangle en passant la tête dans l'anse d'un cordeau fixé à un mur, à une branche d'arbre, etc., ce cas est trop connu pour qu'il puisse exister aucun doute, et le médecin qui fait la visite du corps, peut, d'après la disposition du lacs, l'impression qu'il a faite sur le col, l'absence de toute violence étrangère, démontrer et prononcer d'une manière positive qu'il y a suicide. Mais le cas dont il s'agit est moins ordinaire et plus embarrassant ; on trouve sur un lit le corps d'un homme qui a autour du col une cravatte de soie fortement nouée, et dans laquelle ON AVAIT passé un bâton et dont ON AVAIT fait une sorte *de garot ou de tourniquet, avec lequel la cravatte avait été serrée de plus en plus, jusqu'à ce que ladite strangulation fut effectuée;* mais qui *avait* passé ce bâton dans la cravatte? qui *avait* fait de ce bâton un tourniquet pour serrer la cravatte? quels motifs ont pu déterminer les experts à assurer que l'individu s'est suicidé? sans doute il est possible que par le procédé que l'on indique, un homme qui en a la ferme volonté s'étrangle lui-même; nous remarquerons cependant que, dans ce cas, l'impression faite par la cravatte, doit être très-peu marquée sur les muscles du col et encore moins sur l'œsophage; car l'arrêt de la circulation dans les veines du col, amène sur-le-champ la perte de connaissance, et par conséquent, ote la force de serrer le tourniquet; mais aussi il est possible que le crime ait été commis par un autre, et comme dans ces deux cas, les effets sont presque absolument les mêmes, les experts peuvent bien assurer que dans l'un et l'autre, la mort a été produite par strangulation, parce qu'ils en trouvent les preuves certaines dans le cadavre ; mais ils ne doivent point prononcer qu'il y a suicide , parce que l'examen seul du cadavre ne peut leur en fournir la certitude ; ils peuvent tout au plus ajouter dans leur rapport, que d'après les circonstances particulières qui leur ont été communiquées ou qu'ils ont recueillies, il leur paraît très-probable que l'individu s'est lui-même procuré la mort. C'est au magistrat à faire dans ce cas, les informations nécessaires pour acquérir la preuve qu'aucune personne étrangère n'a pu coopérer à la mort du sujet que l'on examine.

En faisant ces remarques , nous n'avons eu d'autre intention que de rappeler aux experts les règles qu'ils doivent observer dans les visites juridiques , les limites qu'ils ne doivent point dépasser dans leurs conclusions. Nous nous proposons de revenir par la suite sur cet objet important pour la médecine légale, en rapportant quelques cas de suicide.

MORT SURVENUE QUATORZE JOURS APRÉS UNE BLESSURE AU-DESSUS DE L'ŒIL DROIT.

Article communiqué par feu M. FINE *, chirurgien en chef de l'hôpital général de Genève.*

Dans une querelle qui eut lieu le 16 août 1807, le sieur M.... eut au-dessus de l'œil droit une blessure qui fut produite soit par sa chute sur un tas de pierres , soit par un coup de poing ou de pierre qui lui fut porté, ce que l'on ne peut décider positivement, parce que les dépositions sont contradictoires sur ce point ; quoiqu'il en soit, la blessure paraissait très légère , et n'exiger aucun soin, aussi le sieur M... sortit tous les jours, il se livra même à plusieurs excès ; cependant, le 25 août il s'allite, se plaint de mal de gorge, fait appeler un officier de santé pour lui donner des soins et meurt le 29 août , c'est-à dire quatorze jours après la rixe.

Quelque tems après l'inhumation , le bruit se répand que le sieur M... est mort des suites de la blessure qu'il avait au-dessus de l'œil droit, on fait des informations, le sieur B..., officier de santé qui avait visité le blessé quelques jours avant sa mort , est assigné par le commissaire chargé de l'instruction de l'affaire, et fait la déclaration suivante :

Je..... B.... dépose : le 25 ou le 26 août dernier, je fus appelé pour aller voir ledit M..., qui était alité, et à qui je demandai ce qu'il avait, il me répondit qu'il avait mal à la gorge ; après l'avoir palpé et examiné , je jugeai qu'il était atteint d'une esquinancie qui avait porté sur les extrémités inférieures et sur la mâchoire, avec contraction nerveuse sur ces parties, il avait les yeux étincellans ; je lui demandai s'il avait reçu quelques maltraitemens, il me répondit que non ; j'ordonnai de lui faire des gargarismes, et je me retirai. Dans la matinée du jour qu'il est mort, je l'ai revu, je le trouvai mieux, il n'avait plus de contraction à sa mâchoire, il parlait librement ; j'ordonnai qu'on lui fît prendre des bains, ensuite de quoi je m'en allai. Dans l'après-midi j'appris qu'il était mort, ce qui me surprit beaucoup. Je dois vous dire que trois ou quatre jours avant que d'avoir vu pour la première fois ledit M... dans son lit, soit le 24 août, je le trouvai à A.... au-devant du presbitère où l'on vendait du vin, il s'approcha de moi en me disant qu'il souffrait de la gorge, et qu'il me priait de lui donner quelque chose pour le soulager ; comme il me parut avoir un peu de vin, et que je l'avais vu les jours auparavant dans un état d'ivresse, je lui dis qu'il devait changer de manière de vivre, suivre un régime sévère, qu'il avait plus de mal qu'il ne pensait, et je le quittai.

13 octobre 1807.

Cette déclaration ne pouvant faire connaître la véritable cause de la mort, le tribunal ordonna qu'en présence d'un commissaire désigné, il serait procédé à l'exhumation et visite du corps ; cette opération eut lieu le 20 octobre, cinquante-deux jours après la mort; le sieur B..., officier de santé, qui avait vu le blessé avant sa mort, fut chargé de cet examen, et fit le rapport suivant, qui fut consigné dans la procédure.

Je...., d'après la visite que je viens de faire en votre présence (du maire de l'endroit), du cadavre de feu M. M..., vous rapporte, qu'à travers l'état de putréfaction où il est, il m'a présenté les traces bien évidentes d'une inflammation et du muscle crotaphite droit et de la dure-mère, dans la portion correspondante à la région temporale droite, sans néanmoins aucune fracture du crâne. Guidé dans mes recherches par des informations prises sur les symptômes qu'il a éprouvés pendant sa maladie, j'ai d'abord appris qu'il avait eu une blessure sur l'œil droit, que tout son corps était devenu d'une roideur extrême, qu'il avait une grande difficulté d'avaler; ce qui m'a conduit à examiner soigneusement tout le côté droit du visage qui, dans un état de putréfaction plus grand que le côté opposé, m'a laissé voir parfaitement à nud le crâne; le péricrâne et toutes les chairs en étant séparées à l'aide des instrumens, ce que je n'ai pu exécuter dans le côté gauche, où les susdites parties étaient encore adhérentes au crâne; d'où il est évident qu'il y a eu inflammation du cerveau et de ses membranes, soit naturellement survenue, soit occasionnée par un coup, laquelle a produit le tétanos, et tous les autres symptômes qu'il a donné, comme douleur de tête, d'estomac, difficulté d'avaler qu'on a pu prendre pour une esquinancie ; lesquels dépendaient tous de l'état de contraction où était, chez le sujet, tout le genre nerveux, à la suite de l'inflammation partielle des méninges ; ayant vu en cela une cause suffisante de mort, je n'ai pas poussé mes recherches plus loin, vu l'état de désorganisation où doivent être tous les viscères, puisque le cerveau lui-même n'est plus qu'une matière fluide semblable à du pus.

Ce 20 octobre 1807.   B....

Ce rapport ne satisfaisant point le tribunal M. le docteur FINE fut invité avec deux officiers de santé, à prendre connaissance des pièces de la procédure, à donner son avis sur cet objet, et il rédigea le rapport ci-joint :

Nous soussignés, docteur en chirurgie, B.... et B...., officiers de santé, appelés à donner notre opinion sur les causes présumées de la mort de M. M...., arrivée le 29 août 1807, *quatorze jours après s'être fait ou avoir reçu une blessure au dessus de l'œil droit, d'après ce qu'avait appris*

M. B...., *qui cependant ne l'a pas vue, décla-
rons, que pour parvenir à découvrir la cause de
cette mort, nous avons d'abord pris connaissance
du rapport de M. B...., sur l'exhumation juridique du cadavre de M. M...., en date du 20
octobre 1807, cinquante-deux jours après la
mort. A l'exception de la déclaration positive,
qu'il n'y avait aucune fracture à la tête, il s'était
écoulé trop de tems entre la mort et cet examen,
pour qu'on ait pu, dans le cas dont il s'agit,
se procurer d'autres indices de quelque valeur,
à cause de l'état de décomposition dans lequel
le cadavre a été trouvé.*

*Vu cette insuffisance tirée du rapport d'exhu-
mation, nous avons eu recours aux divers renseignemens qui ont pu nous être fournis sur l'état de
la santé de M. M..., depuis le moment de sa
blessure jusqu'à celui de sa mort, tant d'après le
rapport juridique de M. B..., que d'après la
conférence que nous avons eu avec lui, dans laquelle il a non-seulement commenté le susdit
rapport, mais nous a donné connaissance de ce
qu'il avait pu apprendre sur le cas dont il est
question; et il résulte de ces différens renseignemens, que jusqu'au 24 août, M. M... ne s'était
plaint depuis sa blessure, que de mal d'estomac,
et de perte d'appétit, que le 25 ou le 26 du même*

mois, il s'était allité, se plaignant d'un mal de gorge, avec une contraction spasmodique des deux mâchoires, et une sensation de serrement à leur articulation ; que ses extrémités inférieures étaient étendues et roides, avec impossibilité de fléchir les jambes sur les cuisses. Que l'esquinancie dont il est fait mention dans le rapport, n'était que présumée, puisque la contraction des mâchoires ne permettait pas de faire l'exploration du voile du palais et du gosier, que les liquides qu'on introduisait dans la bouche à la faveur d'une dent cassée, ressortaient par l'ouverture qui leur avait donné entrée ; que le malade avait beaucoup de peine à parler ; que sa face était un peu grippée, c'est-à-dire que ses muscles étaient atteints de légères contractions spasmodiques ; que ses yeux étaient étincellans ; que son corps était droit, et que d'après le rapport des parens, on n'aurait pu asseoir le malade sur son lit ; que la respiration était faible, difficile, se fesait en grande partie par le nez ; qu'enfin, le jour de la mort de M. M..., la contraction de sa mâchoire inférieure n'avait plus lieu, où était beaucoup diminuée, et qu'il parlait mieux.

D'après tous ces renseignemens, il nous paraît que la cause de la mort de M. M... est un tétanos. Tout concourt à prouver notre dire ; 1°. L'exposition des symptômes qui se sont montrés les trois ou quatre derniers jours de la maladie du défunt; 2°. le moment de l'invasion de cette affection morbide ; 3°. la diminution même du spasme des mâchoires, un peu avant la mort.

Cette affection tétanique nous paraît aussi être la suite de la blessure qui a eu lieu au-dessus de l'œil droit, car quoique le tétanos puisse bien reconnaître pour sa formation, des causes internes, il est infiniment plus fréquent de le voir succéder à des blessures, et que, dans le cas qui nous occupe, on ne peut présumer aucune cause interne.

Tout en admettant la blessure située au-dessus de l'œil droit, comme cause éloignée, et le tétanos comme cause immédiate de la mort de M. M..., nous croyons devoir observer que nous n'en regardons pas pour cela, cette blessure comme mortelle, attendu qu'il suffit, pas très-rarement, pour produire un tétanos, qui est une maladie presque toujours mortelle, d'une très-légère blessure, telle qu'une piqûre d'un des doigts avec une aiguille, etc., ou de celle de la plante du pied par un clou, ou d'une déchirure superficielle de la peau, etc., ensorte qu'il n'est aucune blessure telle légère qu'elle soit, qui, avec des circonstances de développement conve-

(3o5)

nables , et qui nous sont inconnues , ne puisse produire la mort de cette manière.

Donné à Genève , le 9 novembre 1807.

FINE , Docteur Chirurgien.

B...
B..... } *Officiers de santé.*

REMARQUES.

En examinant successivement, en rapprochant les différentes circonstances de ce cas, on voit, d'un côté que, dans sa première déclaration, l'officier de santé qui avait vu plusieurs fois le malade , qui lui avait expressément demandé *s'il avait reçu quelques mal traitemens*, ne fait aucune mention de blessure ; ainsi en admettant, ce qui est douteux, qu'il existât une blessure , elle était donc bien petite, bien légère, puisque l'officier de santé ne l'a point aperçue , puisque le malade n'en a point parlé, et qu'il s'est plaint seulement de difficulté d'avaler , de resserrement des mâchoires. Ce n'est que cinquante-deux jours après la mort, lors de l'exhumation , que l'officier de santé dit qu'il A APPRIS que le malade *avait eu une blessure sur l'œil droit* ; mais il se borne à ce simple énoncé , sans indiquer ni la nature, ni la forme, ni la situation précise de cette blessure, sans dire si dans l'examen du cadavre, il en a reconnu quelques vestiges.

D'un autre côté, cependant l'officier de santé, après avoir visité le cadavre, n'hésite point à dire qu'*à travers l'état de putréfaction*, il a trouvé *des traces bien évidentes d'une inflammation du muscle crotaphite droit et de la dure-mère, dans la portion correspondante à la région temporale droite, sans néanmoins aucune fracture du crâne*, et la preuve qu'il donne de cette assertion, est que *tout le côté droit du visage qui, dans un état de putréfaction plus grand que le côté opposé, lui a laissé voir parfaitement à nud le crâne, le péricrâne et toutes les chairs en étant séparées, à l'aide des instrumens ; ce qu'il n'a pu exécuter du côté gauche où les susdites parties étaient encore adhérentes au crâne, d'où* (ajoute-t-il) *il est évident qu'il y a eu inflammation du cerveau et de ses membranes*. Quel raisonnement ! Quel conclusion ! Pour en sentir toute l'absurdité, il suffit de rappeler les symptômes qui se sont présentés dans le cours de la maladie ; tous démontrent une affection nerveuse ; aucun n'indique la plus légère inflammation *du muscle crotaphite et de la dure-mère,* comme on ose l'avancer. Peut-on concevoir l'inflammation du muscle crotaphite, sans qu'il y ait à la partie, tumeur, rougeur, chaleur, douleur, et par conséquent, un ensemble de symptômes locaux, qui n'aurait pu échapper à la seule

inspection du malade; cependant , malgré l'absence de ces symptômes qui auraient certainement
été observés pendant la vie du sujet , l'officier de
santé répète *qu'il y a eu inflammation du cerveau,*
et de ses membranes; parce que *tout le côté droit*
du visage qui était dans un état de putréfaction
plus grand que celui du côté opposé, lui a laissé
voir parfaitement à nud le crâne; parce que ,
ajoute-t-il, *le péricrâne et toutes les chairs en*
ont été séparées à l'aide des instrumens , ce
qu'il n'a pu exécuter dans le côté gauche où
ces susdites parties étaient encore adhérentes.
Ces remarques de l'officier de santé indiquent
seulement que la putréfaction était plus avancée
sur le côté droit de la tête du cadavre, que sur le
côté gauche, mais ne montrent point du tout
que cette altération fût l'effet, le résultat d'une
inflammation qui avait existé à cette partie.

· Les changemens que les cadavres éprouvent ,
sont très-nombreux et diffèrent beaucoup, non-
seulement suivant la saison, le climat, mais encore suivant l'âge, la constitution, l'embonpoint
ou plénitude du sujet, l'état de ses diverses parties,
le genre de mort et les circonstances qui l'ont
précédée , accompagnée ou suivie. Comme nous
nous proposons de traiter particulièrement de cet
objet dans la suite de ce Recueil , nous nous

20*

bornerons ici à remarquer que les parties les plus molles, celles dont le tissu contient, soit naturellement, soit accidentellement une plus grande quantité d'humeurs, sont celles qui s'altèrent, se putréfient les premières. Ajoutez que, dans les derniers instans de la vie, les humeurs abandonnées à leur pesanteur, s'arrêtent dans les parties qui, par la situation, sont les plus déclives ; et, comme d'après la conformation, la disposition des organes, le corps, si rien ne s'y oppose, tend à se porter, à s'incliner sur le côté droit, les lividités cadavériques y sont plus marquées que sur le côté opposé, et la putréfaction plus prompte. Plusieurs autres circonstances accessoires, telles que la situation que l'on aura donné au corps en le plaçant dans la bière, en l'inhumant, peuvent avoir aussi déterminé la putréfaction plus promptement sur le côté droit de la tête, que sur le côté gauche; il paraît d'ailleurs que l'officier de santé a borné ses recherches à l'extérieur du crâne ; ainsi, de quelque manière que l'on veuille le considérer, on ne peut tirer de ce rapport aucune induction propre à démontrer qu'il y *avait eu une blessure sur l'œil droit*, et encore moins qu'il *y a eu une inflammation du cerveau et de ses membranes.*

Ces observations n'ont point échappé à la sagacité de M. FINE ; aussi dans son rapport il s'est

(309)

uniquement borné à exposer, à rapprocher la série des divers symptômes que l'on a pu recueillir dans le cours de la maladie, et il en tire cette conséquence juste, précise et bien propre à fixer l'opinion des juges : 1° *que la cause de la mort est un tétanos* ; 2° que cette affection nerveuse toujours grave, souvent mortelle, surtout dans quelques climats, dans quelques saisons, chez des individus qui se livrent à des excès, ou lorsque le traitement n'a point été bien dirigé, commencé de bonne heure, peut être déterminée par *des causes internes* ; 3° enfin, que *la blessure située au-dessus de l'œil droit*, si toutes fois on en admet l'existence, ne pourrait, tout au plus être regardée que *comme une cause éloignée* de la mort ; il n'est, en effet, ajoute M. FINE, en terminant son rapport, aucune blessure si légère qu'elle soit, qui dans des circonstances particulières, cachées et difficiles à prévoir, ne puisse produire la mort de cette manière.

Ce cas très-remarquable à plus d'un égard, est bien propre à faire sentir au médecin chargé des visites judiciaires, la nécessité de recueillir, de comparer, d'analyser la série des symptômes qui ont précédé et accompagné la mort ; il nous rappelle aussi diverses observations sur les acci-dens plus ou moins graves qui surviennent quel-

quefois après des blessures, même petites et superficielles au front, aux sourcils ou aux parties
circonvoisines de l'orbite; nous croyons devoir en
donner le précis, parce que les auteurs de médecine légale que nous avons eu occasion de consulter, n'en font aucune mention dans leurs écrits.

On trouve dans le livre 2me. des *Prorrhétiques*,
n° 99, que les blessures au-dessus du sourcil et
aux parties circonvoisines, ne sont pas sans quelque danger, et dans le livre des *Prognostics de
Cos*, n° 510, il est dit expressément que les
blessures (1) au sourcil ou un peu au-dessus produisent l'amaurose αμαυρουσθαι, l'obscurcissement,
la perte de la vue; et cet accident, ajoute l'auteur,
ne se manifeste point dans les premiers tems,
mais lorsque la cicatrice se fait ou est faite.

L'observation pratique a plus d'une fois confirmé la vérité de cette assertion. VALSALVA,

---

(1) Le texte porte τρωμα, que nous traduisons par
le mot *blessure*, parce que, comme le remarque expressément GALIEN (*dans ses Commentaires sur le
livre VI des Epidémies*), et d'après lui, PLATNER,
(*prolusio de vulneribus superciliis illatis, cur cœcitatem
adferant*). Le mot τρωμα est par fois employé par
HIPPOCRATE pour désigner une lésion produite par
une percussion, une violence extérieure et sans plaie
ou entamure apparente.

Dissert. anatomica 2ª., rapporte qu'une femme qui voulait prendre un coq d'inde, fut blessée à l'un des yeux par l'ongle de l'animal, la plaie rendit peu de sang, et cependant la vue de l'œil blessé fut aussitôt perdue; on employa d'abord plusieurs remèdes qui ne procurèrent aucune amélioration. Trois jours après l'accident, cette femme consulta VALSALVA, qui d'après l'examen le plus attentif, ne reconnut à l'œil aucune altération intérieure ou extérieure, il fit alors avec le pouce une forte pression, avec agitation sur le trajet du nerf palpébro-frontal, et la vue fut aussitôt rétablie, *validâ pollicis compressione agitavi; vix hoc factum est cum statim pristina oculo visio restituta est.*

MORGAGNI, *Epistol. anatomica XVIII*, rapporte qu'une dame étant dans une voiture qui versa, les glaces se brisèrent et lui firent deux plaies au pourtour de l'œil gauche, à quelque distance de l'orbite; l'une qui parut mériter peu d'attention était située près l'angle temporal des paupières, l'autre était au-dessus du sourcil, du côté de l'angle nasal, *supra supercilium versus angulum majorem*, dans l'endroit où le nerf frontal sort de l'orbite, et fournit des filets aux parties circonvoisines; et quoiqu'il n'y eût aucune autre lésion à la tête ou au corps, quoique la

cornée fut intacte et qu'il ne parut aucune altération à l'œil, cependant cette dame perdit aussitôt la faculté de voir, de sorte qu'en lui présentant un flambeau, elle n'apercevait qu'une
lumière confuse, et qu'après le quarantième jour,
elle pouvait à peine distinguer le jour de la nuit.

GUIL. FABRICE *de Hilden* (*Centurie VI*,
obs. 6, *de obstructione nervi optici et visus amis-*
sione propter vulnus superioris palpebræ), rapporte qu'un enfant de quatre ans fut atteint à la
paupière supérieure de l'œil gauche par un petit
bâton aigu qu'on lui jetta, et lui fit en cet endroit
une petite plaie qui donnait issue à un flocon de
tissu graisseux, que l'on fit tomber par la ligature. A l'instant du coup l'enfant tomba et vomit
pendant trois jours; cependant la plaie fut bientôt
guérie, mais après quelque tems, on s'aperçut
que la vue de l'œil gauche était entièrement perdue, quoiqu'il n'y eût à cet organe ni aux parties
circonvoisines, aucune altération perceptible.

Nous avons vu, il y a quelques années, un
jeune homme qui, dans une salle d'escrime, fut
frappé un peu au-dessus du sourcil de l'œil droit
par le bouton d'un fleuret fortement appuyé; il
éprouva d'abord une douleur qui, suivant son
rapport, s'élança comme une étincelle électrique
au fond de l'orbite, et fut accompagnée d'une

sorte de vertige et d'éblouissement qui se dissipèrent dans l'instant même, et ne l'empêchèrent
point de continuer ses exercices et de rentrer à la
maison comme à l'ordinaire. Le lendemain matin
nous l'examinâmes, il n'y avait aucune entamure
à l'endroit frappé, mais seulement une légère
tache rougeâtre, circulaire, du diamètre d'environ
vingt millimètres, qui était un peu douloureuse
par la pression; la nuit avait été tranquille, le
jeune homme se plaignait seulement d'un peu de
pesanteur à la tête; nous prescrivîmes des bains
de pieds, des bouillons avec les plantes chico-
racées, l'application sur le front de compresses
trempées dans un infusum de fleurs de mauves
et de sureau animé avec un peu d'alcool camphré;
ce qui ne fut point exécuté fort assidûment.
Quoiqu'il en soit, la tache ecchymosée qui existait sur le front, s'étendit un peu en prenant
une teinte violacée, jaunâtre, et disparut successivement dans la huitaine. Le jeune homme n'é-
prouvait alors aucune incommodité, mais un mois
après l'accident, il s'aperçut en dessinant qu'il
ne distinguait plus les objets de l'œil droit; nous
l'examinâmes de nouveau, l'œil était clair, brillant,
lant, l'iris avait sa forme, sa couleur naturelle,
mais ses mouvemens étaient plus faibles, plus
lents. Il nous parut aussi que l'endroit qui avait

été frappé par le bouton du fleuret, conservait une sensibilité douloureuse, qui augmentait beaucoup par la pression; ce qui nous engagea à proposer l'application d'un caustique sur ce point douloureux; mais notre avis ne fut point adopté, on employa divers moyens qui furent sans succès, et la vue de l'œil droit est entièrement perdue.

VICQ-D'AZIR rapporte (*Hist. de la Société de médecine, tom.* 1, *pag.* 316, un cas presque entièrement semblable. Un jeune chirurgien reçut dans le lieu même où le nerf frontal est logé, auprès de l'échancrure qui lui donne passage, un coup de fleuret qui lui fit une plaie; « en exa-
» minant cette plaie, on trouva le nerf comme
» haché et presque entièrement coupé, la cécité
» vint par degrés et fut complette en peu de
» tems ».

M. RIBES nous a dit aussi, qu'à la suite de plaie au front, au-dessus du sourcil, il avait vu survenir l'amaurose, mais qu'en même tems l'iris perdait tous ses mouvemens, et sans doute il en existe beaucoup d'autres exemples dans les recueils des médecins observateurs; on voit même que ces sortes de blessures ont été suivies quelquefois d'accidens plus graves encore. Une jeune femme d'une bonne constitution, dit GUIL. FABRICE *de Hilden* (*Cent. III, obs.* 9), reçut au

sourcil droit un coup de pierre qui divisa la peau,
et quoiqu'il n'y eût ni fracture, ni aucune impression à l'os, la blessée tomba presque sans
connaissance et vomit les alimens contenus dans
l'estomac; bientôt la plaie fut guérie, mais cette
femme avait une douleur continuelle à la tête,
principalement au côté droit, et dans le cours
du deuxième mois, elle perdit entièrement la
vue de l'œil droit, quoiqu'il n'y eût aucune altération sensible à la pupille ou à la cornée; souvent
aussi elle avait· des vertiges, quelquefois même
des accès d'épilepsie. Huit ans après cet accident,
les douleurs de tête augmentèrent et il survint des
convulsions aux bras, avec de grandes douleurs,
surtout lorsque la saison était froide et humide.

ELIAS CAMERARIUS rapporte , (*Ephemer.
nat. cur. cent.* 3 , *obs.* 55,) qu'un jeune homme
ayant reçu à l'angle nasal de l'œil gauche, au
voisinage de la paupière supérieure, un coup qui
lui fit une petite playe pénétrant jusqu'à l'os,
éprouva sur le champ une violente douleur, et
quoique la paupière eût à peine été intéressée,
qu'il ne parût à cet œil qu'un peu de dilatation à
la pupille, non·seulement la vue de ce côté fut
entièrement perdue, mais en même tems elle fut
beaucoup diminuée à l'œil droit, et tout ce côté
du corps fut attaqué de paralysie; l'usage des

eaux thermales dissipa la paralysie, et la vue se rétablit un peu du côté droit, mais l'œil gauche resta entièrement insensible à la lumière.

Plus d'une fois aussi, une percussion sur le trajet du nerf frontal ou sous-orbitaire, a donné lieu à une neuralgie faciale très-opiniâtre. ANDRÉ rapporte, (*Observat. pratiq. sur les maladies de l'urethre*, *pag.* 324,) qu'une dame ayant été frappée par le bord d'un guéridon à la partie inférieure de l'orbite, sur le trajet du nerf sous-orbitaire, éprouva pendant plus de dix ans des douleurs cruelles et des mouvemens convulsifs à la face, et l'on trouve un cas à peu-près semblable dans RUMLER, (*Observationes medicæ*, *obs.* 64).

On conçoit bien qu'un coup sur la tête qui fracture le crâne et intéresse l'encéphale, peut déterminer dans cet organe un point d'engorgement, d'irritation, d'inflammation qui amène l'affaiblissement ou l'abolition de quelque fonction sensoriale ; mais comment une blessure au front, au sourcil, au pourtour de l'orbite, qui paraît légère, superficielle, qui n'est point accompagnée de commotion, peut-elle produire la cécité ? et comment, ainsi que VALSALVA le rapporte, une friction, une pression sur le trajet du nerf frontal a-t-elle pu sur-le champ rétablir la vue ?

Pour répondre à ces questions, VALSALVA dit

que les muscles de l'œil, au lieu d'être attachés au fond de l'orbite, comme on le croit généralement, s'implantent sur le nerf optique même, l'embrassent dans son pourtour, et forment un anneau modérateur, tendineu - charnu, qui est susceptible de se contracter, de se relâcher, et par conséquent de changer la longueur, la grosseur du nerf optique, et de modifier ainsi la sensibilité de l'œil; et comme la branche palpébro-frontale passe près de cet anneau modérateur, lui fournit même quelques filets, l'auteur pense que la douleur, l'irritation, produites par la blessure, s'est propagée jusqu'à l'anneau, en a déterminé la convulsion, et par une suite nécessaire la compression, l'étranglement du nerf optique, et l'abolition de la vue; accident qui a été dissipé sur-le-champ en faisant cesser le spasme par la pression, les frictions sur le trajet du nerf frontal. Nous ne nous arrêterons point sur les vices de cette explication, il suffit de remarquer que cet anneau modérateur tel que le décrit VALSALVA, n'existe ni dans l'homme ni dans aucune autre espèce d'animal.

PLATNER et SABATIER ont cherché une explication plus satisfaisante et plus vraie dans la disposition des nerfs : pour bien l'apprécier, il faut rappeler que le nerf *orbito-frontal* ou oph-

talmique de WILLIS comme on le nomme ordinairement, après être entré dans l'orbite, se par-
tage en trois branches ; l'une principale *palpébro-
frontale*, qui se porte au front et fournit des rameaux aux sourcils, à la paupière supérieure ; la
seconde que l'on nomme *lacrymale*, se porte à
la glande lacrymale ; enfin la troisième *palpébro-
nasale* donne des ramuscules à l'angle nasal des
paupières, et pénètre dans les cavités nasales :
mais ce qu'il importe de remarquer ici, cette
troisième branche fournit aussi un filet qui concourt à former un petit ganglion rougeâtre, len-
ticulaire, duquel partent deux faisceaux de filets
nerveux paralelles qui se divisent, se sous-di-
visent, s'accollent sur le nerf optique, l'accompagnent jusqu'à la partie postérieure de l'œil ; là,
ces filets que nous distinguons sous le nom d'*iriens*
et que l'on appelle communément *ciliaires*, quoiqu'ils n'aient aucun rapport aux cils, percent la
sclerotique en différens endroits, et se portent à
l'iris où ils se terminent en ramifications radiées
très-fines (1),

____

(1) Nous remarquerons ici qu'il entre toujours dans
la composition des sens externes, au moins deux espèces de nerfs distincts par leur origine, leur usage,
leur mode de terminaison ; l'un principal, essentiellement

D'après cette disposition constante et bien connue des nerfs, on a pensé que la douleur,

----

destiné à recevoir l'impression des objets extérieurs ; les autres accessoires ou secondaires se distribuent aux dépendances de l'organe, dans son tissu intime, et y entretiennent les propriétés vitales, le ton nécessaire à la sensation. L'intégrité de ces deux espèces de nerfs est également nécessaire pour l'action de l'organe, et la lésion de l'un ou de l'autre en amène toujours l'affaiblissement ou la perte. Ainsi dans l'œil, outre le nerf oculaire ou optique qui constitue le fond de l'organe, on y trouve les nerfs de l'iris qui proviennent du ganglion orbitaire, et quatre autres nerfs distincts qui proviennent de différentes parties de l'encéphale, se distribuent aux muscles de cet organe, à la glande lacrymale, aux paupières, au sourcil et même aux bulbes des cils (*Table synopt. des nerfs*) ; enfin on y trouve un filament du nerf trisplanchnique qui s'associe spécialement à la branche orbito-frontale. Quoique tous ces nerfs ne soient pas également importans pour la vision, cependant tous y concourent, mais surtout les nerfs de l'iris ; aussi leur lésion seule amène toujours la perte de la vue, quoique les autres nerfs de l'organe n'éprouvent aucune altération sensible. Cette disposition n'est point particulière à l'œil ; en examinant la texture des autres sens, on y trouve toujours, au moins, deux espèces de nerfs différens par leur origine et le mode de leur distribution. On sait qu'il entre des vaisseaux dans la composition des parois des vaisseaux, *vasa vasorum* ; les l'irritation, ou si l'on veut, l'ébranlement **pro**-duit par la contusion, l'écrasement ou la section incomplette du rameau frontal, se propageait non-seulement aux branches qui naissent directe-tement du nerf orbito-frontal, mais encore aux filets qui proviennent du ganglion orbitaire, et se distribuent à l'iris, ce qui déterminait surtout dans ces filets pulpeux et délicats, un changement qui amenait plus ou moins promptement l'atonie, la paralysie de l'iris, et par suite, l'insensibilité de la rétine à la lumière.

Enfin, si à toutes ces considérations on ajoute qu'avant son entrée dans l'orbite, le nerf orbito-frontal reçoit un filet du trisplanchnique qui

---

nerfs n'auraient-ils pas de même des nerfs accessoires qui leur seraient propres, *nervi nervorum ?* Cette dis-position nous paraît exister au moins dans quelques organes et surtout dans les sens. Déjà depuis long-tems nous avons fait voir que l'encephale qui est le centre de la sensibilité, l'origine de tous les nerfs, reçoit un grand nombre de nerfs (*Exposition som-maire de l'encéphale, pag.* 12). Toutes les parties nous paraissent pénétrées par les nerfs, soumises à leur influence, mais ils sont quelquefois si mols, si tenus, si intimement associés aux vaisseaux, qu'ils échappent à notre vue ; ou bien on ne les cherche pas où ils sont.

s'unit, s'associe spécialement à la branche palpé-
bro-nasale, et paraît concourir à la formation du
ganglion orbitaire et des nerfs iriens qui en proviennent; on explique encore comment la ligature ou la section du cordon du nerf trisplanchnique, pratiquée au col, produit l'altération de
l'œil, l'obscurcissement, la perte de la vue; comment l'amaurose survient quelquefois après des
coliques, des douleurs intestinales, ou après l'u-
sage de quelques substances délétères introduites
dans l'estomac; comment d'autres fois l'amaurose
a été guérie par des purgations, des évacuations
alvines; mais quelques plausibles que paraissent
d'abord ces explications, elles laissent encore
quelque chose à desirer. En effet, « VICQ D'AZIR
a fait différentes tentatives pour s'assurer si la
lésion du nerf frontal dans les quadrupèdes, les
expose aux mêmes dangers; en vain ce nerf a été
frappé, piqué, déchiré, contus ou coupé, jamais
l'œil du même côté n'en a souffert d'une manière
constante, on a seulement observé qu'il était
quelquefois plus animé, plus agité par des mouvemens convulsifs, et plus mouillé de larmes qu'à
l'ordinaire. » Plus d'une fois aussi, dans les
hommes affectés de neuralgie faciale, on a coupé,
brûlé, non-seulement le rameau frontal à sa sortie de l'orbite, mais encore les nerfs sous-orbitaire

et mentonier , sans qu'il parut aucune altération à l'œil ; observons aussi que dans quelques sujets , une piqûre au pied , ou à la main , est suivie de tétanos et de la mort , tandis que dans d'autres une semblable piqûre ne produit aucun accident ; il semblerait donc qu'il y aurait pour ces sortes de cas , une condition , une disposition particulière qui n'a point encore été suffisamment observée ; au surplus , quelque soient ces aperçus , ces explications , les faits restent , et le médecin chargé des visites et rapports judiciaires , doit y apporter une attention particulière dans le jugement de ces sortes de blessures.

RAPPORTS *sur un empoisonnement avec l'oxyde sulfuré vitreux d'antimoine* (1).

Pour que l'on puisse mieux apprécier les rapports suivans , nous croyons utile de rapprocher quelques-unes des circonstances principales qui ont précédé et suivi la visite des experts.

Le nommé Antoine *Profit*, demeurant à Celles , âgé d'environ cinquante ans , avait eu , dans son enfance , une maladie qui lui avait occasionné la déviation du rachis ; son bras gauche était mal

______

(1) Article communiqué par M. BASTON , pharmacien à Laon , membre du jury médical. .

conformé, et au lieu de main, il se terminait par une espèce de moignon. Le 24 juin 1808, dans une rixe qu'il eut avec la femme *Pernet*, cet homme fut blessé à la partie inférieure du bras droit par l'éclat d'une bouteille qu'il tenait à la main ; le 16 août, environ deux mois après la rixe, il mangea la moitié d'une soupe qui lui avait été préparée par la femme *Pernet*, et bientôt après il éprouva des vomissemens avec efforts, des selles avec douleur intestinales, qui persistèrent jusqu'au soir ; le lendemain 17, ayant encore mangé une portion du restant de la soupe, il éprouva les mêmes accidens que la veille ; enfin, le 19 du même mois, on lui apporta une seconde soupe qui avait été préparée par la femme *Pernet*, mais comme, en l'examinant, il y aperçut une matière étrangère de couleur rougeâtre, il en fit le dépôt entre les mains du juge de paix, qui nomma un médecin et un pharmacien de *Château-Thierry*, pour faire l'examen de la soupe et constater l'état de cet homme ; ce qui est l'objet du premier rapport. Mais cet homme étant mort le 4 septembre, dix-neuf jours après avoir mangé du potage, le magistrat requit de nouveau le médecin de faire l'examen, la visite du cadavre et déclarer la cause de la mort, ce qui est l'objet du second rapport.

21 *

Ier. RAPPORT.

Aujourd'hui vingt-un août mil huit cent huit, dix heures du matin, nous Nicolas - Philippe-Alexandre Laurain, docteur médecin, et Jean-Frédéric Anceaux, pharmacien, résidant tous deux à Château-Thierry, département de l'Aisne, etc. ;

Nous sommes transportés chez le nommé Antoine Profit, que nous avons trouvé dans son lit, âgé à-peu-près d'une cinquantaine d'années, fort amaigri, d'une complexion délicate, d'une conformation viciée par la déviation de l'épine, dont le bras gauche se termine par une espèce de moignon ; et dont le bras droit présente à sa partie inférieure une plaie supurante, avec gonflement œdémateux de la main, suite d'une solution de continuité faite par un morceau de verre de bouteille. Ayant interrogé cet homme sur ce qu'il avait éprouvé après avoir mangé d'un potage préparé par une main étrangère, avons su de lui, que mardi seize août, mâchant cette soupe, il avait senti sous ses dents quelque chose de graveleux, qui résistait à la mastication ; qu'une demi-heure après en avoir mangé la moitié, il avait éprouvé un malaise douloureux à l'estomac, des nausées violentes, puis un déchirement d'entrailles, avec vomissement de la soupe, que les accidens avaient été un peu calmés à la suite de cette évacuation ; mais cependant qu'il avait eu encore de violentes envies de vomir, des coliques jusques vers le soir, avec trois évacuations par les selles ; que le lendemain ayant mangé au matin l'autre moitié de cette soupe, à l'exception de la valeur d'une cuillerée, il avait éprouvé toute la journée les mêmes accidens ; que le sieur Vignier qui l'a reçu chez lui, ayant eu des soupçons, s'était déterminé à donner à un chien ce qui restait de cette soupe ; que peu de tems après cet animal l'avait rejetté par le vomissement, et avait bu beaucoup d'eau. Ayant interrogé de nouveau ledit Profit sur ce qui s'était passé depuis, avons appris de lui, que le jeudi dix-huit août, il s'était trouvé assez bien ; que le vendredi dix-neuf du même mois, purgé par son chirurgien, il avait eu de cinq à six selles sans coliques ; que ce jour-là, vers le milieu du jour, on lui avait apporté une soupe préparée par la femme Pernet ; que par méfiance il avait visité cette soupe, en la retournant sans dessus dessous à l'aide d'une assiette ; qu'il avait vu au fond du vase qui la contenait et à la surface du pain qui y touchait, une matière étrangère d'une couleur rougeâtre, qu'aussitôt on avait confié en dépôt cette soupe au maire de la commune de Celles, et à M. le juge de paix ; avons su, de plus, de lui, qu'il avait éprouvé samedi soir vingt août, un accès de fièvre, à la fin duquel nous le trouvâmes dimanche, au moment où nous le questionions.

Après ouverture faite par M. le juge de paix de la boîte renfermant la soupe et les vases qui la contenaient, avons trouvé une matière étrangère en assez grande quantité, au fond du plat à soupe, et en moindre quantité entre les tranches de pain ; avons aperçu que c'était une soupe aux choux ; avons séparé cette matière étrangère, et qui nous parut presque indissoluble à l'eau, en lavant à l'eau froide le plat et les tranches de pain qui en étaient garnies, nous avons obtenu par ce procédé la précipitation de cette substance au fond du mélange, et en levant les tranches de pain qui se tenaient en suspension dans la liqueur, et décantant cette même liqueur, sommes venus à bout d'isoler entièrement cette matière étrangère; mais objectant à M. le juge de paix, que pour en connaître exactement la nature, il fallait que nous la soumissions à une analyse chimique, que nous manquions alors des instrumens convenables ; avons décidé M. le juge de paix à renvoyer l'examen de cette substance à un moment plus opportun : en conséquence la matière mise en paquet, fut cachetée par le juge de paix.

Et ce lundi vingt-deux août, neuf heures du matin, etc., avons reconnu que cette substance trouvée dans la soupe servie à Profit, était du poids de quarante-huit grains, ressemblant, par le brillant et la densité, à du verre pilé, de couleur rougeâtre, assez semblable à du saffran ou de l'hyacinthe, que comparé à du verre d'antimoine, *oxyde d'antimoine sulfuré vitreux*, mis au même degré de pulvérisation, elle présentait une ressemblance assez exacte, à cela près que celui-là nous parut un peu moins rouge ; mais avons attribué cette coloration plus forte du verre d'antimoine présumé, mêlé à la soupe, à son séjour prolongé dans un corps gras. Divisant ladite substance en deux parties égales et remettant une de ces parties à M. le magistrat de sûreté, avons soumis l'autre, 1º à l'action de l'acide muriatique simple, duquel mélange il se dégagea de l'hydrogène sulfuré ; 2º à celle du gaz acide muriatique oxygéné, de laquelle expérience résultât une combustion, avec dégagement de flamme bleue ; 3º à celle de l'acidule tartareux qui produisit un sel trisule, crystalisé en tetraèdre, d'une saveur métallique âpre, s'effleurissant à l'air, lequel jeté sur des charbons rouges, se décomposa en pétillant, et laissa une matière charboneuse, qui participait de l'oxyde d'antimoine

et de l'alkali, duquel sel la solution rougit légé-
rement la teinture de tournesol et donna un précipité orangé, par l'addition de l'hydrogène sulfuré, lesquelles propriétés sont celles du tartre
émétique, *tartrite antimonié de potasse*; avons
conclu que, de cet examen de la substance trouvée
dans la soupe offerte à Profit, le dix-neuf août,
il nous paraissait constant que ladite substance
était du verre d'antimoine, *oxyde d'antimoine
sulfuré vitreux*. Avons terminé notre rapport, en
disant que comme les préparations d'antimoine
en général et en particulier, celle dont la présence a été constatée, purgent et font vomir à
deux, trois et quatre grains, la quantité de quarante-huit grains de cette substance, était suffisante pour produire les effets de l'empoisonnement, tels que l'inflammation de l'estomac et des
intestins, la perforation de ces mêmes conduits
et par suite la mort; mais qu'assez souvent ces
effets terribles sont prévenus qu'en ce sens, que
l'estomac irrité par la présence de ces substances métalliques, s'en débarrasse par le vomissement, ce qui est arrivé à Profit dans les premières
tentatives d'empoisonnement; et que ce qui avait
contribué à diminuer l'action délétère sur lui,
avait été la présence des alimens dans l'estomac,
qui, dans ce cas, en défendant les parois jusqu'à

un certain point, et diminuant d'autant l'action vénéneuse du poison : que la fièvre dont Profit a ressenti le premier accès le jour de notre visite, pouvait se prolonger, et qu'on devait indubitablement l'attribuer à l'impresison fâcheuse que le poison avait exercé sur l'estomac et les intestins. Et ont signé, LAURAIN, ANCEAUX.

IIe. RAPPORT.

Cejourd'hui, lundi 5 septembre 1808, nous soussignés, nous étant transportés au village de Celles, dans le domicile du sieur Vignier, on nous a représenté un corps mort, que nous avons reconnu pour être celui d'Antoine Profit ; le fîmes placer dans un endroit convenable, et procédant à son examen de la manière suivante : n'avons aperçu aucune altération à la couleur de la peau, si ce n'est aux parties déchirées, où elle nous parut violette ; avons trouvé les parois du ventre affaissés vu l'état d'amaigrissement du corps, amaigrissement néanmoins, qui n'était pas celui du marasme ; avons reconnu la cicatrisation complète d'une plaie au poignet ; le bas-ventre ouvert, n'aperçumes aucune adhérence entre les viscères qui y sont contenus, les intestins grêles un peu injectés, du volume ordinaire, les gros intestins plus dilatés et d'une couleur plus pâle, la vesicule

du fiel, et les intestins circonvoisins teints par la
bile transudée, l'estomac affaissé et d'un diamètre
moindre ; la rate, le pancréas, le péritoine et
l'épiploon dans l'état le plus sain, seulement par-
ticipant à cet état de pâleur de tous les viscères ;
la vessie dans l'état de vacuité, les reins sains,
seulement un peu déviés vu la difformité de l'épine.
L'estomac ouvert, nous ne vîmes rien de particulier ; la membrane muqueuse de cette poche,
son enduit muqueux, ses replis plus saillans vu
l'état d'évacuité, ses orifices, tout parut dans l'état
le plus naturel ; n'aperçumes pas même dans l'é-
paisseur de ses membranes, ces taches brunes,
noirâtres, qui sont loin d'être toujours des indices de l'action d'un poison métallique sur l'estomac ; prolongeant la section dans toute la longueur du tube intestinal ; aperçumes les intestins
grêles, tapissés à leur intérieur d'un enduit mu-
coso-bilieux assez épais, qui enlevé avec le scalpel, nous permit de reconnaître l'intégrité de la
membrane muqueuse, les gros intestins contenant
quelques particules d'alimens non digérés et de
matières fécales moulées.

Continuant nos recherches ; avons ouvert la
poitrine, et avons trouvé le cœur, les poumons
ainsi que leurs membranes dans l'état ordinaire,
si ce n'est des adhérences entre le poumon droit

et la plèvre de ce côté ; l'œsophage ouvert dans sa longueur, n'avons aperçu aucune altération. N'avons pas ouvert le crâne faute d'instrumens convenables, et aussi parce que nous n'avons pas jugé que cela pût nous éclairer dans la recherche des causes de la mort de Profit. A cet effet, desirant nous instruire, et n'ayant trouvé à l'inspection anatomique de son corps aucune altération qui ait pu nous révéler la cause de sa mort, avons questionné le chirurgien qui le vit deux fois dans les derniers quinze jours de sa vie, ainsi que le nommé Vignier et sa femme qui le logeait et lui rendait les services de garde-malade, avons su d'eux, que le 23 août, Profit était tombé dans un délire sourd, dans un état d'affaissement et d'insensibilité physique et morale ; que depuis ce tems, il n'avait quitté son lit qu'aux époques où il avait été question de le faire ; qu'il n'avait proféré aucune plainte ; que jusqu'à ses derniers momens, on lui avait donné de l'eau rougie, du vin sucré, des bouillons, quelques soupes légères ; qu'il n'avait avalé ce qu'on lui avait présenté, que machinalement, et comme un homme hébété ; avons su, en outre, qu'il avait presque toujours lâché les urines sous lui et quelquefois ses gros excrémens ; qu'il avait été constipé les dix derniers jours de sa vie ; que malgré l'état fâcheux de

Profit, ils n'avaient jamais senti d'émotion dans son pouls, qu'ils n'y avaient trouvé que de la faiblesse; que dans tout le cours de cette maladie, Profit n'avait éprouvé ni coliques, ni vomissemens, ni douleurs d'estomac; qu'il était mort le 4 septembre à huit heures du matin, sans agonie.

De l'état d'intégrité de la plûpart des organes de Profit, de ceux surtout servans à la digestion, avons conclu qu'il n'était pas mort des suites de l'action de la substance vénéneuse qu'il avait pris à un époque antérieure; mais qu'il paraissait constant, d'après l'énoncé des accidens qu'il avait éprouvé les derniers jours de sa vie; qu'il avait succombé à une fièvre maligne; que ce qui avait préparé indubitablement cette maladie, avait été en partie la blessure au poignet, dont le traitement avait duré plus de trois mois, et n'avait pas laissé que de l'affaiblir beaucoup, en raison des souffrances et des saignées que son chirurgien jugea à propos de lui faire, agens que les hommes de l'art reconnaissent comme les plus efficaces pour disposer à ladite fièvre maligne. Avons ajouté à nos inductions, que la tentative d'empoisonnement et l'exécution de ce projet, ayant porté une impression nuisible sur les organes digestifs, et affecté profondément le moral, avaient sans doute concouru à placer Profit dans les circonstances les plus propres à lui faire contracter cette fièvre maligne.

Signé LAURAIN, docteur; JOLLY, officier de santé.

DEUX RAPPORTS sur un suicide par l'arsenic.

Article communiqué par M. LENOBLE, Docteur en médecine à Versailles.

Iᵉʳ. RAPPORT.

« Nous soussignés, L..., chirurgien à Rueil, et B..., chirurgien-major du quinzième régiment de ligne, certifions qu'en vertu d'une ordonnance de ce jour, nous nous sommes transportés à neuf heures du matin, accompagnés de monsieur le maire, de l'adjoint et d'un gendarme, chez madame C..., propriétaire, demeurant à Rueil, rue haute, n°. 40, pour visiter le cadavre de dame Eléonore-Amélie D...., épouse de M. B.... de W..., ex-directeur des postes militaires, soupçonnée d'empoisonnement; nous l'avons trouvée couchée dans son lit; l'ayant découverte, l'extérieur du corps nous a paru sain, le pourtour de l'orbite et des lèvres était seulement de couleur violette, et ses membres dans un état de constriction extrême. Ayant porté nos recherches dans l'intérieur de l'abdomen, nous avons procédé à l'ouverture de l'estomac, et nous avons trouvé le poison, tel qu'il était avant d'être introduit dans les premières voies; après l'avoir soigneusement examiné, nous avons reconnu qu'elle avait été empoisonnée par de l'oxyde de plomb; et nous évaluons à quatre gros la dose qu'elle a prise; en foi de quoi nous avons rédigé et signé le présent procès-verbal, pour valoir ce que de droit; Rueil, ce 21 septembre 1814.

IIe. RAPPORT.

L'an 1814, le 23 septembre; je soussigné Louis-Auguste Le Noble, médecin de l'hospice civil et militaire, et des prisons de Versailles, conformément au réquisitoire de M. Le Leu Lafontaine, juge d'instruction près le tribunal de première instance de Versailles; me suis transporté au village de Rueil, à l'effet de procéder à l'exhumation, l'ouverture et l'examen du corps de la dame B.... de W..., décédée par suite d'empoisonnement, le 20 du courant, ainsi qu'il est constaté par un rapport de M. B..., chirurgien-major au quinzième régiment d'infanterie légère, et M. L..., officier de santé à Rueil.

M'étant transporté au cimetière de cette commune', l'exhumation fut faite aussitôt ; et après avoir prêté entre les mains de M. Riffé, substitut du procureur du roi, le serment de rapporter en mon âme et conscience, j'ai procédé en sa présence, à l'examen du cadavre, étant assisté de M. L...., officier de santé, et observé ce qui suit.

L'habitude extérieure du corps n'offre aucune trace de violence ; la peau est dans l'état naturel, et ne présente que les vergetures et les sugillations dépendantes de la mort. Les yeux assez saillans sont tournés sous l'arcade orbitaire, par suite des convulsions qui ont accompagné les derniers instans de la vie.

L'intérieur de la bouche et le pharynx sont noirs, et laissent apercevoir des traces d'érosion.

Ayant ouvert la poitrine, j'ai trouvé les viscères qui y sont contenus, dans l'état naturel, l'œsophage mis à découvert, et incisé longitudinalement dans une assez grande étendue, j'ai trouvé sa membrane interne ou muqueuse, rouge, épaissie, phlogosée, et ses vaisseaux sanguins injectés, je n'y ai remarqué aucune érosion.

L'examen des viscères de l'abdomen m'a présenté les faits suivans : le péritoine, les épiploons et la face externe des intestins grêles, rouges,

injectés, et dans un état d'inflammation bien marqué. L'estomac qui avait été ouvert dans l'examen
antérieur, était également enflammé, sa tunique
interne, épaissie dans presque toute son étendue,
et corrodée dans plusieurs points, surtout dans sa
grande courbure, et près l'orifice cardia ou supérieur. Cet organe contenait encore environ un
demi verre d'un liquide qui m'a paru être un reste
des boissons administrées quelque tems avant la
mort. J'ai cru remarquer qu'il laissait exhaler une
odeur semblable à celle de la bierre, ses parois
étaient recouvertes de parcelles d'une substance
noire, brillante, que j'ai recueilli facilement. J'ai
trouvé dans le bas-fond de cet organe, une masse
d'environ la grosseur d'une noix, de cette même
substance noire et brillante, que j'ai aussi recueilli
avec soin ; le duodenum était également très-en-
flammé, et offrait aussi sur sa membrane interne,
quelques portions de cette substance, mais en
très-petite quantité ; la face interne des intestins,
grêles est aussi très-enflammée ; les gros intestins
sont à peu-près dans l'état naturel, ainsi que les
autres viscères contenus dans la cavité abdominale.

D'après l'état de la bouche, du pharynx et des
organes de la digestion, il est bien démontré que
la dame de W... est morte à la suite d'un empoisonnement au moyen de l'introduction dans l'es-

tomac, d'une substance très-corrosive qui y a séjourné pendant quelque tems.

Il est également démontré que cette substance très-volumineuse, insoluble dans l'eau, et d'une saveur très-âcre, n'aurait pu être introduite involontairement dans la bouche, et par suite avalée, qu'à l'aide de beaucoup de violences qui auraient nécessairement laissé des traces non équivoques à l'extérieur; n'en ayant trouvé aucune, malgré l'examen le plus attentif, j'estime que cet empoisonnement a été fait volontairement par la victime, et dans l'intention du suicide.

Ayant appris qu'on soupçonnait cette dame de s'être empoisonnée avec une poudre qu'elle avait fait acheter pour détruire les mouches, et qu'on disait être de la mine de plomb; j'examinai avec attention la substance que j'ai trouvé dans l'estomac, en présence de M. le juge d'instruction et de M. le substitut; ne trouvant aucun des caractères qui appartiennent à la mine de plomb, je crus reconnaître l'oxyde d'arsenic, et en ayant projetté aussitôt une très-petite quantité sur des charbons ardens, la fumée blanche et l'odeur très-forte de l'ail qui se répandirent à l'instant, me confirmèrent dans mon opinion. Je me procurai aussitôt la même substance, et en même quantité que madame de W... avait fait acheter la veille de sa mort ; ayant répété la même expérience, j'obtins les mêmes résultats, et je fus convaincu de l'identité de ces deux substances. N'ayant aucun moyen de pousser mes recherches plus loin, je fus obligé de les suspendre jusqu'à mon retour à Versailles ; alors, ayant bien séché la substance trouvée dans l'estomac, j'ai reconnu qu'elle pesait un gros et demi, et le paquet que j'ai fait acheter pesait quatre gros, mais ne contient que deux gros et demi de substance, à cause de l'enveloppe.

Ayant soumis séparément vingt-quatre grains de ces deux substances à l'action de la chaleur, dans des petits matras, j'ai obtenu pour chacune d'elles, quatre grains de matière sublimée que j'ai reconnu être de l'acide arsenieux, et dix-neuf grains de résidu d'un brillant métallique qui n'est autre chose que l'arsenic à l'état de métal. Le produit sublimé jetté sur des charbons ardens, a donné une fumée blanche très-abondante, et une odeur d'ail très-pénétrante. Le résidu métallique projetté dans un creuset fortement rougi, a donné une belle flamme bleue, et la même odeur d'ail.

Ayant mis dans un matras vingt-quatre grains de cet oxyde d'arsenic, en contact avec deux gros d'acide nitrique concentré, il s'y est entièrement dissout ; au bout de quelques heures, il s'est précipité une petite quantité de poudre blanche, qui m'a paru être l'acide arsenieux ou arsenic blanc du commerce. La dissolution évaporée jusqu'à siccité, nous a donné pour résidu trente grains d'acide arsenique pur, d'un beau blanc. Cet acide rougit fortement la couleur bleue végétale, et est moins prompt que l'acide arsenieux à répandre l'odeur d'ail. Nous n'avons trouvé aucun autre corps combiné ou allié à l'arsenic, et l'augmentation qu'on a pu remarquer dans le poids du résidu, n'est due qu'à la portion d'oxygène combinée avec de l'arsenic pour former l'acide.

D'après ces expériences, il est certain que la substance que j'ai trouvé dans l'estomac, n'est autre chose que l'oxyde d'arsenic qu'on peut rappeler à l'état métallique, en l'exposant à l'action de la chaleur avec du charbon dans un creuset fermé, mais il revient promptement à l'état d'oxyde, par le contact avec l'air atmosphérique.

Il m'est également démontré que la substance que j'ai fait acheter chez l'épicier de Rueil, et qu'il a vendu jusqu'à ce jour pour détruire les mouches, n'est autre chose que ce même oxyde d'arsenic pur.

Fait à Versailles, le 25 septembre 1814.

LE NOBLE.

22*

SUR UN CAS DE MORT *que l'on croyait produite par un poison.*

Précis des circonstances qui ont précédé la mort.

M.... avocat à C..., et commandant d'un bataillon de garde nationale, âgé de quarante-sept ans, actif, laborieux, d'une constitution robuste, d'un tempérament sanguin, d'un teint fleuri, d'un embonpoint médiocre, d'un caractère gai, habituellement sobre, n'avait eu d'autres incommodités que des migraines qui, depuis quelques années, étaient rares et de courte durée, des rhumes passagers et des douleurs rhumatismales vagues, légères, qui ne l'ont jamais empêché de se livrer au travail du cabinet et à l'exercice du corps.

Le 17 avril 1815, après avoir passé la nuit dans un corps-de-garde où il eut froid, il commença à se plaindre d'un affaissement de forces qu'il n'avait jamais éprouvé, et surtout de mal à la poitrine et à l'estomac, avec douleurs dans les bras; comme M..... était fort courageux et se plaignait rarement, il fit d'abord peu d'attention à ces premiers symptômes qu'il regardait comme un effet de la fatigue; cependant il éprouvait toujours une sorte de douleur intérieure, légère, qui augmentait d'intensité par intervalles; il y avait un sentiment continuel de lassitude, de gêne, qui était beaucoup plus marqué le soir et après avoir marché; l'appétit était sensiblement diminué, le sommeil était agité, peu restaurant, et plusieurs fois même M..... avait dit, en portant la main sur la poitrine, qu'il se sentait là quelque chose d'extraordinaire, et une faiblesse qu'il n'avait jamais éprouvée.

Du 22 au 29 avril, M..... eut quelques discussions un peu vives, et ses souffrances parurent augmenter; le 30 fut une journée de fatigue et d'exercice, M.... sortit de la maison de grand matin, fit plusieurs courses, déjeuna en ville avec quelques personnes, mais ne mangea qu'un peu de bœuf grillé et un anchois, et but après le repas un petit verre d'eau-de-vie; il reprit ensuite ses exercices, mais en montant un escalier il éprouva tout-à-coup un sentiment d'anxiété, un malaise extrême qui lui fit chercher un siége et l'obligea de s'asseoir, il eut alors une défaillance qui se termina par un vomissement. Cet accident s'étant dissipé dans quelques minutes, M..... retourne à ses exercices et fait encore quelques courses forcées; mais en rentrant à sa maison, il éprouve de nouveau de l'anxiété, de la défaillance dans laquelle, cependant, il conserve toute sa connaissance; cet accès qui fut aussi suivi de vomissement, fut plus long que le premier ; le visage devint pâle, les traits altérés.

Depuis ce tems, le malaise, la force, la fréquence des douleurs de la poitrine et de l'estomac augmentèrent considérablement, il y avait non-seulement un sentiment de faiblesse extraordinaire, mais encore un resserrement à la gorge qui produisait de la gêne dans la déglutition des liquides, de telle sorte qu'ils ne passaient plus que par gorgées successives. Malgré cela, M.... vaquait à ses occupations, il sortit même le 3 mai pour aller au tribunal, et quoiqu'en chemin faisant il éprouvât par intervalles et à deux fois différentes, de la gêne, de l'anxiété qui lui faisait sentir le besoin de se reposer, il arriva et plaida avec énergie la cause dont il était chargé.

Rentré dans sa maison sur les onze heures du matin, il déjeuna avec appétit, dîna ensuite avec sa famille, et passa dans son cabinet le restant de la journée à parler, à s'occuper d'affaires, mais il écrivait avec peine ; sur le soir il apprit des nouvelles qui l'inquiétèrent un peu, il éprouva par intervalles quelques frissonnemens vagues qui ne l'empêchèrent pas de continuer son travail, et il se coucha suivant son ordinaire, entre dix et onze heures.

Bientôt après il se plaint de gêne, d'oppression à la poitrine qui l'oblige à rester assis sur son lit, à faire ouvrir les fenêtres de sa chambre ; il y a quelques vomissemens de matières liquides d'un brun noirâtre, l'agitation est continuelle, la faiblesse, l'angoisse sont extrêmes. A six heures un quart le malade qui conserve toutes ses facultés intellectuelles, sent le besoin d'aller à la selle, il se lève seul, se remet au lit en se plaignant à voix basse de son extrême faiblesse ; de la douleur horrible qu'il éprouve : on lui fait prendre de l'éther, de l'eau de cologne, on lui en frotte les tempes, enfin il survient des mouvemens convulsifs aux yeux, aux lèvres, et le malade expire le 4 mai à sept heures un quart, dix-sept jours après la nuit passée au corps-de-garde.

Une mort aussi inattendue surprit tous ceux qui connaissaient le sujet, qui le matin même l'avaient vu et entendu plaider ; elle ne parut point naturelle, on imagina qu'elle pouvait avoir été déterminée par quelque violence cachée, par un poison donné furtivement par des ennemis ; d'après cette idée, des médecins furent appelés pour faire l'examen du corps, et ils dressèrent le rapport suivant qui nous a paru mériter d'être connu.

Procès-verbal *de l'ouverture du Corps.*

Le 5 mai 1815, six heures du matin, nous, médecins et chirurgiens soussignés, d'après l'invitation à nous faite par la famille de M...., nous nous sommes transportés dans la maison de M...., décédé la veille à sept heures un quart du matin, pour procéder à l'ouverture de son corps, afin de rechercher et reconnaître quelles étaient les causes qui avaient pu déterminer d'une manière si subite la mort de ce citoyen.

L'observation la plus attentive de son cadavre nous a présenté les phénomènes suivants :

1°. État extérieur : Roideur des membres, toute la partie postérieure du tronc *ecchymosée* ; point de tuméfaction de l'abdomen ; pâleur de la face, pas d'altération dans les traits ;

2°. État de l'abdomen : inflammation de tout l'intestin jejunum, celui-ci contenant une très-grande quantité de vers lombrics ; l'estomac ne nous a présenté à sa face extérieure aucun signe de lésion ; nous avons trouvé dans sa cavité un demi-litre ou environ d'un liquide inodore, qui a été recueilli et soumis à l'analyse ; la membrane muqueuse de cet organe, nous a paru être d'un rouge plus foncé dans les deux tiers de la portion de sa surface, qui répond à la petite courbure et qui aboutit au cardia ; le foie sain ; la vésicule du fiel contenant une petite quantité de bile ; la rate, les reins, ainsi que les autres viscères du bas-ventre dans leur état naturel ;

3°. ÉTAT DE LA POITRINE : épanchement dans la cavité des plèvres des deux côtés de la poitrine, d'un liquide roussâtre dont nous avons évalué la quantité à trois litres ; les deux poumons adhérens vers leur partie postérieure à la plèvre costale ; aucune altération sensible de la substance de ces organes ; le cœur sain dans sa substance, ayant son volume ordinaire, peu gorgé de sang, contenant dans le ventricule gauche un polype blanchâtre dur et volumineux ; l'intérieur de la bouche, ainsi que l'œsophage nous ont paru dans l'état sein ;

4°. CAVITÉ CRANIENNE : aucun signe manifeste de lésion ; le cerveau, le cervelet et leurs dépendances présentant l'état cadavérique ordinaire.

ANALYSE *du liquide trouvé dans l'estomac.*

La moitié du liquide contenu dans la cavité de l'estomac a été soumise aux réactifs suivans :

Traitée par *l'hydrogène sulfuré* : point de précipité ; la liqueur est devenue opaque, ce qui prouve l'absence des sels métalliques cuivreux, mercuriels et arsenicaux.

Traitée par l'*hydrosulfure d'ammoniaque* : point de précipité ; la liqueur ne s'est point colorée et n'a point pris l'aspect de celle qui contiendrait en dissolution une substance métallique, telle que le cuivre, le mercure ou l'arsenic.

Traitée par la *teinture de tournesol*, elle a rougi très-légèrement le papier bleu, ce qui prouve la présence d'un acide très-léger, végétal ou animal, d'après le résultat des expériences précédentes.

Traitée par le *muriate de baryte* : point de précipité, ce qui prouve l'absence de toute espèce de sulfate.

Traitée par l'*acide sulfurique* : point de précipité, ce qui prouve l'absence de toute espèce de sel à base de baryte.

Traitée par le *sulfate de cuivre* et *l'ammoniaque cuivreuse* : point de précipité.

L'autre moitié de la liqueur contenue dans l'estomac, a été distilée jusqu'à siccité ; le magma ou la matière charbonneuse restant au fond de la cornue, bouilli dans l'eau et filtré, a été soumis aux réactifs suivans :

Par l'*acide sulfurique* : point de précipité.

Par l'*hydrogène sulfuré* : point de précipité ni changement de couleur.

Par l'*ammoniaque cuivreuse* : point de précipité.

Par l'*hydrosulfure d'ammoniaque* : point de précipité.

Il s'est élevé à la partie supérieure de la cornue une matière blanche qui a été soumise aux réactifs suivans : elle paraît être du muriate d'ammoniaque qui s'est formé par la décomposition des matières animales contenues dans la liqueur.

Traitée par l'*ammoniaque cuivreuse* : point de précipité.

Par l'*hydrosulfure d'ammoniaque*, avec addition d'acide nitrique : point de précipité.

Par l'*hydrogène sulfuré* : point de précipité.

L'eau de la distillation soumise aux mêmes réactifs, a donné les mêmes résultats.

REMARQUES.

D'après l'examen de ces différentes pièces sur lesquelles on demandait notre avis, nous n'hésitames point à prononcer que la mort ne pouvait être attribuée à aucune espèce de violence extérieure ou de poison, et nous appuyâmes notre décision par plusieurs considérations qui calmèrent les inquiétudes, et mirent fin à des recherches ultérieures ; mais comme en transcrivant ici divers rapports ou procès-verbaux , nous nous proposons spécialement de fournir aux jeunes médecins des sujets d'analyse, il convient de rechercher, de déterminer d'une manière plus précise quelle maladie a pu , dans ce cas particulier, produire la mort

Si l'on s'arrête uniquement aux altérations observées à l'ouverture du corps , on est aussitôt disposé à avancer que la mort est due à un hydrothorax ou hydropisie aigue de la poitrine , et cette assertion paraîtra à la multitude une vérité incontestable, puisqu'il y avait *dans la cavité des pleures, des deux côtés de la poitrine, un épanchement d'un liquide roussâtre , dont la quantité a été évaluée à trois litres;* cependant comme les phénomènes de l'organisation sont toujours très-complexes, comme quelquefois on prend l'effet pour la cause, le médecin qui a l'habitude d'observer, d'analyser les faits, d'en peser toutes les circonstances, pourra douter de l'exactitude de l'assertion , et pensera , peut-être avec raison , que l'épanchement de sérosité trouvée dans le thorax , était seulement l'effet ou le résultat d'une autre affection essentielle ou primitive.

Pour bien saisir cet objet, observons la nature, la série , les progrès, la durée des symptômes qui ont précédé la mort, en nous bornant à la simple exposition qui est consignée dans la note que l'on nous a remise. Nous trouvons d'abord qu'après avoir passé la nuit du 17 avril dans un corps-de-garde où il eut froid, M..... commença à se plaindre d'un affaissement de forces qu'il n'avait jamais éprouvé, et surtout *d'un mal à la poitrine et à l'estomac*, avec des douleurs dans les bras; à ces premiers symptômes, qui ont toujours subsisté, mais qui augmentaient d'intensité et revenaient par intervalles, surtout après avoir marché; et le soir, il s'en joignit d'autres également remarquables, savoir : un serrement au gosier, une gène dans la déglutition des liquides, telle qu'ils ne passaient plus que par gorgées successives, enfin, à différentes époques, une anxiété, une douleur si grande en montant rapidement un escalier, en marchant un peu vîte, que le malade oppressé, prêt à expirer, sentait le besoin absolu de s'arrêter, et que même après un exercice soutenu, il eut, dans un seul jour, à deux fois différentes, une défaillance qui fut suivie de vomissement, de pâleur et d'altération extraordinaire des traits de la face.

Un médecin qui aurait été appelé dans le cours de cette maladie, y aurait encore, sans doute, aperçu d'autres symptômes qui ont échappé à

l'attention des parens, des amis, ou sont exposés
d'une manière peu exacte et confuse dans le mémoire qu'ils ont rédigé ; sans doute il aurait remarqué, que ce *mal à la poitrine et à l'estomac*
qui a commencé la nuit du 17 avril, et dont M....
se plaignait toujours plus ou moins, consistait
dans une sorte de crampe intérieure, un sentiment douloureux de constriction, qui du diaphragme et du sternum traversait le thorax, se
propageait aux bras en suivant les cordons nerveux, en se bornant d'abord à la partie moyenne
et interne des bras, s'étendant ensuite aux coudes,
au gosier et même jusqu'aux poignets ou aux
muscles des doigts, de manière à diminuer la
facilité à écrire, ainsi que cela a eu lieu la veille
de la mort. En observant l'état du malade en
différens tems, le médecin aurait sans doute remarqué que ce sentiment intérieur de pression,
de constriction au thorax, que le malade désignait
sous le nom de mal à la poitrine et à l'estomac,
avait des rémissions plus ou moins longues, qu'il
revenait par intervalles avec plus d'intensité, qu'il
augmentait surtout par des mouvemens prompts
et rapides : sans doute, encore, il aurait vu que
même dans le retour ou paroxysme de la douleur, la respiration était peu altérée, que le malade pouvait même faire une grande inspiration,

que le pouls était seulement petit , serré, mais peu fréquent, que dans la rémission , le malade conservait ses couleurs naturelles, paraissait jouir d'une bonne santé, qu'il pouvait se livrer à ses occupations habituelles , se coucher indistinctement sur l'un ou l'autre côté ; enfin , il aurait vu que l'urine ne présentait aucune différence sensible dans sa quantité , dans sa qualité, et cet ensemble de symptômes, bien différens de ceux qui caractèrisent l'hydro-thorax , lui aurait fait reconnaître ce genre d'affection nerveuse, qu'HEBERDEN a décrit sous le nom d'*angina pectoris* , que BAUMES a nommé *sternalgie* , que BRERA a nommé *steno-cardie* , et que nous considérons avec JURINE comme une *neuralgie thoracique* , qui a son siége essentiel dans les *plexus pulmonaires et cardiaques.*

On pourrait encore ajouter, d'après l'observation clinique, 1° que cette maladie survient le plus ordinairement à l'âge de quarante à cinquante ans, surtout à ceux qui ont éprouvé des affections rhumatismales ou arthritiques vagues, et qui ont été exposés à un réfroidissement , à une suppression de la transpiration cutanée ; 2° que dans l'intervalle des paroxysmes, les malades paraissent jouir de toutes leurs facultés ou n'éprouvent, au plus, qu'une douleur sourde et profonde au thorax, qui ne les empêche point d'agir et de se livrer à leurs occupations habituelles; 3° que cette maladie toujours grave, fait ordinairement périr tout-à-coup et après quelques paroxysmes, surtout lorsqu'elle a été négligée ou méconnue dans son commencement; ainsi on est conduit, à penser que dans le cas dont nous nous occupons, la mort est entièrement due à une neuralgie thoracique ou pulmonaire, et que l'épanchement de sérosité trouvé dans le thorax n'est qu'un effet de la neuralgie qui était l'affection primitive et essentielle.

Au reste, de quelque manière qu'on veuille le considérer, il n'y a certainement ni dans les symptômes qui ont précédé la mort, ni dans les altérations qui ont été observées à l'ouverture du corps, aucun indice de violence ou de poison, et l'analyse du liquide trouvé dans l'estomac, ne laisse aucun doute sur ce point.

Nous ne devons cependant point oublier qu'il est fait mention dans le procès-verbal, *d'inflammation de tout l'intestin jejunum*; mais en même tems on ajoute qu'*il contenait une très-grande quantité de vers lombrics*, ce qui montre assez que cette rougeur que l'on appelle inflammation, était l'effet de l'irritation produite par la présence des vers. Quant à la *membrane muqueuse de l'estomac qui a paru d'un rouge plus foncé*, on en trouvera la cause évidente en se rappelant que quelque tems avant la mort, on a fait prendre au malade de l'éther, de l'eau de cologne, substances stimulantes, bien propres à exciter l'action des réseaux capillaires de l'estomac, et à y déterminer une congestion sanguine, ce qui suffit pour donner à la membrane une teinte d'un rouge plus foncé qu'à l'ordinaire.

VISITE *du corps d'un homme inconnu que l'on a trouvé noyé sur la route d'une montagne.*

Je soussigné (*nom*, *prénom*, *qualité*, *demeure*) sur l'invitation verbale qui m'a été faite hier soir par M. le commissaire de police, d'aller avec lui, visiter le corps d'un homme inconnu, que l'on venait de trouver sur la route de Courcelles à Dijon (1), environ à six cents pas au-dessus de Larrey, me suis transporté ce jourd'hui 20 juillet 1770, avec M. le commissaire, son greffier et deux étudians en médecine, au lieu indiqué, et y étant arrivé, j'ai vu sur le milieu de la route un homme grossièrement vêtu, couché de son

---

(1) Cette route, tracée sur une montagne, est très-peu fréquentée et mal entretenue.

long à plat, sur la face antérieure du corps ;
ayant la tête tournée du côté de la ville, les
mains élevées vers les côtés de la tête, appuyées
par les paumes sur le terrain, et le visage jusques
près les oreilles, plongé dans une large et profonde ornière remplie d'eau bourbeuse et blanchâtre. Le corps étant retourné sur le dos, la
face était tellement salie par l'eau bourbeuse et
une mucosité sanguinolente et écumeuse qui
sortait par la bouche et les narines, qu'il était
impossible d'en bien reconnaître l'état ; le local
n'étant point d'ailleurs convenable pour les recherches nécessaires, le corps a été placé sur un
brancard et transporté par deux hommes à la
première maison de Larrey.

Là, après avoir fait laver et nettoyer la face et
les mains, ôter tous les vêtemens, j'ai d'abord
considéré la grandeur, la forme générale du
corps, et j'ai reconnu que cet homme avait cinq
pieds un pouce de hauteur (170 centimètres) ;
qu'il était bien proportionné dans toutes ses parties, avec peu d'embonpoint ; mais les muscles
et principalement ceux des membres, saillants et
bien prononcés ; j'ai surtout remarqué que les
mains étaient fortes, d'une teinte foncée et comme
tannées à leur face supérieure, dures et calleuses
à la face palmaire ; les doigts gros, les ongles

durs ; comme on l'observe spécialement aux manœuvres, aux hommes de peine livrés aux travaux de la campagne, en plein air; et d'après l'examen de la face, les rides du front, l'enfoncement des tempes qui sont dégarnies de cheveux, ainsi que le sommet de la tête, la couleur blanche de la barbe et de la plus grande partie des cheveux, l'état des dents qui sont arrasées et usées en grande partie, j'estime que cet homme pouvait être âgé d'environ soixante-cinq ans; enfin, d'après l'état des membres, qui conservaient un peu de rigidité, la couleur naturelle de la peau, l'absence de tous les indices d'une putréfaction commençante, malgré la chaleur de la saison, j'estime que la mort du sujet date au plus de vingt-quatre heures (1).

Examinant ensuite toutes les parties du corps,

---

(1) Tous ces détails pourraient, aux yeux de quelques personnes, paraître déplacés et superflus, mais dans le cas actuel, il s'agissait d'un homme inconnu, et il était nécessaire de le signaler de manière à déterminer, au moins par approximation, son âge, son état, et pouvoir, en cas de besoin, le reconnaître par la suite ; on n'a point encore donné, dans ce rapport, le détail des vêtemens, et autres objets accessoires, parce que le commissaire en faisait une mention expresse dans son procès-verbal.

j'ai reconnu, 1º à la face, une légère tuméfaction avec lividité, ou couleur violacée, bornée à l'épaisseur de la peau, saillie des yeux, resserrement des pupilles, mucosité écumeuse et sanguinolente, qui sortait par les narines, surtout en comprimant la paroi antérieure de la poitrine;

2º. Sur la portion saillante de la joue droite, une légère excoriation ou éraillement circulaire de deux centimètres (ou 9 lignes) de large, entièrement borné à la peau;

3º. Sur toute la face antérieure du corps, qui appuyait sur le sol, une couleur livide violacée, mais bornée à la partie externe de la peau, comme je m'en suis assuré en y faisant quelques incisions superficielles;

4º. Ni plaie, ni meurtrissure, ni ecchymose dans aucune autre partie du corps, comme je m'en suis assuré, non-seulement par l'examen superficiel des membres et du dos, mais encore en y faisant quelques incisions;

5º. Les organes contenues dans le crâne n'ont présenté aucune altération, seulement les vaisseaux sanguins du cerveau étaient gorgés de sang;

6º. Dans la poitrine, les poumons gonflés, d'une couleur brune, plus foncée sur leur face antérieure que dans leurs autres parties, le cœur gros, mol, le sang contenu dans ses cavités droites, ainsi que dans les grandes veines, était noir et entièrement fluide;

7°. Les cavités nasales et l'arrière-bouche remplies de mucosités écumeuses, sanguinolentes mêlées à quelques molécules terreuses, blanchâtres, de la même nature que l'eau bourbeuse de l'ornière dans laquelle la face était plongée;

8°. La trachée-artère ainsi que les bronches contenaient un fluide muqueux, écumeux, dont on augmentait la quantité en comprimant les poumons;

9°. Dans l'abdomen, tous les organes étaient dans la disposition qui leur est propre, seulement l'estomac était très-distendu, en l'ouvrant j'ai reconnu qu'il contenait une grande quantité de fluide rougeâtre, d'une odeur acescente, fortement vineuse, ainsi que divers substances alimentaires et des morceaux de pain et de lard mal mâchés et encore reconnaissables; enfin, la membrane interne de l'estomac était dans un état d'intégrité, et sans aucune altération.

De ces différentes observations recueillies à la visite et à l'ouverture du corps, il résulte:

1°. Que la mort de cet homme ne peut point être attribuée à quelque acte de violence, puisqu'il n'y avait ni plaie, ni contusion, ni ecchymose dans aucune partie du corps, la légère excoriation

observée à la joue droite (art. 2) étant évidemment l'effet de la chûte sur le terrein ;

2°. Que la mort doit être entièrement attribuée à une sorte d'asphyxie ou de suffocation
semblable à celle qu'éprouvent ceux qui périssent
dans une rivière, ce qui est démontré par l'état de
la face (art. 1); la mucosité écumeuse des narines
et des bronches (art. 7 et 8); l'état des poumons;
la couleur et la fluidité du sang (art. 5);

3°. Il est aussi évident que cet homme est mort
dans la situation où on l'a trouvé, c'est-à-dire,
couché à plat sur la face antérieure du corps; ce
qui est démontré par la lividité de la peau et des
poumons à leur partie antérieure (art. 3 et 5);

4°. Enfin, d'après l'état de plénitude de l'estomac, et la nature des substances qu'il contenait,
toutes les observations faites à l'ouverture du corps
se réunissent pour démontrer que cet homme était
dans un état d'ivresse, lorsqu'il est tombé dans
l'ornière, et que n'ayant pu se relever, il y a été
noyé et suffoqué par défaut de respiration.

Ce que j'affirme sincère et véritable à......,
jour et an susdit.

VISITE *et ouverture du corps d'un jeune homme*
mort à la suite d'un coup d'épée à la poitrine.

Nous soussignés...., docteur en médecine et

en chirurgie, demeurant à...., conformément à l'ordonnance de M. le juge d'instruction criminelle, qui nous a chargé de visiter le corps de M...., décédé hier matin dans la maison de son père, rue...., quarante-huit heures après un coup d'epée qu'il a reçu à la poitrine, nous sommes rendus ce jourd'hui 15 mai 1810, à deux heures après midi, au lieu indiqué, avec M. le commissaire de police de la section.

Y étant arrivés, on nous a conduit dans une chambre au premier étage, où nous avons trouvé le corps de M..., dans un lit, couché sur le côté gauche, pâle, froid, ayant les yeux ternes, les membres roides, et le thorax (poitrine), entouré d'une serviette attachée et soutenue par un scapulaire.

Après avoir fait transporter le corps sur une table, enlever la chemise et l'appareil appliqué sur le thorax, nous avons, d'après la conformation générale et l'état des différentes parties, jugé que cet individu qui présentait l'apparence d'une forte constitution, pouvait être âgé d'environ vingt-huit ans, et que la mort ne remontait guère au-delà de vingt-quatre heures.

Procédant ensuite à la visite des différentes parties, nous avons reconnu :

1°. A toute la partie gauche du corps, une

teinte livide , violacée , s'étendant à la face externe
de la cuisse et du bras , plus marquée sur le côté
du thorax , mais entièrement bornée à la surface
de la peau , comme nous nous en sommes assurés.

2°. Au côté droit et un peu antérieur du thorax,
à trente millimètres au dessous du mamelon , une
playe triangulaire dont chacun des côtés avait
neuf millimètres (à peu-près 5 lignes) d'étendue ;
il n'y avait à cette playe , ni tuméfaction , ni rougeur , et ses bords présentaient déjà un commencement d'agglutination.

3°. En percutant le thorax en différens points
de son étendue , le côté droit a donné un son de
vuide qui annonçait la bonne disposition des organes contenus dans cette cavité ; le côté gauche ,
au contraire , a donné un son *obscur* ou de *plein* ,
qui nous a fait présumer un épanchement ou
quelque grande altération dans cette partie.

4°. Ayant d'abord ouvert le côté droit du thorax , nous avons vu que la playe avait pénétré
entre la cinquième et la sixième des côtes sternales , qu'elle avait traversé le poumon dans son
tiers inférieur , puis percé obliquement le médiastin , et pénétré dans la cavité gauche du thorax ;
le trajet de cette playe qui conservait sa forme
triangulaire , n'était marqué à la surface de ce

poumon , que par une petite auréole rougeâtre ,
et il n'y avait aucun épanchement de sang ou de
sérosité.

5°. A l'ouverture du côté gauche du thorax ,
nous avons trouvé un épanchement de sang fluide ,
mélangé de quelques caillots , et dont la quantité
était si grande que le poumon était relevé, applati
contre le médiastin , et le diaphragme déprimé
vers l'abdomen. En recherchant la source de cet
épanchement , nous avons vu sur la face interne
de la quatrième côte et à son tiers postérieur ,
une plaie oblongue qui avait entamé la pleure (1)

---

(1) Nous prononçons, nous écrivons *pleure* et non
pas *plèvre*, comme on le fait généralement en France ;
1° parce que ce mode d'orthographe et de prononciation est conforme à l'étymologie, et que dans les sciences
et surtout en médecine, il importe de conserver l'étymologie ; 2° parce que l'on dit toujours *pleurésie*, et
non *plévrésie*, et qu'il est inconvenant d'écrire et de
prononcer d'une manière différente le radical et ses
dérivés ; 3° parce que dans tous les pays, à l'exception
de la France, les médecins écrivent et prononcent
toujours *pleure*. On pourrait faire une semblable remarque sur plusieurs autres mots de la langue médicale : voyez dans une thèse soutenue en 1804, par
M. *Pommier*, les observations que nous avons faites
au sujet du mot *dysenterie*, que nos faiseurs de dic-

dans une étendue de dix millimètres (un peu plus de cinq lignes) et avait ouvert l'artère et la veine intercostales situées au bord inférieur de cette côte, sans pénétrer au-delà. En examinant le poumon gauche, nous y avons aperçu les vestiges de la playe triangulaire dont nous avons déja parlé, mais qui était plus petite et moins marquée. Le cœur et les gros vaisseaux étaient dans leur état d'intégrité, seulement ils contenaient très-peu de sang.

6°. Les organes contenus dans le crâne et l'abdomen ne nous ont offert aucune altération perceptible.

D'après les recherches et observations faites à l'ouverture du cadavre, il est évident que la mort est la suite de la playe qui a pénétré dans le thorax, qu'elle est entièrement due à la grande hémorrhagie qui s'est faite en peu de temps dans la

---

tionnaires français écrivent et prononcent *dissenterie*, et c'est ainsi que peu-à-peu, par une orthographe, une prononciation vicieuse, on altère, on dénature plusieurs de nos expressions. Les médecins doivent s'opposer à cet abus ; c'est à eux à déterminer l'usage, la véritable acception, le mode d'orthographe, de prononciation des termes de leur art. *Soli artifices possunt judicare de artibus*, dit expressément QUINTILIEN.

(363)

cavité gauche, par l'ouverture de l'artère intercostale, (*articles* 2, 3, 4 *et* 5.)

Et sur la demande qui nous a été faite par
M. le commissaire de police, de déclarer s'il n'y
avait point d'indice de quelqu'autre genre de
violence, nous assurons de la manière la plus
positive, qu'à l'exception de la playe du thorax,
il n'y a dans aucune partie du corps ni ecchymose,
ni contusion, ni excoriation qui puisse faire soupçonner quelque acte de violence; que la vergeture
et la lividité de la peau observées à toutes la partie
gauche du corps, (*article* 1,) était uniquement
l'effet de l'attitude gardée après la blessure et conservée après la mort du sujet.

En foi de quoi nous avons signé le présent
rapport que nous affirmons sincère. A..., ce...

RAPPORT *sur un cas d'empoisonnement par le
muriate de mercure sur oxydé, ou sublimé
corrosif* (1).

Nous soussignés...., docteur en médecine, et....
pharmaciens, domiciliés à...., conformément à

---

(1) L'affaire dont il s'agit dans cet article a donné
lieu à des discussions contradictoires qui ont empêché
d'atteindre la vérité, et d'acquerir la certitude nécessaire dans toutes les accusations criminelles, et cette

l'ordonnance de M. le directeur du jury, et sur la réquisition de M. le magistrat de sûreté, nous nous sommes rendus ce jourd'hui 1er. mars 1810, à neuf heures du matin, rue de...., au domicile du sieur P. B....., où nous avons trouvé M. le directeur du jury, avec M. le magistrat de sûreté et le commis greffier, qui nous a dit que depuis

---

difficulté provenait uniquement du rapport qui avait été fait dans le tems. On trouvait bien dans cet acte une exposition assez exacte des altérations observées à l'ouverture du cadavre; cependant on n'avait point déterminé, d'une manière assez précise, les divers modes d'altérations ; quelques points avaient été négligés, d'autres exagérés, mal exprimés ; ainsi les lividités de la peau, qui sont un effet nécessaire de la situation du cadavre, étaient désignées comme des ecchymoses ; les recherches et experiences que l'on avait faites sur les liqueurs contenues dans le canal alimentaire, étaient surtout très-défectueuses, elles étaient équivoques, incomplettes, insuffisantes pour démontrer l'existence et la nature du poison, et l'on pouvait en tirer des conclusions applicables à d'autres objets ; enfin on trouvait dans cet acte de la confusion, des longueurs, des superfluités, et les points principaux n'étaient ni assez distincts, ni assez précis ; nous avons donc cru devoir rassembler toutes les circonstances de l'affaire qui nous est parfaitement connue, et nous lui avons donné la forme d'un rapport, comme nous pensons qu'il aurait dû être fait dans le tems.

le 20 février, le sieur P. B.... ayant sans cause apparente, éprouvé différens accidens graves qui ont paru insolites, et l'ont fait périr hier 28 février, sur les dix heures ; il nous avait réuni avec M. le docteur G..., qui avait vu le sieur B... dans le cours de sa maladie, à l'effet de reconnaître et de constater la véritable cause de la mort dudit B...

Ayant ensuite été conduits dans une chambre voisine, nous y avons trouvé le corps dudit B... enseveli et posé sur son lit ; apres avoir décousu le suaire qui l'enveloppait, et l'avoir transporté sur une table, nous avons procédé à l'examen de toutes les parties tant externes qu'internes du corps, et nous avons reconnu :

I. D'après la stature, la conformation générale, le dégré d'embonpoint, et la rigidité des membres, l'état des yeux, que cet homme était d'une constitution robuste ; qu'il pouvait être âgé d'environ cinquante-six ans ; qu'il avait été peu de tems malade, et que sa mort ne datait pas de plus de vingt-quatre heures.

II. En examinant les différentes parties extérieures du corps, nous avons vu que les lèvres étaient épaisses, d'une couleur violacée ; qu'il était sorti des mucosités sanguinolentes par le nez et la bouche ; que l'abdomen ou bas-ventre était élevé, distendu, résonnant par la percussion ; que l'anus ou l'ouverture extérieure du canal intestinal formait dans tout son pourtour un bourelet saillant, épais d'un centimètre (4 lignes), et d'une couleur rouge foncée : que le dos, les reins, les fesses, ainsi que la partie postérieure du col et des cuisses, étaient d'une couleur livide, violacée, bornée à la superficie de la peau, ainsi que nous nous en sommes assurés, ce qui dépend uniquement de la situation dans laquelle le corps s'est refroidi.

III. Procédant ensuite, selon les règles de l'art, à l'examen des organes intérieurs, nous avons scié le crâne, et le cerveau ne nous a présenté aucune altération.

IV. Dans le thorax ou poitrine, nous avons trouvé les poumons engorgés, d'une couleur brune, noirâtre, surtout à leur face postérieure, et fournissant par l'incision que nous y avons faite, une grande quantité de sérosité sanguinolente et écumeuse ; le cœur dur, serré, ne contenant ainsi que les veines, qu'une petite quantité de sang noir et fluide ; la face supérieure du diaphragme, d'une couleur rouge foncée, et ses veines engorgées d'un sang noir.

V. Ayant ensuite scié la mâchoire inférieure dans sa partie moyenne, pour examiner la bouche et les diverses parties situées sur le col, nous

avons vu la bouche remplie de mucosités écumeuses, sanguinolentes, dont on augmentait l'excrétion en comprimant les poumons ; la langue
épaisse, recouverte d'un enduit brun ; le palais et
la face intérieure des joues d'un rouge foncé ; la
luette molle, tuméfiée, d'une couleur noirâtre
surtout à son extrémité inférieure ; le pharynx ou
gozier d'une couleur foncée brunâtre ; le larynx
ainsi que la trachée-artère et les bronches, nous
ont présenté la même teinte, et étaient remplis
d'une mucosité écumeuse sanguinolente.

VI. A l'ouverture de l'abdomen ou (*bas-ventre*),
nous avons trouvé l'estomac et l'intestin d'une couleur rougeâtre, plus ou moins foncée en différens
endroits, et contenant des flatuosités et des liquides, la face inférieure du diaphragme d'un rouge
foncé, surtout à sa portion postérieure ; le foie volumineux, d'une couleur rouge, brunâtre, mais sans
altération sensible dans son tissu ; la vésicule biliaire
(ou *du fiel*,) très-grosse, contenant une grande
quantiré de bile épaisse et noirâtre ; le pancréas
d'un rouge foncé, principalement à son extrémité
droite ; l'épiploon chargé de graisse, sans aucun
signe d'altération, ainsi que la rate, les reins et
les autres organes.

VII. Pour mieux examiner l'état de l'estomac
et de l'intestin, et pouvoir recueillir les substances

qui y étaient contenues, nous avons fait des ligatures à la partie supérieure de l'œsophage , à l'extrémité de l'intestin rectum , ainsi qu'aux vaisseaux du foye , puis à l'aide de différentes coupes ,
nous avons détaché toutes ces parties qui ont été
placées sur un drap plié en plusieurs doubles , et
nous avons ouvert successivement l'œsophage ,
l'estomac , les diverses parties de l'intestin , en
recueillant dans des vases séparés , les substances
contenues dans les différentes portions de ces
viscères.

VIII. Ayant d'après les procédés indiqués ,
ouvert l'œsophage et l'estomac, nous avons trouvé
la membrane interne de l'œsophage enflammée ,
c'est-à-dire molle , rouge , épaissie dans sa moitié
supérieure ; gangrenée, noirâtre, plus molle, plus
épaisse, se détachant par lambeaux et se déchirant
avec la plus grande facilité dans sa portion inférieure ; l'intérieur de l'estomac nous a présenté les
vestiges d'une violente inflammation ; sa face postérieure , depuis l'orifice œsophagien jusqu'au
pylore, était dans un état gangréneux, c'est-à-
dire noirâtre , molasse , sans consistance , se détachant par lambeaux , et ses parois réduites en
différens endroits à l'épaisseur d'une feuille de
papier ; dans le reste de son étendue , l'intérieur
de ce viscère était d'un rouge foncé , et sa mem-

brane molle, gonflée, se détachait par le simple
contact du doigt, on y voyait aussi différens points
d'érosion d'une forme et d'une grandeur inégales ;
le *duodenum*, ou la première portion de l'intestin
grêle, était aussi dans sa face interne très-enflammée, et on y remarquait, surtout à sa partie
supérieure, plusieurs points de gangrène et d'érosion ; le *jejunum* ou cette portion d'intestin qui
occupe la région ombilicale, portait aussi des
traces d'une grande inflammation et d'érosion
dans différens endroits, et sa membrane interne
était enduite de mucosités sanguinolentes ; la
plus grande partie de l'*iléon* nous a présenté, à
un moindre degré, le même genre d'altération,
mais sa portion inférieure était noirâtre et gangrenée dans une longueur de 55 centimètres,
(environ 2 pieds); le gros intestin nous a offert
dans toute son étendue, une altération aussi
grave que celle que nous avons trouvée à l'estomac ; le *cæcum* était presqu'entièrement gangrèné ;
la membrane interne du *colon* était enflammée,
détruite dans quelques endroits, noire et gangrè-
née dans d'autres par plaques ; le *rectum* ou la
dernière partie du gros intestin, était de même
enflammé, gangrèné en différens endroits, il était
surtout boursouflé et excorié à son extrémité qui
forme l'anus.

24

IX. En faisant l'ouverture de l'estomac et du canal intestinal , nous avons recueilli dans des vases très-propres les différens liquides contenus dans leur cavité , et ces liquides qui provenaient de l'estomac , du duodenum et du rectum , ont été mis dans quatre phioles séparées, distinctes par les numéros 1 , 2, 3 et 4 ; on a aussi détaché l'estomac avec une portion de l'intestin duodenum , puis une petite portion du jejunum, enfin l'intestin rectum et une portion du colon , et ces différentes pièces ont été enveloppées d'un linge , et renfermées dans une boîte , sur laquelle M. le magistrat de sûreté a apposé son sceau.

X. Ainsi, ayant terminé les recherches sur le cadavre, et pris une note exacte de toutes nos observations , nous nous sommes aussitôt rendus au laboratoire de chimie de M. B..., avec MM. le directeur du jury , et le magistrat de sûreté qui avait fait porter avec lui la boîte mentionnée à l'article précédent , et après avoir vérifié l'intégrité de son scellé , il a ouvert cette boîte et nous a remis les différentes pièces qui y étaient contenues, afin de déterminer par des expériences convenables , la nature des liquides que nous avions recueilli lors de l'ouverture.

XI. Après avoir examiné de nouveau l'état de

l'estomac, nous avons fait les expériences suivantes :

1°. Une bande de papier de tournesol appliquée sur la face interne de ce viscère, a pris aussitôt une teinte rouge très-foncée.

2°. Une lame de cuivre rouge décapée, ayant été appliquée sur cette partie, y a pris, après deux minutes, une teinte noirâtre foncée ; en frottant cette lame de cuivre, elle est devenue blanche, argentine et brillante, et en l'exposant à la chaleur du charbon allumé, cette couleur argentine s'est promptement dissipée.

3°. Ces expériences répétées sur la membrane interne de l'intestin duodenum et du rectum, nous ont donné les mêmes résultats.

4°. Le papier de tournesol, ainsi qu'une lame de cuivre décapée, appliqué sur la membrane interne de l'intestin jejunum, n'ont éprouvé aucune altération sensible.

XII. La liqueur que nous avons extraite de l'estomac est inodore, légèrement trouble, d'une couleur jaune verdâtre, sans mélange d'alimens, mais contenant beaucoup de flocons ou particules de la membrane muqueuse, sa quantité qui est de 99 grammes (3 onces 2 gros), a servi aux expériences suivantes :

1°. Une goutte de cette liqueur portée sur le

papier de tournesol, y a produit sur-le-champ une tache rouge.

2°. Sur une lame de cuivre décapée; tache d'abord noirâtre, qui par le frottement est devenue blanche, brillante, argentine, et qui a disparu en la chauffant.

3°. Quelques gouttes projetées dans de l'eau distillée colorée avec le sirop de violettes, ont donné une couleur verte;

4°. Dans de l'eau de chaux, un précipité jaunâtre orangé.

5°. Dans de l'ammoniaque un précipité blanc.

6°. Dans un solutum de prussiate de potasse, un précipité blanc.

7°. Dans un solutum de potasse, un précipité brunâtre.

Et tous ces précipités recueillis et frottés sur une lame de cuivre décapée, lui ont donné une couleur blanche, brillante, argentine.

8°. Dans de l'eau chargée d'hydrogène sulfuré, un précipité noir très-abondant.

9°. Quelques gouttes de cette liqueur projetées dans un solutum étendu de nitrate d'argent, ont produit un précipité blanc, pesant, cailleboté, qui a été reconnu pour un muriate d'argent.

XIII. La liqueur trouvée dans le duodenum était plus trouble et plus jaunâtre, un peu vis-

queuse ; sa quantité était seulement de 22 grammes
(à peu-près 6 gros), soumise aux mêmes expériences, elle a donné les mêmes résultats, seulement les effets ont été plus lents et moins sensibles, surtout avec l'eau de chaux.

XIV. La liqueur que nous avons pu recueillir
dans le rectum était rougeâtre, sa quantité
était de 15 grammes (à-peu-près 4 gros), et
ne paraissait différer de celle que nous avions
tirée de l'estomac, que par la couleur rouge qui
était due à quelques molécules de sang, aussi les
expériences indiquées nous ont fourni les mêmes
résultats.

XV. Quant à la petite quantité de fluide que
nous avons pu recueillir en ouvrant l'intestin
jejunum, ce n'était qu'une mucosité sanguinolente, peu facilement soluble dans l'eau et qui ne
nous a présenté aucun caractère particulier.

XVI. Pour assurer la certitude de nos expériences et des conclusions que nous devons en tirer,
nous avons fait fondre un cinquième de gramme
de muriate de mercure suroxydé (ou sublimé
corrosif), dans trente grammes d'eau distillée, à
laquelle nous avons ajouté une petite portion de
bile de bœuf, pour lui donner la même teinte,
la même consistance ; et les essais comparatifs
que nous avons fait de cette liqueur avec les

réactifs indiqués, nous ont donné les mêmes résultats.

XVII. Enfin, comme il restait encore plus de la moitié de la liqueur trouvée dans l'estomac, nous en avons pris cinquante grammes, que l'on a filtré à travers un papier *Joseph* lavé, et par une évaporation graduée, nous avons obtenu quelques petits cristaux aiguillés, que d'après leurs propriétés, nous avons reconnu pour du muriate de mercure suroxydé ou sublimé corrosif.

XVIII. En terminant nos opérations, nous avons mis dans un bocal rempli d'alcool, l'estomac et les diverses portions d'intestin extraites du cadavre; nous avons mis dans un flacon le restant de la liqueur trouvée dans l'estomac, en y ajoutant partie égale d'alcool pur, et ces objets convenablement fermés et cachetés, ont été déposés entre les mains de M. le magistrat de sûreté.

Des différentes observations recueillies à l'ouverture du corps, ainsi que des expériences que nous avons faites, il résulte :

1°. Que la mort du sieur P. B.... est l'effet de l'état d'inflammation, de gangrène et d'érosion qui occupait toute l'étendue du canal alimentaire, depuis la bouche jusqu'à l'anus

2°. Que la mort a due être précédée d'angoisses, de vomissemens, de chaleur à la gorge, de

(375)

douleurs très-vives à l'estomac , aux intestins, de tenesmes, d'excrétions alvines sanguinolentes, fréquentes; ce qui nous a été confirmé par le médecin qui avait vu le sieur B .... pendant sa maladie;

3°. Que ces différentes altérations (*indiquées articles* V , VI, VII et VIII) ont été produites par un poison irritant , corrosif;

4°. Que ce poison avait été non-seulement porté dans l'estomac , mais encore introduit par l'anus dans le gros intestin , (*ce qui est démontré par les articles* VIII , XI , XII et XIV);

5°. Que ce poison était le muriate de mercure suroxydé ou sublimé corrosif, (*ce qui est démontré dans les articles* XI, XII, XIII, XIV et XVI;

6°. Enfin, que ce poison avait été pris à différens intervalles , et surtout peu de tems avant la mort, ce qui est démontré non-seulement par les symptômes, que (d'après l'assertion du médecin) le sieur B.... a éprouvé depuis le 22 février jusqu'au 28, mais encore parce que nous avons trouvé dans l'estomac et dans l'intestin rectum , ce poison, avec toutes ses propriétés, (*comme il est indiqué articles* XII , XIII et XIV).

En foi de quoi nous avons signé le présent rapport, que nous affirmons sincère et véritable. A.... jour et an susdits.

VISITE et OUVERTURE *du cadavre d'une femme trouvée pendue à un arbre de son jardin* (1).

Nous soussignés (noms, prénoms, demeures et qualités), conformément à l'ordonnance de M. le juge de paix...., nous sommes rendus ce jourd'hui 11 octobre 1811, sur les onze heures du matin, à Ch...., au domicile du nommé La...., où nous avons trouvé M. le juge de paix avec son greffier, qui nous a dit qu'ayant été informé hier soir, que l'on avait trouvé la femme Col.... pendue à un arbre dans le clos attenant à sa maison, il nous avait mandé pour examiner conjointement le corps de cette femme, constater le genre de mort, et en faire notre rapport.

Après avoir prêté, entre les mains de M. le juge de paix, le serment requis, nous avons été

____

(1) L'affaire dont il s'agit ici, était extrêmement délicate et complexe, et le rapport qui fut fait dans le tems par trois chirurgiens du pays, était aussi remarquable par la négligence, l'ignorance ou l'oubli des premiers principes de l'art, que par ses inconséquences. Le tribunal criminel nous ayant fait l'honneur de nous consulter sur ce cas, nous avons recueilli, rapproché toutes les circonstances particulières qui devaient fixer l'attention des experts, et nous les présentons sous la forme d'un rapport, qui pourra servir d'exemple dans des cas analogues.

conduits dans le clos, et ayant traversé un herbage qui est à son entrée, nous avons trouvé à une extrémité dudit clos, à cent vingt pas de la porte d'entrée, une femme vêtue de ses habits, grosse, grasse, qui nous a paru âgée d'environ soixante ans, et qui était suspendue par une sorte de mouchoir, passant sous la mâchoire inférieure et noué sur la branche d'un gros pommier, et nous avons remarqué :

1°. Que le tronc de cet arbre mesuré à la moitié de sa hauteur, avait de circonférence quatre-vingt-dix centimètres (33 pouces);

2°. Qu'il ne se divisait en branches qu'à la hauteur de deux mètres (6 pieds);

3°. Nous avons vu sur le terrain une espèce de grosse et lourde échelle, longue de deux cent vingt centimètres (7 pieds), composée de deux jumelles, quarrées, épaisses, assemblées par de longs et forts fuseaux, et qui avait évidemment servi de ratelier dans une écurie de chevaux. La distance de cette sorte d'échelle au pied de l'arbre, était de cent trente centimètres (4 pieds), et après avoir fait planter dans le sol deux pieux pour marquer la position et la distance de l'échelle, nous avons vu qu'en partant de ce point et la relevant, elle ne parvenait contre le tronc de l'arbre qu'à-peu-près à la moitié de sa hauteur ;

4°. Considérant ensuite la position du corps

suspendu, nous avons trouvé que le point de suspension à la branche de l'arbre, était élevé au-dessus du sol de deux cent quatre-vingt onze centimètres (8 pieds 7 pouces); qu'il était éloigné du centre, ou milieu de l'arbre, de cent dix centimètres (3 pieds 6 pouces); que le dos du cadavre répondait au centre de l'arbre; que la tête était peu fléchie en devant; les bras pendans; les mains à demi fermées; la pointe des pieds inclinée en bas, et les talons élevés au-dessus du sol de quatre-ving-deux centimètres (un peu plus de 2 pieds 6 pouces);

5°. Ayant ensuite, l'un après l'autre, monté sur l'arbre, nous n'avons pu atteindre le point de suspension qu'avec peine, et en nous penchant beaucoup sur la branche; nous avons aussi remarqué que l'écorce de la partie supérieure de cette branche, était lisse et même un peu éraillée dans une étendue de trente centimètres (ou 11 pouc.), tandis qu'au delà du point de suspension, elle était rugeuse et couverte de petits lichens.

6°. Après ces premières observations, nous avons, du consentement de M. le juge de paix, fait couper avec une scie à main la branche de l'arbre un peu au delà du point de suspension, puis en soulevant et soutenant le cadavre, on a fait glisser l'anse du mouchoir qui le tenait suspendu, et on l'a transporté dans une chambre de la maison , pour en faire l'examen ultérieur.

Là nous avons fait deshabiller le cadavre , et nous avons remarqué sur la tête un bonnet de toile propre , blanche de lessive , et qui , sur le côté gauche et postérieur , avait quelques taches de sang ; sur le col un fichu ; sur le corps une camisolle et deux jupes de laine , dont l'extérieur était mouillé dans sa partie inférieure et principalement au devant ; les bas qui couvraient les jambes , étaient aussi mouillés et humides depuis le milieu de la jambe jusqu'au pied , et cette humidité n'avait aucune odeur et ne dépendait point d'un écoulement de l'urine ; la chemise étant sèche et très-propre ; l'empeigne et les semelles des souliers étaient nettes , sans boue , leur pointe un peu rougeâtre , et on y apercevait en divers endroits des brins d'herbes fraîches ; l'anse qui avait servi à la suspension du corps , était formée par un mouchoir inégalement roulé sur sa longueur , et dont les deux extrémités étaient réunies par un double nœud bien serré ; en déroulant ce mouchoir , nous avons vu en différens endroits quelques taches de sang ; nous avons vu aussi que ce mouchoir avait été coupé d'une manière fort inégale et comme par hoches , en deux portions qui avaient ensuite été réunies par un nœud fort serré , et ce nœud ainsi que les taches de sang se trouvaient cachés au milieu des plis roulés , qui formaient l'anse de suspension.

Enfin , après ces diverses observations , nous avons examiné successivement toutes les parties du corps , tant internes qu'externes , et nous avons reconnu :

I. La face pâle, d'une teinte un peu jaunâtre , sans tuméfaction ; les paupières molles , à demi-ouvertes, sans gonflement ni altération de couleur; les yeux enfoncés , affaissés , ternes et couverts d'une couche muqueuse; les oreilles pâles et molles dans toute leur étendue; les lèvres sèches, un peu brunâtres sur leur bord, mais sans gonflement (1) et pâles à leur face interne; les mâchoires rap-prochées, serrées; la langue ne dépassant point le contour alvéolaire, mais seulement ses bords étaient un peu engagés entre les deux mâchoires en devant et sur les côtés, dans les endroits où manquaient des dents, et ces bords saillans étaient

____

(1) La sécheresse des lèvres et la couleur brunâtre de leurs bords survient plus ou moins promptement à tous les cadavres, et dépend uniquement du contact de l'air, et il faut bien la distinguer de la lividité, de la couleur violacée qui dépend de la stase du sang dans les réseaux capillaires. Dans le premier cas, il n'y a point de gonflement des lèvres, et leur face interne est pâle et molle ; dans le second, au contraire, il y a gonflement, et la couleur à la face interne est rou-geâtre, etc.

rougeâtres; enfin, il n'y avait ni aux narines, ni à la bouche aucune mucosité écumeuse ou sanguinolente.

II. Sur le col, dans l'endroit où était l'anse de suspension, une dépression ou enfoncement semi-circulaire qui, de la partie moyenne de l'hyoïde, s'étendait sous le menton, avait dans cet endroit trois centimètres de large (un peu plus d'un pouce), et delà montait obliquement derrière chaque oreille, et se perdait un peu au-dessus des apophyses mastoïdes; la surface de cette dépression présentait aussi quelques lignes saillantes inégales, d'une teinte légèrement violacée sur leurs bords, et ces lignes qui correspondaient aux enfoncemens, formés par les plis du mouchoir, se perdaient insensiblement sur les côtés.

III. Sur la partie inférieure du col, un peu au-dessus de la clavicule gauche, une excoriation d'une couleur rougeâtre, d'une forme ovale, longue de trois centimètres et demi, et large d'un (à peu près 15 lignes sur 5).

IV. Sur la poitrine et l'abdomen, il n'y avait aucune apparence de lésion; en devant et sur le côté gauche, la peau conservait sa couleur naturelle; en arrière et sur le côté droit, on y remarquait une légère lividité ou teinte violacée, inégalement diffuse, mais bornée à la superficie du tissu de la peau, comme nous nous en sommes assurés par de légères incisions.

V. Les pieds, les mains, ainsi que les membres dans toute leur étendue, étaient pâles sans lividité, seulement nous avons remarqué à la face suspalmaire ou externe de la seconde phalange du doigt annulaire de la main gauche, une petite plaie transversale, longue d'un centimètre, bornée à l'épaisseur de la peau, qui était évidemment récente et faite par un instrument tranchant.

VI. Passant ensuite à l'examen des organes intérieurs, après avoir coupé les cheveux, nous avons trouvé à la région occipitale, un peu à gauche, une tumeur molle, peu saillante, sans changement de couleur à la peau, et ayant cinquante centimètres (près de 2 pouces) de diamètre ; et par la dissection, nous avons reconnu 1° que cette tumeur était formée par du sang coagulé et épanché dans le tissu souscutané; 2° qu'il y avait à la partie correspondante de l'os occipital, une fracture qui commençait sur le bord de la suture occipitale, se dirigeait obliquement en bas et en dedans, et avait soixante centimètres de longueur (un peu plus de 2 pouces 3 lignes); 3° ayant ensuite scié le crâne avec précaution, nous avons trouvé à l'extrémité postérieure du lobe gauche du cerveau et sur le cervelet, du sang en grande partie coagulé, dont nous évaluons la quantité à soixante grammes (2 onces): les autres parties du cerveau ne nous ont présenté aucune altération perceptible.

VII. A l'ouverture du thorax, nous avons trouvé les poumons mols, légèrement engorgés et d'une couleur brunâtre, spécialement à leur partie postérieure et latérale droite; le cœur était mol et ses cavités droites remplies de sang noir, presque entièrement fluide.

VIII. La dissection du col ne nous a présenté sous le menton, dans l'endroit où était placée l'anse de suspension, aucune ecchymose, aucun engorgement dans le tissu ou l'interstice des muscles; mais nous avons vu à la partie inférieure du col, un peu au-dessus des clavicules et aux côtés de la trachée artère, deux ecchymoses profondes, l'une à droite, de la longueur de deux centimètres, l'autre à gauche, située sous l'excoriation indiquée article III, avait quatre centimètres de large, et s'étendait un peu sur le côté de la trachée artère.

IX. A l'ouverture de la bouche nous avons trouvé la langue molle, rougeâtre, sans gonflement, et il n'y avait, ni dans la bouche, ni dans la trachée artère, aucune mucosité sanguinolente et écumeuse.

X. Enfin, les viscères de l'abdomen ne nous ont présenté aucun genre d'altération.

En rapprochant les différentes observations que nous avons recueillies par la visite du corps, et l'examen du local dans lequel on l'a trouvé suspendu, il résulte :

1º. Que la mort de la femme Col.... ne peut point être regardée comme un suicide, parce que, d'après la disposition du local et de l'espèce d'échelle qui s'y est trouvée, elle ne pouvait parvenir au point de suspension où l'on a trouvé son corps, ce qui est démontré par les observations exposées dans la première partie de notre rapport ;

2º. Que la mort est évidemment due à un coup ou un choc violent à la partie postérieure de la tête, ce qui est spécialement démontré (*Article* VI) ;

3º. Que l'excoriation et les ecchymoses observées à la partie inférieure du col (*Articles* III et VIII) indiquent une violence antérieure à la mort ;

4º. Enfin, que le corps n'a été suspendu que quelque tems après la mort, puisqu'il ne porte aucune marque de strangulation (*Articles* I, II, V, VIII).

En foi de quoi nous avons signé le présent rapport, que nous affirmons sincère et véritable. A...., jour et an susdits.

CONSIDÉRATIONS

MÉDICO-LÉGALES

Sur l'Ecchymose, la Sugillation, la Contusion, la Meurtrissure.

LES objets que nous nous proposons de traiter dans cette dissertation pourront, au premier coup-d'œil, paraître peu importans, parce qu'ils sont communs et généralement connus. Ils nous pa-raissent cependant mériter une attention parti-culière, surtout dans les rapports judiciaires ; car la négligence à les observer, à les distinguer, à les énoncer d'une manière positive, a plus d'une fois conduit à des erreurs graves, et donné lieu à de longues discussions. Essayons donc de dé-terminer la nature particulière de l'Ecchymose, de la Contusion, des Lividités et Vergetures ; les signes propres à les distinguer ; le sens précis que l'on doit attacher à chacune de ces expressions qui se trouvent dans différens ouvrages, tantôt confondues et regardées comme synonymes, tantôt présentées d'une manière fausse, obscure ou équivoque.

§. Ier. Le mot *ecchymose*, que l'on écrit quelquefois *échymose*, nous vient du grec εκχυμωσις εκχυμωμα, composé de εκ, *extrà*, *dehors*, et χυμως, *humor*, *suc*, *liqueur*; ainsi, d'après son étymologie (1), il signifie littéralement *effusion*, *sortie des liqueurs hors de leurs vaisseaux*. Mais on en a restreint la signification pour désigner l'extravasion ou effusion de sang qui se fait dans les mailles ou aréoles des divers tissus; presque toujours cette extravasion est produite par l'ouverture accidentelle ou la rupture de quelques vaisseaux sanguins, souvent capillaires. Quelquefois cependant, comme le disaient les anciens, elle peut être produite par *anastomose*, c'est-à-dire, par une sorte d'exhalation qui se fait par

____

(1) Comme d'après l'étymologie, le mot *ecchymose* peut s'appliquer à l'extravasion d'un fluide quelconque, on pourrait y substituer celui d'ECAIMOSE, qui étant composé d'αιμα, *sang*, désignerait d'une manière précise l'espèce de fluide extravasé; cependant, comme il n'y a aucune équivoque sur ce point, nous conserverons l'ancienne dénomination; et en faisant cette remarque, nous n'avons d'autre but que de répondre à une objection que l'on nous a faite sur l'impropriété du mot *ecchymose*.

les extrémités ou orifices perspicatoires des réseaux capillaires. Au reste quelque soit le mode
dont elle s'opère, il y a toujours extravasion
du sang. *Macula a sanguine sub cute effuso:
cruoris in vicina spatia ob vasorum apertionem
effusio.* C'est-là le caractère essentiel de l'ecchymose, et il n'avait point échappé à HIPPOCRATE,
car dans son *livre II des fractures*, il désigne
l'ecchymose sous le nom de Ναυσιωσις, que les tra-
ducteurs latins ont rendu par les mots de *nausea,
nauseatio venarum; quod venæ veluti nausea-
bundæ sanguinem effundunt et evomunt*; enfin,
comme l'ont dit quelques-uns, l'ecchymose est
une sorte d'hémorrhagie sous-cutanée, plus ou
moins considérable, suivant la nature des vaisseaux qui fournissent l'effusion, et la résistance
de la partie où elle se fait. Ainsi, par son siége,
sa nature, cette affection est bien distincte de
ces taches livides, violacées, qui dépendent de la
stase, de la congestion du sang dans les réseaux
capillaires, ainsi on ne doit point, comme le
font encore plusieurs écrivains, donner le nom
d'ecchymose à cette teinte livide que l'on voit
quelquefois au pourtour des orbites chez les personnes délicates, faibles, fatiguées, et surtout
chez plusieurs femmes à l'époque de leurs menstrues. On n'appellera point aussi ecchymoses,

ces plaques diffuses, brunâtres ou bleuâtres qui surviennent à une partie par le réfroidissement, par la suppression des menstrues, d'une hémorrhagie habituelle, par l'affaiblissement de l'action des réseaux capillaires ; certainement dans ces différens cas, il n'y a point d'extravasion, mais seulement stase, congestion dans les réseaux capillaires ; aussi ces teintes accidentelles disparaissent tout-à-coup en faisant cesser leur cause, et ne·présentent point cette diffusion, ces nuances, ces dégradations successives de couleur que l'on observe toujours dans la résolution de l'ecchymose, ou extravasion du sang.

Le plus ordinairement le sang qui s'extravase et s'infiltre dans les aréoles du tissu lamineux ne change point d'une manière sensible la forme, le volume de la partie, il en altère seulement la couleur, qui devient rouge et successivement brunâtre, violacée, jaunâtre : quelquefois cependant, suivant la nature de la partie affectée, le nombre et le volume des vaisseaux qui sont ouverts, le sang qui s'écoule soulève, écarte les fibres lamineuses, s'accumule en un foyer, forme une tumeur molle plus ou moins saillante, étendue, et qui présente une sorte de fluctuation.

Les médecins qui ont écrit dans la langue latine ont généralement conservé la dénomination des

Grecs, et ont décrit cette affection sous les noms d'*ecchymosis*, *ecchymoma*, *sanguinis effusio*, *suffusio*, *illæsâ cute*. Quelques-uns, d'après PLINE, l'ont encore désignée sous le mot de *sugillatio* (1), que par la suite on a mal à propos écrit *suggillatio*, et même *sigillatio*, comme on le trouve dans quelques médecins arabistes; et à force de copier, de répéter cette expression sans en sentir la valeur réelle et sans y attacher un sens bien précis, on l'a peu à peu introduit dans la langue médicale, et il est aujourd'hui peu d'écrivains qui ne parlent d'ecchymose et de sugillation; mais tous n'y attachent pas la même idée, les uns, et c'est le plus grand nombre, emploient indistinctement ces deux mots comme synonymes, également propres à désigner la même affection; les autres, au contraire, établissent une différence entre l'ecchymose et la sugillation; ainsi, suivant VAN-SWIÉTEN (*Comment. in Boerh.*; *aph.* 324), la sugillation est formée par l'impulsion, le passage, la stase du sang dans des petits vaisseaux qui sont étrangers à son cours

______

(1) *Verbale*, dit ROB. ETIENNE, *sugillatio ipse sugillandi actus;* aussi quelques écrivains emploient le mot *sugillatum* pour désigner l'*affection*, la *partie affectée.*

naturel, et qui conservent leur intégrité : *in sugillatione sanguis validâ pressione ingreditur vasa
aliena, integra tamen.* Dans l'ecchymose, au
contraire, les petits vaisseaux sont rompus, le
sang est infiltré dans les tissus aréolaires : *Differret
ergo sugillatio ab ecchymosi, quod in ecchymosi
vasis ruptis in vicina spatia effunderetur.* Nous
verrons par la suite que ces distinctions sont peu
exactes et entièrement contraires à l'observation.
Le célèbre et savant LOUIS, dans une thèse très-
intéressante, soutenue en 1786 à l'Ecole royale
de chirurgie, *de Ecchymosi et Sugillatione accu-
ratiùs distinguendis*, donne le nom de *sugillation*
à l'infiltration du sang qui se fait dans les mailles
du tissu adipeux par la rupture de quelques petits
vaisseaux : *Fitque sugillatio consecutiva ex lon-
giori et latiori sanguinis in cellulas textûs mem-
branosi non læsas, id est, per infiltrationem.*
Mais, lorsque le sang qui s'extravase s'accumule
dans un foyer, et forme, en écartant les parties,
une tumeur molle, circonscrite, fluctuante dans
son centre, rénittente à sa base, il lui donne alors
le nom d'*ecchymose* ou *effusion de sang* PAR
ÉPANCHEMENT : *Cùm vero ex majori vel minori
cruoris extravasati copiâ et in unum alveum seu
cavum collecti et coacervati circumscriptus ap-
paret tumor per abscessionem cutis à partibus*

(391)

substratis, in circumductione renitens, in centro mollior, cùm fluctuatione explorantibus methodicè digitis manifestâ; hæc sanguinis effusio est vera ecchymosis, quæ gallico idiomate dicitur facta PAR ÉPANCHEMENT. Enfin, dans ces derniers tems, BELLOC établit une autre distinction entre l'ecchymose et la sugillation; dans l'une et l'autre il y a également infiltration du sang dans le tissu cellulaire; mais, dit-il, *l'ecchymose est toujours l'effet d'une cause violente et externe, tandis que la sugillation est produite par une cause interne, soit qu'elle vienne d'une dissolution du sang, ou que les vaisseaux trop relâchés lui livrent passage par anastomose ou par diapédèse.* Mais ces distinctions qui varient au gré de leurs auteurs, ces significations diverses que l'on veut attacher au même mot, sont-elles justes, bien fondées? Sont-elles utiles à l'art? Ne seraient-elles pas même plus propres à répandre l'incertitude, la confusion, surtout dans les rapports juridiques, où l'on doit éviter avec le plus grand soin toute expression équivoque, toute interprétation arbitraire?

Remarquons encore que le mot *sugillation* est dérivé du verbe latin *sugere*, sucer, *à sugendo dictum, quod tales maculæ etiam suctu possunt effici*, comme le remarque expressément GESNER et tous les bons lexicographes. La succion peut en effet facilement déterminer à une peau fine, délicate, une tache noirâtre, livide, violacée, qui se dissipe graduellement dans l'espace de quelques jours, et lorsque l'on examine la nature de cette tache, on reconnaît qu'elle ne dépend point de la stase, du passage du sang dans des vaisseaux qui lui sont étrangers, comme VAN-SWIÉTEN l'a dit, mais uniquement de l'effusion d'une certaine quantité du sang qui s'est faite dans les aréoles du tissu sous-cutané par la rupture de quelques petits vaisseaux capillaires; ainsi par sa nature, par ses phénomènes, la sugillation ne diffère point de l'ecchymose. On dira peut-être qu'au moins, d'après son étymologie, ce mot indique un mode; une cause particulière; mais, observons-le bien, les anciens écrivains n'en ont jamais restreint le sens à ce point; nous voyons au contraire qu'ils l'employaient pour désigner les taches livides produites par des coups : *sugillatio proprie livor ex ictu*, PLINE. Ainsi ce mot, qui nous vient des Latins, et qui peut être agréable à quelques littérateurs, n'est exactement que la synonyme d'ecchymose, et les distinctions que, depuis quelques années, on a voulu établir entre l'ecchymose et la sugillation sont entièrement arbitraires et sans aucune utilité réelle; elles sont contraires à l'acception première admise encore aujourd'hui par le plus grand nombre des médecins; elles le sont également à la sévérité de la langue médicale, qui, surtout dans la rédaction d'un rapport, ne doit point admettre de synonymes, et encore moins des distinctions, des acceptions arbitraires, qui ne sont autorisées par aucun motif.

§. II. Le mot *contusion*, dans le sens le plus strict, désigne seulement l'action de contondre; mais l'usage et le besoin d'exprimer les objets en ont étendu la signification, et on appelle généralement *contusion* une blessure plus ou moins étendue dans le tissu des parties, sans entamure de la peau qui est faite par un corps contondant, c'est-à-dire, obtus, dur, pesant, θλων; ou bien, comme le dit GALIEN, la contusion est une espèce de solution de continuité sans perte apparente de substance, sans ouverture extérieure, produite par la chute ou la collision d'un corps pesant; ainsi la contusion diffère de la plaie par sa cause, par son apparence. La plaie est faite par un instrument aigu, tranchant; la division est extérieure, apparente, et avec écoulement de sang; dans la contusion, la peau conserve son intégrité, mais les fibres, les parties sous-cutanées sont altérées, dilacérées, écrasées dans une étendue plus ou moins grande, et le sang qui s'échappe des vaisseaux rompus s'infiltre dans les aréoles des tissus circonvoisins, ou se ramasse en un foyer; enfin, la contusion est une sorte de plaie sous-cutanée cachée, non-apparente, et plus ou moins étendue, suivant la forme, le volume du corps contondant. Aussi J. BOHN (*de Renunciatione vulnerum*, cap. 6) a-t-il désigné les contusions sous le nom *plagæ incruentæ.* Quelquefois cependant la cause contondante, en dilacérant les tissus, produit en même tems la division de la peau; mais alors ce genre de blessure est spécialement désigné sous le nom de *plaie contuse.*

La contusion, *contusio, collisio*, des Latins, a été nommée par les médecins grecs φλασις, φλασμα, θλασις ou θλασμα, quelquefois συγκοψις. GALIEN désignait la partie contuse sous le nom de θλασθεν ou διασθλασθεν, *contusa* des Latins; *vexata*, CELSE; *contusura*, LINN. En France on se sert souvent du mot *meurtrissure*, et le plus ordinairement on emploie indistinctement ce mot comme synonyme d'*ecchymose* et de *contusion*; mais, en médecine légale, on ne peut être trop attentif sur le sens et la valeur des mots; une acception vague, indeterminée, peut avoir les suites les plus fâcheuses; et comme l'observe

si bien l'illustre LOUIS, *æquivoca verborum ac-*
ceptio..... graves, in theoriâ gignit errores, vitio-
siores in praxim ferens, mox luctuosiores in usu
forensi daturos. Nous ne craindrons donc pas de
nous arrêter un instant sur cet objet. Sans doute
ces mots *meurtrissure* et *contusion* indiquent également bien une lésion faite par une cause externe
quelconque, un coup, une chute, une percussion,
ou autre genre de violence: cependant, pour plus
d'exactitude et de précision, il convient encore
d'établir une différence dans le sens, la valeur et
l'emploi de ces deux expressions. En effet, un
homme tombe accidentellement sur le sol; il se
heurte fortement le front, le bras, la jambe
contre un corps dur, saillant, arrondi; il y a
contusion aux parties, *contudendo facta læsio ;*
mais il n'y a point eu de rixe, point de violence
intentée contre lui; au contraire, le mot *meur-*
trissure, qui paraît propre à la langue française,
et qui dérive évidemment de *meurtre*, *meurtrier*,
meurtrir, qu'anciennement on écrivait *meurdre*,
indique plus particulièrement que la contusion a
été produite dans une rixe ou bataille entre deux
ou plusieurs personnes, ou par la percussion faite
par une autre personne; et comme dans un rapport l'expert ne doit rien avancer qui ne soit
positif, il ne faudrait peut-être employer le mot

meurtrissure que lorsqu'il est bien reconnu que la lésion est le résultat d'un coup porté par un adversaire. Mais c'est assez et peut-être trop s'arrêter aux mots ; passons actuellement à la considération des choses.

§. III. Ainsi qu'il a déjà été indiqué, l'ecchymose consiste dans l'extravasion d'une certaine quantité de sang qui s'infiltre et s'accumule dans les mailles du tissu lamineux ; et elle peut être produite par un grand nombre de causes très-différentes, qu'il importe beaucoup de distinguer , d'apprécier dans les visites et rapports judiciaires.

Le plus ordinairement l'ecchymose est la suite d'une chute, d'un choc ou froissement contre un corps résistant , d'un coup ou percussion avec un instrument obtus, d'une pression par une masse plus ou moins considérable ; de la traction ou distension trop forte ou trop soutenue d'une partie du corps , d'un pincement ou distorsion de la peau , soit avec les doigts, soit avec quelque instrument , elle peut aussi être produite par une succion faite avec les lèvres sur les paupières , les joues , le col, les mamelles , etc., surtout chez des personnes qui ont de l'embonpoint et dont la peau est fine, délicate ; enfin par toute violence extérieure qui, sans entamer la peau, détermine la rupture de quelque vaisseau sanguin.

A ces causes déjà nombreuses et variées, il faut ajouter que, dans quelques cas, l'ecchymose est la suite ou l'effet d'une commotion instantanée par le tonnère, une forte décharge électrique, d'une secousse violente ou soutenue de tout le corps, d'un mouvement brusque ou dans une direction contraire à la disposition des parties; d'une contraction inégale des faisceaux d'un muscle; d'un effort trop grand ou trop prolongé pour soutenir, soulever, déplacer un corps pesant. La toux, les vomissemens, les efforts pour aller à la selle portés au-delà d'un certain point, peuvent occasionner la rupture de quelque vaisseau, d'une varice, d'un aneuvrisme, et déterminer ainsi des ecchymoses plus ou moins considérables ; et la pratique de la médecine nous en fournit journellement des exemples.

Une femme de campagne, âgée de trente ans, d'une forte constitution, étant dans le cinquième mois de sa quatrième grossesse, monta sur une charette qui venait à la ville distante de son domicile d'environ deux lieues. Pendant la route sur un chemin caillouteux, brisé par une multitude d'ornières profondes, cette femme se plaignit plusieurs fois que la violence des secousses et des

(398)

cahots de la voiture lui causait de grandes douleurs
surtout au côté droit de l'abdomen ; cependant elle
eut le courage d'y résister ; à son arrivée à la ville,
elle se mit aussitôt sur un lit pour se reposer de ses
fatigues ; mais bientôt il survint des faiblesses, des
défaillances, des sueurs froides, et cette femme
mourut tranquillement dans l'espace de trois heures.
A l'ouverture du corps qui fut faite par M. LEROUX
de Dijon, nous trouvâmes l'utérus arrondi, développé, comme il l'est ordinairement au terme
de quatre ou cinq mois de grossesse, il occupait
la légion hypogastrique et contenait un fœtus, que
d'après sa forme et son volume, nous jugeâmes
d'environ cinq mois de conception ; cet organe
ainsi que les viscères des différentes cavités splanchniques ne nous présentèrent aucune altération
remarquable ; mais il y avait dans la partie profonde de l'abdomen du côté droit, sous le péritoine, une grande quantité de sang noir en
partie fluide, en partie coagulé, qui était infiltré, ramassé en un foyer, et formait une longue
et large tumeur qui, de la fosse iliaque du côté
droit, s'étendait jusqu'à la hauteur du rein, et
avait cent trente millimètres (près de cinq pouces)
de largeur ; nous évaluâmes à quinze cents
grammes (plus de trois livres) la quantité de sang
extravasé, et après avoir nettoyé, abstergé autant

qu'il fut possible ce vaste foyer, nous reconnûmes évidemment que l'effusion du sang avait été produite par la rupture d'une des veines de l'ovaire droit; veines qui toujours sont fort dilatées pendant la grossesse, et surtout chez les femmes qui ont déjà eu plusieurs enfans.

Une jeune femme blonde, délicate, d'une constitution molle et nerveuse, enceinte pour la première fois, eut pour accoucher des douleurs vives et fréquentes, et dans les derniers tems du travail de l'accouchement, la lèvre droite de la vulve acquit en peu de minutes et sans douleur un volume très-considérable : il était évident que cette tumeur était formée par une infiltration de sang dans le tissu lamineux de la lèvre; et dans l'espérance que la résolution pourrait s'en opérer, on se borna, pendant quelque tems, à appliquer sur la partie des compresses de linge fin trempées dans un infusum de fleurs de sureau, de camomille et de feuilles de sauge, que l'on renouvelait de tems en tems; mais ces moyens étant inefficaces, nous vîmes cette jeune femme le septième jour après son accouchement, elle était pâle, abattue, et quoique les lochies n'eussent point été trop abondantes, le pouls était petit, faible, fréquent; la lèvre droite de la vulve renversée en dehors formait une grosse tumeur oblongue, brunâtre, luisante, tendue, qui paraissait prête à se rompre, était peu douloureuse au toucher, et dans laquelle on sentait manifestement de la fluctuation; on y fit avec la lancette une petite incision longitudinale, qui donna issue à du sang noir, épais, mêlé de petits caillots dont nous évaluâmes la quantité à cent grammes (environ quatre onces); mais au lieu de s'arrêter spontanément, comme on pouvait l'espérer, le sang coulait continuellement par l'incision pratiquée à la lèvre de la vulve, il était toujours noir et épais. Comme la malade s'affaiblissait sensiblement, on appliqua sur l'incision un petit tampon de charpie fine trempée dans de l'eau alumineuse, que l'on soutint pendant quelque tems avec les doigts, ce qui détermina la formation d'un caillot compact qui arrêta l'effusion du sang; mais la faiblesse était parvenu à un tel point que, malgré tous les soins, la malade succomba le douzième jours après son accouchement. A l'ouverture du corps qui fut faite par M. DAILLIES, nous trouvâmes sous le péritoine une grande quantité de sang coagulé, infiltré dans les mailles du tissu adipeux qui environne le côté droit du vagin et l'intestin rectum. Cette infiltration ne se bornait point à l'excavation pelvienne, mais encore elle se prolongeait sur le corps des vertèbres, des lombes et même entre les deux lames du mésentère. Malgré notre attention à en rechercher la source, nous ne pûmes reconnaître d'une manière évidente quel genre de vaisseau avait pu fournir cette effusion, nous présumons seulement qu'elle provenait de la rupture d'une des branches de ce plexus veineux qui entoure l'orifice du vagin.

Dans un homme robuste, sujèt à la constipation, nous avons vu survenir tout-à-coup une ecchymose considérable au scrotum par les efforts qu'il fit pour aller à la selle (1), et plus d'une

____

(1) Lorsque cet homme nous consulta sur les moyens de rémédier à la tuméfaction brunâtre du scrotum, nous lui conseillâmes de garder le lit, d'observer un régime relàchant, et d'appliquer sur le scrotum de larges et épaisses compresses de linge fin trempées dans une infusum de plantes aromatiques, animée avec de l'alcool camphré; mais quoiqu'il n'eût pris aucune liqueur spiritueuse, bientôt il tomba dans un état d'ivresse caractérisé par la rougeur de la face, la plénitude du pouls, les propos incohérens, la somnolence. Comme nous avions déjà vu plusieurs fois des nausées, des vomissemens occasionnés par des lotions faites sur le scrotum, avec un décoctum de tabac, qui avait été recommandé pour guérir la gale, nous n'eûmes aucun doute sur la cause de ce délire; nous fîmes supprimer l'alcool camphré, et le calme ne tarda point à se rétablir; nous avons également vu l'ivresse et le délire, produits par

fois on a vu des ecchymoses à la face et même l'apoplexie, produites par de semblables causes.

Un mouvement brusque, la contraction violente et inégale d'un muscle, peut, comme nous l'avons déjà indiqué, produire tout-à-coup la rupture de quelques faisceaux musculaires, de quelques vaisseaux sanguins, et donner lieu à une ecchymose qui est plus ou moins considérable, et se marque à l'extérieur, plus ou moins promptement après l'accident ; il n'est pas rare de trouver des personnes qui, en descendant de voiture, en faisant

---

des cataplasmes de cresson, arrosés avec de l'alcool ordinaire (eau-de-vie), que nous avions fait appliquer aux jambes d'une femme, attaquée d'anasarque ; enfin il nous a paru que dans quelques cas de playe, fracture, gangrène, certains accidens étaient produits par l'usage de l'alcool que l'on employait dans les pansemens ; c'est surtout chez les personnes faibles, d'une constitution délicate, nerveuse, que ces accidens se remarquent d'une manière plus sensible ; plus d'une fois, comme nous l'observions dans une lettre imprimée en 1786, à la suite d'hémorrhagies utérines dans lesquelles on faisait usage d'une potion antispasmodique éthérée, nous avons vu les femmes se plaindre d'étourdissemens et d'ivresse, toutes les fois qu'on leur donnait de cette potion. Nous ne présentons ces faits que comme de simples aperçus, mais comme rien n'est indifférent dans le traitement des maladies, ils nous paraissent mériter une attention particulière.

un faux pas, ou en s'élançant pour sauter, éprouvent tout-à-coup au mollet de la jambe, une douleur vive qui les empêche de marcher, et qu'elles comparent à un coup de fouet qu'on leur aurait appliqué sur la partie; cet accident dépend de la rupture de quelques faisceaux du muscle bi-femoro ou tibio-calcanien, et est accompagné d'une ecchymose qui, le plus ordinairement, ne se manifeste à l'extérieur, qu'après quelques jours, par une tache jaunâtre et diffuse.

Deux hommes qui avaient entre eux quelques difficultés, se rencontrent au tournant d'une rue et en allant dans une direction opposée; l'un en passant donne à l'autre un coup de poing sur le côté droit du thorax et continue son chemin sans s'arrêter: celui-ci surpris de l'insulte qu'on lui a faite, se retourne brusquement pour courir après son adversaire, mais à peine a-t-il fait trois pas, qu'il éprouve tout-à-coup au mollet de la jambe gauche une douleur vive, accompagnée d'une sorte de frémissement qui le force à s'arrêter, et ce n'est qu'en boitant et en souffrant qu'il peut regagner sa maison. Bientôt des plaintes sont rendues, une information juridique est commencée, des témoins sont entendus, des médecins sont nommés à deux époques différentes, pour visiter le plaignant, et faire le rapport de son état; dans le premier rapport qui eut lieu vingt-quatre heures après la rixe, l'expert déclare qu'il n'a reconnu aucun vestige d'un coup que le plaignant dit avoir reçu au côté droit de la poitrine, mais une tuméfaction ou gonflement rénitent, sans changement de couleur à la peau, qui paraît douloureux au toucher et occupe le corps des muscles du mollet ou partie postérieure de la jambe gauche, et il conclut de son examen, que la douleur et le gonflement du mollet de la jambe gauche, ne dépendent point, comme le prétend le plaignant, d'un coup reçu sur cette partie, mais de la rupture de quelques fascicules musculaires, déterminée par un mouvement brusque et la contraction inégale de ce muscle, et qu'il est nécessaire, pour prévenir des accidens ultérieurs, que le plaignant garde le repos et fasse appliquer sur la partie douloureuse, des émolliens résolutifs, associés aux calmans. Dans un second rapport, demandé huit jours après le premier, deux experts réunis, après avoir entendu le récit du plaignant et examiné l'état de la jambe gauche, déclarent unanimement, qu'il n'y a au mollet, ni tension, ni gonflement, mais une ecchymose d'une légère teinte jaunâtre, qui commence près le bord inférieur du premier des muscles du mollet (le bi-femoro-calcanien) et s'étend, en diminuant d'intensité, un peu sur les

côtés du tendon calcanien (*tendon d'Achille*);
et ils concluent de leurs observations, que les
accidens qu'a éprouvés le plaignant ne sont point
la suite d'un coup porté sur la partie, mais d'une
rupture de quelques faisceaux musculaires, qui a
été produite tout-à-coup par les efforts de contraction que le plaignant a faits en courant après
son adversaire, ce qui est démontré par le siége
de la douleur qui existait à la face interne ou
dans l'épaisseur du muscle, par la manière dont
elle est survenue tout-à-coup en marchant rapidement, par le récit même du plaignant qui ne
s'est arrêté qu'après avoir fait quelques pas, etc.
Il était d'ailleurs acquis par la déposition des témoins, que celui qui avait frappé le plaignant avait
continué sa route sans se retourner, sans donner
un nouveau coup.

Nous avons vu un cas de rupture musculaire,
plus rare et plus grave. En avril 1809, une jeune
femme d'une constitution forte, d'un tempérament sanguin, d'un caractère irascible, impatient,
enceinte pour la première fois et parvenue au
terme de la grossesse, éprouve les douleurs de
l'accouchement, tout paraît annoncer la terminaison la plus favorable, mais à mesure que les
douleurs augmentent, elle s'emporte, s'agite avec
force et par saccades, elle n'écoute plus rien et

délire complètement, cependant elle accouche heureusement ; mais au lieu de se calmer, le délire, l'agitation subsistent, se renouvellent avec violence par intervalles ; on ne la contient qu'avec peine dans son lit, tous les secours sont inutiles, et elle meurt quelques jours après son accouchement. A l'ouverture du corps, nous trouvâmes dans la fosse illiaque droite, sous le péritoine, une grande quantité de sang infiltré dans le tissu lamineux, ramassé en foyer dans quelques points : le muscle prélombo-trokantinien (comm. *grand psoas.*) était rompu dans une partie de son épaisseur et en différens endroits (*Bulletin de la Faculté*, n° IV 1809). Après de grands efforts pour soulever ou soutenir des masses d'un grands poids, on a vu de semblables ruptures aux muscles des lombes, de la face spinale du rachis, etc. Quelquefois cependant l'ecchymose accompagne les playes, lorsque la division est étroite, lorsque sa direction est oblique, et que le sang fourni par les vaisseaux rompus ne peut point facilement sortir au-dehors : mais ce qu'il importe le plus de remarquer ici, l'ecchymose n'est pas toujours l'effet d'une contusion, la preuve d'une violence extérieure. Quelquefois elle dépend d'une affection intériture, d'une disposition morbide particulière ; ainsi, dans le scorbut, dans cette affection désignée par quelques écrivains sous le nom de *morbus hæmorrhagicus , seu maculosus ;* enfin dans toutes les maladies avec adynamie générale, atonie des solides, dissolution ou fluidité excessive du sang, il se forme quelquefois tout-à-coup , et sans cause extérieure bien évidente, des ecchymoses plus ou moins étendues ; la pression du corps continuée quelque tems, un effort, un mouvement un peu vif , le froissement le plus léger, suffisent pour les déterminer. Dans ces cas de débilitation générale, on trouve des ecchymoses, non-seulement sous la peau, dans l'interstice des muscles, mais quelquefois encore à la surface des viscères , sous la membrane qui les recouvre, et même dans leur tissu. Enfin il n'est pas fort rare de voir des personnes se coucher avec l'apparence de la meilleure santé , et se lever le lendemain matin avec une ecchymose ou tache rouge sous la conjonctive.

On pourrait donc , d'après ses causes différentes , distinguer l'ecchymose en *tromatique , spasmatique, symptomatique* et *spontanée.*

On appellera *tromatique* (1) celle qui est l'effet

______

(1) Ou *traumatique,* car les Grecs ont écrit τρωμα et τραυμα pour désigner les blessures, les lésions par cause externe.

d'un coup, d'une chûte, d'une violence quelconque par une cause extérieure; *spasmatique*, celle qui résulte d'un mouvement brusque, d'un effort, de la contraction violente ou inégale d'un ou plusieurs muscles, qui détermine la rupture de quelques faisceaux musculaires .ou de quelque vaisseau sanguin, comme nous en avons rapporté plusieurs exemples : l'ecchymose *symptomatique* dépend d'une maladie, en est l'effet ou l'accident; enfin, on appellera *spontanée*, celle qui ne dépend ni d'une violence extérieure, ni d'un effort, ni d'aucune maladie, mais survient inopinément sans cause évidente; car, comme le remarque expressément HIPPOCRATE, livre de l'art, *tout dépend d'une cause, et ce mot spontané n'est qu'une expression vague,* ουεμα μονον, *pour désigner une cause que l'on ignore ou que l'on ne détermine pas.*

§.IV. L'ecchymose diffère encore par sa forme, sa situation, son étendue.

1°. Relativement à sa situation l'ecchymose, est superficielle, sous-cutanée, bornée au tissu graisseux qui se trouve sous la peau; elle peut d'autres fois avoir son siége plus profondément dans l'interstice des muscles, sous le périoste, sous la membrane qui recouvre les viscères, dans la gaîne lamineuse qui accompagne les nerfs, les vaisseaux sanguins ; et même dans le tissu des divers organes ; et ces différences dans le siége en apportent dans les phénomènes et les suites de l'affection. Lorsque l'ecchymose est superficielle, on la reconnaît facilement par le changement de couleur qui survient à la partie. Dans les premiers tems, l'endroit ecchymosé présente le plus ordinairement une tache qui, à travers l'épaisseur de la peau, paraît d'abord plus ou moins rouge ou bleuâtre, mais bientôt cette tache, qui est formée par le sang infiltré dans les mailles du tissu lamineux, prend une teinte livide, (πελιδνος, πελιος, *color inter planè rubrum et nigrum*), c'est-à-dire noirâtre, bleuâtre, plombée ; elle s'éclaircit ensuite par degrés, devient violette, jaunâtre, citronnée, et finit par disparaître entièrement, de manière qu'il n'en reste plus aucun vestige ; mais, en prenant ces nuances successives, l'ecchymose s'étend, s'élargit peu à peu, et sa circonférence est toujours d'une teinte moins foncée que le centre ou le point primitivement affecté. On trouvera la cause de cette série de phénomènes dans la nature du sang, la disposition et les propriétés du tissu lamineux ; en effet, dès que le sang cesse d'être soumis à l'action circulatoire, il perd, par le repos, sa couleur vive, devient brunâtre, et tend à se coaguler ; mais comme il se fait continuel-

lement dans les aréoles du tissu lamineux une sécrétion séreuse, vaporeuse, ses molécules sont successivement délayées, puis dispersées peu à peu par
l'action tonique du tissu dans les aréoles circonvoisines, d'où résulte en même tems la dilution,
la diffusion de la tache ecchymosée, et le changement de couleur que l'on y remarque, qui,
chaque jour, diminue d'intensité par l'absorption
qui se fait successivement. Des considérations
plus étendues nous éloigneraient de notre objet.
Mais remarquons que la résolution de l'ecchymose est plus ou moins prompte et facile, suivant son étendue, sa situation, la cause qui l'a
produite, la quantité du sang extravasé, l'âge,
la constitution du sujet, l'état des propriétés vitales. Enfin, quelque soit le tems nécessaire pour
la résolution d'une ecchymose, cette résolution
ne s'opère jamais sans que la tache produite par
l'infiltration du sang ne s'étende, et ne présente
cette dégradation successive de couleur que nous
avons indiquée; circonstance qui, réunie aux considérations sur la forme de l'ecchymose, sur l'état
du sujet, peut servir à déterminer, au moins d'une
manière approximative, depuis quel tems l'ecchymose existe; ce qui peut être utile dans quelques cas de visite, comme on le verra par le fait
suivant.

Une jeune femme saine, d'une bonne constitution, se plaignit en justice d'avoir, huit jours
auparavant, reçu un coup à la mamelle gauche,
et demanda à être visitée pour constater son état
et la vérité de sa plainte. Un médecin et un chirurgien nommés d'office pour visiter la plaignante,
trouvèrent à la mamelle gauche, sous la peau délicate de cet organe, deux ecchymoses superficielles, sans gonflement, sans douleur, distinctes
et séparées par l'intervalle d'un pouce ; l'une était
située un peu au-dessus du mamelon, et l'autre
à la partie supérieure et interne de la mamelle ;
chacune avait une forme elliptique bien circonscrite de la longueur de dix lignes sur huit de
largeur ; leur contour était d'un rouge brunâtre
dans toute leur étendue, sans diffusion ou teinte
jaunâtre à leur circonférence. D'après l'état de
santé de la personne, et cet ensemble de circonstances recueillies avec soin, les experts déclarèrent
dans leur rapport que les deux ecchymoses qu'ils
avaient trouvées à la mamelle gauche, n'étaient
point l'effet d'un coup reçu à cette partie huit
jours auparavant leur visite ; que d'après, leur couleur uniforme dans toute leur étendue, ces ecchymoses ne pouvaient exister depuis huit jours,
comme le disait la plaignante, mais seulement
depuis vingt-quatre à quarante-huit heures au

plus ; que leur forme régulière circonscrite, en tout semblable, paraissait indiquer qu'elles avaient été produites, non par un coup, mais par une succion faite avec la bouche ; enfin ils appuyaient leur opinion sur ce que, dans la visite, ils avaient trouvé à la mamelle droite deux taches superficielles, jaunâtres, diffuses, qui étaient évidemment la suite d'ecchymoses qui avaient été faites à cette partie sept à huit jours auparavant ; et les éclaircissemens fournis par la suite de l'instruction de l'affaire, confirmèrent entièrement la justesse de l'opinion des experts. Il n'est pas rare de voir sur le cou, sur les joues de ces sortes d'ecchymoses produites par la succion ; on les appelle communément *suçons* ; et suivant toute apparence, c'est d'après de telles observations que les Latins ont désigné les ecchymoses sous le nom de *sugillatio*, expression qui nous paraît devoir être rejetée du vocabulaire de la médecine ; car, dans une langue sage et sévère, on ne doit point admettre, pour dénomination générique, une expression qui ne convient qu'à un cas particulier.

L'ecchymose, quoique produite par une violence externe, peut exister sans qu'il y ait aucune altération à la peau, au tissu graisseux sous-cutané ; et, dans ces cas, elle n'est pas toujours apparente à la surface du corps ; elle ne forme pas toujours sous la peau une tache livide. Ainsi les muscles qui sont situés profondément, appuyés sur des os, recouverts par des aponeuroses fortes et tendues, comme ceux de la cuisse, de l'avant-bras, de la paume des mains, de la plante des pieds, de la face spinale du rachis, sont quelquefois contus, dilacérés, surtout du côté de leur face qui répond aux os, sans qu'il y ait à l'extérieur aucune lividité, aucune tache apparente d'ecchymose. D'autres fois la lividité sous-cutanée ne se manifeste que plusieurs jours après la violence, et quelquefois dans un endroit plus ou moins éloigné du siége de la lésion. Ainsi, lorsqu'un coup porté à la partie moyenne et externe de la cuisse a produit la contusion des muscles sous-jacens, il n'y a le plus ordinairement, à l'endroit frappé, aucune lividité, parce que les muscles sont recouverts d'une forte aponeurose ; mais quelquefois huit, dix ou même quinze jours après le coup, il paraît au genou une tache jaunâtre plus ou moins foncée, qui est évidemment produite par l'infiltration et la diffusion successive du sang dans les mailles du tissu lamineux. Enfin souvent, à la suite d'une chute, d'une pression, d'une percussion plus ou ou moins violente ou d'un effort immodéré de contraction, les viscères con-

tenus dans les cavités splanchniques présentent
des ecchymoses , soit dans leur tissu, soit sous
la membrane qui les recouvre ; quelquefois même
ils sont rompus , déchirés en plusieurs lambeaux ;
il y a dans la cavité splanchnique un épanchement plus ou moins considérable de sang , et
cependant aucune trace extérieure n'indique un
désordre aussi grave. Il ne faut donc pas, lorsque l'on fait la visite du corps d'un homme qui
est mort plus ou moins promptement après une
rixe, se borner à un examen extérieur, et conclure
d'abord qu'il n'y a eu aucune violence , parce
qu'il n'en existe aucune trace apparente à la surface de la peau ; mais on doit s'en assurer en
faisant l'ouverture des cavités splanchniques, en
pratiquant de longues et profondes incisions à la
face spinale du dos , aux cuisses, à toutes les
parties qui sont recouvertes d'une forte aponeurose.

2°. Relativement à sa forme, l'ecchymose présente deux modes particuliers. Le plus ordinairement, comme nous l'avons déjà dit, le sang
s'infiltre dans les mailles du tissu adipeux, sans
changer d'une manière sensible le volume de la
partie, ou n'y forme qu'une tumeur large, diffuse,
peu élevée ; mais si le tissu lamineux est rare,
lâche, très-extensible; si une violence extérieure en

a détruit l'élasticité, le ton naturel ; si les vaisseaux divisés ont un certain volume, le sang qui
s'écoule, soulève, écarte les fibres lamineuses, et
au lieu de s'étendre en couches, il s'accumule en
un foyer ou cavité circonscrite et forme ainsi un
thrombus, ou tumeur plus ou moins saillante et
étendue qui, lorsque le sang conserve sa fluidité,
présente, à son centre, de la molesse et une sorte
de fluctuation, mais qui est compacte, rénitente,
lorsque le sang y est coagulé. Ces thrombus ou
tumeurs sanguines que l'on nomme encore ecchymoses par *épanchement* ou *congestion* pour les
distinguer de l'ecchymose par infiltration, peuvent se former dans toutes les parties, mais principalement aux paupières, aux lèvres de la vulve,
au scrotum, sous le péritoine, et nous en avons
rapporté plusieurs exemples, pages 397 et suivantes. On en voit fréquemment sous la peau
du crâne, à la suite de coups, de chutes sur
cette partie ; et on les nomme vulgairement *bosse*,
expression qui nous paraît dérivée de la basse
latinité, *bossa*. Le plus ordinairement, et dans
ces différens cas, la tumeur sanguine survient
aussitôt après le coup, ou du moins acquiert en
peu de tems un volume plus ou moins considérable ; et lorsque dès les premiers tems, on
emploie convenablement la compression et les

fomentations , ou autres topiques appropriés, et que l'on parvient à disséminer dans les aréoles du tissu lamineux, le sang qui s'était accumulé dans un foyer, la résolution s'opère généralement tout aussi bien que dans l'ecchymose par infiltration. Il est des cas cependant , où ces moyens simples ne suffisent pas, et où il est nécessaire d'ouvrir la tumeur pour donner issue au fluide qui est épanché ; mais nous devons nous arrêter à ce point, nous ajouterons seulement que le thrombus survient quelquefois à la piqûre d'une veine ou d'une artère , lorsque l'ouverture de ces vaisseaux est petite, qu'elle ne correspond point à celle de la peau , ou qu'elle est rétrécie par la présence d'un floccon de tissu adipeux.

3°. Par rapport à l'étendue, l'ecchymose peut occuper un espace plus ou moins grand , suivant la cause qui l'a déterminée , et quelques circonstances accessoires dont nous aurons occasion de parler dans la suite de cette dissertation.

§. V. D'après ce que nous venons de dire, on distinguera facilement l'ecchymose des taches rouges, livides ou violacées , qui sont congéniales, ou restent quelquefois plus ou moins long-tems après la guérison d'un vésicatoire, d'une excoriation superficielle. On la distinguera de la rougeur inflammatoire, de la lividité que produisent des varices sous-cutanées, des pétéchies, ou autres exanthèmes aigus ou chroniques, parce que ces différentes affections ont un caractère particulier, et que l'on n'y observe jamais ces nuances, cette dégradation successive de couleurs que présente l'ecchymose dans sa résolution. Les plaques livides ou ecchymoses, qui surviennent dans le scorbut et quelques affections adynamiques, se rapprochent davantage par leur forme, leurs phénomènes, des ecchymoses qui sont produites par quelque violence; cependant on les distinguera par un engorgement particulier, par la considération de l'état du sujet et des circonstances qui ont précédé l'apparition des ecchymoses.

Lorsque l'ecchymose est superficielle, on la distinguera facilement, dans l'homme vivant, des taches gangréneuses ou eschares, par la sensibilité de la partie et l'absence de tous les symptômes qui précèdent et accompagnent la mortification; mais quelquefois surtout à la suite de convulsions, d'efforts, de vomissemens violens et répétés, il se rompt quelques petits vaisseaux sanguins dans l'épaisseur des parois de l'estomac, de l'intestin, du diaphragme, des poumons, et à l'ouverture des cadavres, on trouve à ces organes des taches noires plus ou moins étendues et nombreuses, qui, autant qu'il nous paraît par la lecture des différens rapports juridiques, ont plus d'une fois été désignées comme des eschares gangréneuses ; mais on évitera cette erreur si l'on fait attention à la nature des eschares, qui, dans ces organes, sont toujours molles, peu résistantes, se détachent facilement, et s'enlèvent en les frottant ou ratissant légèrement. Dans les taches qui dépendent d'une ecchymose, les membranes conservent la consistance qui leur est propre, et si l'ecchymose est récente, le sang infiltré dans le tissu de la partie est fluide, ou du moins peu coagulé, et on le délaye, on le détache, on l'enlève facilement, soit par l'abstersion avec un linge, soit par l'affusion d'une certaine quantité d'eau ; cependant si l'ecchymose est ancienne, et si au lieu de s'infiltrer dans les aréoles du tissu lamineux de la partie, le sang est épanché dans une cavité splanchnique, ou rassemblé en un foyer, il acquiert quelquefois par son séjour, par l'absorption de la sérosité, une consistance, une tenacité plus ou moins grande : par fois même on a trouvé dans ces thrombus le sang concret, réduit en une masse ou caillot solide, friable, presque sec, environné d'une couche membraneuse plus ou moins dense, et formant ainsi un noyau ou tumeur dure qui avait l'apparence d'un squirre, d'un ganglion, d'une tumeur enkystée. Mais quel que soit l'état des ecchymoses, on les distinguera facilemeut de toute autre affection, en faisant sur la tache une incision qui pénètre jusqu'au foyer de l'extravasation ; si on plonge ensuite la partie dans de l'eau, si on la lave, on délaye ainsi les molécules de sang extravasé, et la partie reprend sa couleur naturelle.

§. **VI.** Il est un genre particulier d'altération que les personnes inattentives ou peu instruites prennent quelquefois pour des ecchymoses, et qu'elles regardent comme des signes de violence, de percussion ; ce sont ces lividités, ces vergetures que l'on trouve souvent à la surface des différentes parties des cadavres.

On appelle *lividité*, πελιωμα, πελιδνωμα, quelquefois μελασμα, HIPPOC., *livor*, *lividitas*, *nigror* des Latins, des taches superficielles plus ou moins étendues, d'une couleur noirâtre, brune, rougeâtre violacée, et quelquefois bleuâtre, qui se forment plus ou moins promptement après la mort, et que les écrivains modernes distinguent sous le nom de *sugillationes spuriæ*, *maculæ mortuæ*, ou mieux, *à morte productæ*, ou, comme on l'a dit depuis peu, (*Dict. des Sc. méd.*), des *ecchymoses sans extravasation* (1), c'est-à-dire, *sans ecchymose !*

---

(1) D'après l'étymologie, la valeur littérale du mot

Le plus ordinairement, la lividité est bornée au dos, aux fesses, aux parties sur lesquelles le corps était couché lorsqu'il s'est refroidi. Quelque-fois elle s'étend plus particulièrement à la tête, au cou, aux parties génitales; enfin d'autres fois elle est diffuse à toute la surface du corps, ou disposée, soit par taches lenticulaires. ponctuées, soit, ce qui est le plus ordinaire, par plaques irrégulières plus ou moins larges: différences qui dépendent et de la nature de l'affection qui a déterminé la mort, et des circonstances qui l'ont accompagnée. Ainsi, comme le remarque HIPPO-CRATE (*Pronostic de Co*, art. 400): « Dans » ceux qui sont attaqués d'une inflamation très-» intense des poumons avec adhérence à la plèvre, » il se forme des lividités à l'extérieur de l'endroit » affecté , πελιωματα περι την πλευρην εξω γινεται,

et l'acception admise dans tous les temps, on ne peut, on ne doit point, surtout en médecine légale, donner le nom d'ecchymoses aux lividités formées par la stase ou congestion du sang dans les réseaux capillaires. L'extra-vasation est le caractère essentiel de l'ecchymose : et ce caractère n'avait point échappé à quelques anciens écrivains français, qui désignaient l'ecchymose sous le nom de *sang mort*, par ce que dit Is. JOUBERT, le sang a perdu *sa naifve et vive couleur ; ce qui lui advient bientôt après qu'il est hors des veines.*

(421)

» et ceux sur lesquels on apercevait ces livi-
» dités, étaient désignés par les anciens sous le
» nom de ϲληττοι, c'est-à-dire, comme l'a in-
» terprété, MERCURIALI, frappés ou foudroyés,
» *icti aut sidere percussi* ». En disséquant les cadavres des personnes qui avaient succombé à une
pleuro-pneumonie très-intense, nous avons plusieurs fois rencontré, sur le côté de l'affection,
des lividités plus ou moins étendues ; souvent le
tissu lamineux sous-cutané était légèrement infiltré de sérosité, ses vaisseaux capillaires engorgés, distendus, et les muscles les plus voisins
de l'engorgement inflamatoire avaient une teinte
brunâtre; quelquefois aussi, à l'endroit de l'affection, le périoste était épaissi, d'une couleur
plus ou moins rouge, et se détachait très-facilement; enfin la portion des côtes qui correspondent
au foyer de la maladie, nous a présenté non-
seulement à leur surface, mais encore dans leur
tissu intérieur, une teinte rougeâtre ou brunâtre plus ou moins foncée.

Cette observation d'HIPPOCRATE, confirmée
par les recherches anatomiques, nous paraît mériter une attention particulière, surtout dans
quelques cas de médecine légale. En effet il peut
arriver, et nous en avons rapporté un exemple (1),

____

(1) Observations chirurgico – légales, sur un point

que quelques jours après une rixe ; un homme
soit attaqué d'une péripneumonie assez grave pour
le faire périr le septième ou neuvième jour de la
maladie. A l'examen du corps, qui a lieu vingt-
quatre heures après la mort, on trouve sur le côté
dont l'individu se plaignait, un large tache livide,
violacée, que les personnes étrangères à l'art, ne
manquent jamais de regarder comme une contusion, une preuve certaine de percussion, de violence extérieure ; mais l'expert impartial, attentif
ne se laisse pas séduire par les apparences illusoires ; d'un côté il considère l'âge, la profession,
la constitution de l'individu, la saison, les maladies régnantes ; de l'autre il recueille, rapproche,
compare toutes les circonstances qui ont précédé ;
accompagné la mort ; et s'il est constaté que peu
d'heures après la rixe, l'individu a repris ses exercices habituels, et les a continués les jours suivans, sans paraître incommodé ; s'il est constaté qu'il
n'a commencé à s'aliter que le dixième jour après
la rixe, qu'alors seulement il s'est plaint d'une
douleur ou point de côté, avec fièvre, toux, dyspnée et tous les symptômes qui caractérisent une
péripneumonie aigue ; enfin s'il est constaté qu'à
l'époque où l'individu s'est alité, les ecchymoses
ou autres vestiges de violence étaient déjà dissipés,

---

important de la jurisprudence criminelle. *Dijon*, 1790,
in-8°.

on est déjà conduit à penser que la maladie qui l'a fait périr est indépendante de la rixe, surtout si à cette époque ces sortes d'affections s'observent sur un grand nombre de personnes ; cependant quelques puissantes que soient ces inductions, l'expert ne s'y borne pas, et pour assurer son jugement, dissiper toute incertitude sur ce point, il examine avec soin la partie affectée, et reconnaît par la dissection que cette lividité si remarquable sur le côté du thorax, est un effet, une propagation de l'inflammation de la plèvre, une suite de l'attitude du sujet dans le cours de sa maladie, et qu'elle diffère entièrement de l'ecchymose, de la contusion. Les remarques que nous faisons ici, relativement à la pleuro-pneumonie, doivent également s'appliquer à la fièvre bilieuse et à d'autres maladies aiguës qui peuvent survenir plus ou moins promptement après une rixe; il nous suffit d'avoir indiqué les attentions que l'on doit apporter dans ces cas. Revenons à notre objet principal. Souvent la lividité de la peau est entrecoupée, traversée par des lignes, des stries ou sillons diversement disposés, plus ou moins blanchâtres et profonds, que l'on a comparés à l'impression que produirait sur la peau la percussion faite avec des verges, ce qui a fait distinguer cet état sous le nom particulier

de VERGETURE , *cutis sigillata ex verberibus,
flagellationes* , μολωψ, σμωδιξ des Grecs , *vibex*
ou *vibix* des Latins , expression que , depuis
quelques années des écrivains ont transportée
dans la langue française sous la dénomination de
vibices ; mais ces rayures, ces vergetures apparentes, qu'il faut bien distinguer de l'impression
qui serait produite par la percussion avec des
verges , sont uniquement l'effet des ligatures qui
existent à la surface du corps , des plicatures faites
par les vêtemens dont il est enveloppé , ou des
saillies et inégalités du sol sur lequel il appuie.

Les lividités cadavériques diffèrent essentiellement des ecchymoses ; elles dépendent uniquement de la congestion du sang qui s'arrête dans
les réseaux capillaires, les remplit , les distend ,
lorsqu'ils perdent leurs propriétés vitales, et produit ainsi cette teinte brunâtre ou violacée que
l'on remarque à la peau ; mais jamais il n'y a
effusion ou infiltration de sang dans les aréoles
du tissu lamineux sous-cutané. Aussi lorsqu'on
fait l'ouverture juridique d'un cadavre en présence
de personnes qui pourraient regarder ces taches
comme des ecchymoses , des marques de violence
extérieure , il convient, pour prévenir et arrêter
tous les propos absurdes de l'ignorance, de couper
dans l'endroit de ces lividités une lame mince de

(425)

la peau, d'y faire une incision, pour démontrer
que cette couleur livide est bornée à la superficie
de la peau, qu'elle ne s'étend point aux parties
sous-jacentes; enfin qu'il n'y a pas d'infiltration
du sang, mais seulement congestion dans les
réseaux capillaires.

La forme, l'étendue, la situation, la couleur
plus ou moins foncée de ces lividités cadavériques,
dépendent d'un grand nombre de circonstances
qui ne doivent point échapper à l'attention des
experts chargés des visites juridiques.

Le plus ordinairement la lividité de la peau ne
commence à paraître que quelques heures après
la mort, lorsque le cadavre commence à se refroi-
dir, et que les membres, en devenant-roides,
expriment le sang encore fluide dans les vaisseaux
capillaires; mais, dans quelques cas, la lividité
commence même avant que la mort soit complète. Ainsi, dans le cours de diverses maladies,
et surtout à l'agonie, les ongles, les mains,
les pieds, le nez, les lèvres, les lobes des oreilles,
le pennis, prennent une teinte livide violacée (1);
d'autres fois, ce qu'il faut bien remarquer, les

____

(1) Les médecins praticiens ont souvent occasion
d'observer la lividité de la peau dans diverses affections.
Quelquefois la teinte livide est générale, uniformément

lividités ne surviennent que deux, trois ou quatre jours après la mort, quelquefois, même plus tard. On observe principalement ce phénomène lorsque le sang a perdu sa consistance, qu'il est accumulé dans l'oreillette droite du cœur, le tronc des veines caves, et que l'abdomen se distend par les gaz qui s'y développent; dans ce cas, et d'après la disposition anatomique

---

diffuse sur tout le corps, plus marquée cependant à la face, aux mains, où elle paraît ponctuée, c'est-à-dire parsemée de petites taches ou points plus foncés ; d'autres fois elle est locale, bornée à une surface plus ou moins étendue ; quelquefois elle est permanente, et persiste avec plus ou moins d'intensité pendant plusieurs années ; d'autres fois elle est fugace, passagère, s'efface entièrement après un certain temps, ou ne reparaît que par intervalles et dans des circonstances particulières. Plusieurs fois dans l'enfant naissant on a vu la lividité de la peau commencer avec la respiration et persister pendant toute la vie de l'individu ; quelquefois cependant elle ne paraît que dans un âge plus ou moins avancé. Le plus ordinairement la teinte de la peau est brunâtre, violacée ou même bleuâtre, ce qui, dans ces derniers tems, a engagé quelques-uns à désigner cette affection sous le nom de *maladie bleue, cyanie, cyanopathie* ou *cyanose,* et même *ictère bleu :* et comme dans ces cas on a trouvé quelquefois le septum des oreillettes ou des ventricules du cœur, percé d'une ouverture plus ou moins grande ; comme d'autres fois on a vu

des parties, le sang contenu dans l'oreillette droite
et les veines caves est exprimé, repoussé dans
les veines de la tête; les vaisseaux du cerveau
s'engorgent; la face prend successivement une
teinte foncée; les yeux, qui auparavant étaient
ternes, affaissés, paraissent se remplir, prendre
de l'éclat; la pupille se resserre; souvent enfin
les vaisseaux de la membrane nasale s'engorgent,
s'ouvrent ou se rompent, et il se fait par les narines

---

l'aorte communiquant dans le ventricule droit, on a
pensé que cette affection dépendait d'un vice de conformation congénitale ou accidentelle du cœur ou de ses
gros vaisseaux, qui permettait le mélange du sang noir
ou veineux avec le sang rouge ou artériel; cependant
comme cette teinte livide survient quelquefois tout-à-
coup dans des hommes âgés, et dans lesquels on n'a trouvé
aucune altération au cœur et à ses gros vaisseaux;
d'autres, en considérant qu'il existe du fer dans le
sang, ainsi que les matériaux propres à former l'acide
prussique ou *hydro-cyanique*, ont imaginé que la couleur
bleue de la peau pourrait bien être due à un prussiate
ou *cyanure* de fer qui se formerait tout-à-coup dans l'intérieur des vaisseaux. Mais sans s'arrêter à ces explications subtiles si fort à la mode aujourd'hui, des médecins
moins chimistes, mais plus observateurs, penseront peut-
être que cette lividité n'est qu'un symptôme de la débilitation de la circulation, de l'engorgement et de la stase
du sang dans les réseaux capillaires, et ne doit point
être désignée comme une maladie.

un écoulement plus ou moins abondant d'un sang clair et brunâtre. Dans ce cas aussi, on voit par fois le sang être repoussé des troncs veineux aux parties génitales ; le scrotum , le pennis prendre en peu de tems une teinte noirâtre qui , comme cela est arrivé , a été regardée comme une preuve de violence exercée sur ces organes pendant la vie de l'individu.

La stase , la congestion du sang n'est point bornée aux vaisseaux capillaires de la peau ; mais elle peut avoir lieu dans tous les organes qui admettent dans leur composition un grand nombre de vaisseaux sanguins et de réseaux capillaires. On l'observe surtout aux poumons. On en apercevra facilement la raison , si l'on se rappelle que le sang , qui revient de toutes les parties du corps , doit traverser les poumons pour y éprouver des changemens , une dépuration nécessaire à l'entretien de la vie ; mais, lorsque les propriétés vitales s'anéantissent , le sang poussé par les derniers efforts du cœur , remplit les vaisseaux des poumons, les distend , les engorge , augmente ainsi le poids, la densité de l'organe , et lui donne une teinte livide plus ou moins foncée et étendue ; quelquefois même la couleur des poumons est dans certains endroits entièrement noire , et ces organes paraissent affectés de gangrène ; mais souvent cette

apparence est illusoire, et on le reconnaîtra facilement si l'on examine la consistance des poumons; si après en avoir coupé une portion, on
la lave, on l'exprime dans l'eau. Mais quels que
soient l'engorgement, la teinte des poumons, ces
altérations cadavériques ne s'observent pas également dans toute l'étendue de l'organe ; elles diffèrent selon la situation dans laquelle le corps s'est
refroidi. Ainsi, lorsqu'un homme meurt couché
sur le dos, ce qui est le plus ordinaire, l'engorgement, la couleur livide des poumons, se trou-
veront à leur portion dorsale ; s'il meurt dans une
autre attitude, les lividités de la peau et des poumons se remarqueront spécialement aux surfaces
sur lesquelles le corps appuyait lorsqu'il a perdu
le mouvement et la chaleur.

Il n'est pas rare aussi de trouver aux viscères
de l'abdomen des taches diffuses, superficielles,
rougeâtres ou diversement colorées; ainsi presque
toujours on trouve sur la portion droite et ascen-
dante de l'intestin colon une tache jaunâtre,
verdâtre ou même brunâtre, qui s'étend parfois à
une partie de l'estomac, du duodénum, de l'épiploon, et qui toujours correspond à la vésicule
biliaire ; d'autres fois à la suite de quelques
affections, on trouve à la surface de l'estomac
une large tache superficielle d'une couleur rou-

geâtre ou d'un brun clair , qui correspond à
la portion du foie ou de la rate qui appuie sur
ce viscère, et en trace exactement la forme; mais
ces altérations cadavériques dépendent uniquement du contact réciproque des viscères , de la
transsudation qui se fait, après la mort , à travers
les porosités de leurs tissus , de leurs membranes
constitutives , et on les distinguera facilement de
toute impression qui serait produite par une percussion ou violence extérieure, parce que la teinte
de ces taches est bornée à la surface de la membrane extérieure; ou ne pénètre l'épaisseur des
autres membranes sous-jacentes que par une dégradation successive très-remarquable.

L'âge, la constitution du sujet, les affections
qui ont précédé et accompagné la mort, la saison,
le tems plus ou moins éloigné où l'on fait l'examen du corps déterminent des changemens plus
ou moins remarquables dans la forme; l'étendue,
la coloration de ces lividités, l'attitude dans laquelle le corps se refroidit, la situation de ses
diverses parties y produisent aussi des différences;
ainsi lorsque la tête ou les membres sont dans
une situation déclive, le sang s'arrête en plus
grande quantité dans les vaisseaux de cette partie,
les distend, les engorge, et y détermine une
lividité plus ou moins remarquable.

§. VII. L'homme de l'art qui est chargé des visites et des rapports juridiques, doit apporter dans l'exercice de ses fonctions la circonspection la plus grande, pour éviter l'illusion, se garantir des piéges, des prestiges dont l'astuce et l'intrigue cherchent parfois à l'entourer. Dans le récit qu'on lui fait, le plaignant, suivant ses vues particulières, dénature, grossit, exagère les objets; quelquefois même il feint et simule des maladies qui n'existent pas, et il emploie tous les moyens qu'il imagine propres à tromper l'expert sur son véritable état; ainsi, pour simuler des ecchymoses, donner à la peau une teinte livide, quelques-uns se frottent une partie avec un morceau de plomb, de sulfure d'antimoine, de carbure de fer, ou mine de plomb; mais cet artifice grossier se reconnaît facilement; il suffit de toucher, de frotter légèrement la partie avec le doigt, ou de la laver avec de l'eau pour en faire disparaître la lividité; d'autres, pour persuader qu'ils ont reçu des coups au visage, au cou, y appliquent deux ou trois sangsues, qui, par la succion qu'elles font, déterminent toujours une effusion de sang dans le tissu sous-cutané; mais on reconnaît encore facilement la fraude, parce qu'au centre de ces ecchymoses factices on aperçoit la morsure triangulaire faite par les sangsues. Enfin on a vu des gens qui, pour assouvir leurs intérêts, leurs passions, se sont fait de véritables ecchymoses, soit en faisant sucer fortement la peau, comme nous en avons cité un cas, §. 5 ; soit en frappant, serrant, tiraillant ou tordant la peau avec quelque instrument. Il est alors difficile de déterminer si l'ecchymose que l'on trouve doit être attribuée à la rixe, aux violences dont on se plaint. Cependant, si la visite de l'expert n'avait eu lieu que plusieurs jours après la rixe alléguée, si l'ecchymose conservait dans toute son étendue une teinte rouge, brunâtre, sans dégradation de couleur à sa circonférence, on pourrait assurer ou au moins présumer qu'elle est postérieure à l'époque indiquée et connue de la rixe. La forme de l'ecchymose peut aussi, dans quelques cas, servir à en indiquer la cause. On sentira facilement, d'après ce que nous venons de dire, combien, même dans les cas qui paraissent les plus simples, l'expert doit apporter d'attention à toutes les circonstances. Ce n'est pas d'après les récits, déclarations ou assertions du plaignant et de ses affidés, qu'il peut établir raisonnablement son opinion ; ce n'est qu'après avoir bien vu, observé, vérifié lui-même (αὐτόπτος) toutes les circonstances de la plainte, examiné avec soin si les symptômes ou phénomènes qui se présentent sont conformes aux lois de l'organisme, à l'observation, à l'expérience, qu'il peut et doit asseoir son jugement. Sans ce concours d'attentions, le rapport de l'expert peut induire le magistrat dans des erreurs graves, et quelquefois irréparables, comme nous n'en avons que trop d'exemples.

§. VIII. Il serait trop long d'examiner les phénomènes particuliers que présente l'ecchymose dans les différentes parties du corps; nous nous bornerons donc à un petit nombre de cas qui peuvent avoir quelques rapports à la médecine légale.

L'enfant peut éprouver, dans l'acte de l'accouchement, des pressions, des froissemens tels, qu'en naissant on trouvera à différentes parties de son corps, non-seulement des ecchymoses, des tuméfactions plus ou moins volumineuses, mais encore des fractures, des luxations, etc. Ces différentes altérations peuvent être une suite du mode, de la nature de l'accouchement, des manœuvres ou moyens qui ont été employés pour le terminer : elles peuvent être aussi l'effet de quelque violence intentée contre la vie de l'enfant; et quand on trouve le corps d'un enfant nouveau-né qui présente de ces sortes d'altérations, il faut apporter la plus grande attention pour distinguer et déterminer d'une manière po-

sitive si elles sont un effet immédiat de l'accouchement, ou si elles proviennent de quelque violence intentée contre la vie de l'enfant.

Pour éclaircir ce point si important, il faut
observer que, dans l'accouchement, la partie de
l'enfant qui s'engage et se présente la première
éprouve une résistance plus ou moins grande à
franchir l'orifice de l'utérus, à traverser le bassin,
la vulve, et suivant le degré de cette résistance,
la nature, la fréquence, la durée des contractions
utérines, la partie de l'enfant qui se présente la
première est plus ou moins froissée, serrée dans
son pourtour ou dans quelque point de sa circon-
férérence; la circulation, par une suite nécessaire,
est altérée dans son tissu; et de là, tuméfaction,
rougeur, lividité de la partie qui s'est engagée,
rupture de quelques vaisseaux capillaires, ecchymose plus ou moins étendue.

Ainsi, dans un accouchement naturel, prompt,
facile, lorsque l'enfant a une conformation, une
proportion convenables, lorsqu'il présente la tête
dans la position la plus favorable, on trouvera
seulement au sommet de la tête, c'est-à-dire à la
partie supérieure et postérieure, qui correspond
à l'os pariétal droit, une légère tuméfaction
molle, incolore, formée par une stase, une
infiltration séreuse dans les aréoles du tissu

lamineux sous-cutané. Mais si la tête a été arrêtée dans son trajet, si elle a éprouvé de la résistance à franchir l'orifice de l'utérus, il se forme à la partie, par la rupture de quelques vaisseaux capillaires, une tumeur plus ou moins saillante et étendue, qui contient un sang noir, le plus ordinairement fluide. Le siége de cet épanchement sanguin est quelquefois dans le tissu lamineux sous-cutané ; d'autres fois, comme nous l'avons souvent vu, il se trouve sous le péricrâne, à la surface même de l'os, auquel il donne une teinte brunâtre très-foncée. Enfin, lorsque la tête de l'enfant éprouve de grandes difficultés à franchir l'orifice de l'utérus à cause de son épaisseur, de sa rigidité ; lorsque le détroit abdominal (ou supérieur) du bassin est trop étroit, et surtout lorsque la base du sacrum forme une saillie, une protubérance qui rétrécit le diamètre sacro-pubien (antéro-postérieur), et qu'en même temps les contractions utérines, les efforts de la mère sont violens, répétés, la tête de l'enfant s'allonge, se déforme ; la tumeur sanguine devient considérable ; la membrane qui forme l'union ou commissure des os du crâne se déchire en quelques points ; le sang s'épanche sur la méninge (dure-mère), dans les ventricules du cerveau, dans l'intérieur du crâne ; souvent il

28*

y a ecchymose, infiltration du sang entre les deux lames de la méningine (pie-mère); parfois même, lorsque l'angle sacro-vertébral est trop saillant en devant, on trouve à la portion d'os qui appuyait sur cette saillie un enfoncement ou dépression plus ou moins grand, à laquelle on remarque souvent plusieurs petites fêlures linéaires, en étoile, qui partent du centre de la dépression, et sont bornées à la face interne de l'os : d'autres fois l'os est fracturé dans toute son épaisseur, et ses frag-mens sont plus ou moins écartés ou enfoncés sur le cerveau ; le plus ordinairement l'enfant meurt dans l'acte de l'accouchement, ou peu de temps après sa naissance.

Cependant ces lésions qui seraient toujours mortelles pour un adulte, n'ont pas toujours des suites aussi fâcheuses chez l'enfant naissant, parce qu'à cet âge le cerveau n'a ni la consistance, ni l'action ou l'usage qu'il doit avoir par la suite ; elles se guérissent même facilement et spontané-ment, si l'enfant est vigoureux, si le travail de l'accouchement n'a pas été très-prolongé, comme nous en avons rapporté des exemples dans les *Séances publiques de la Maternité*, en 1807 et 1810.

Si l'enfant s'est présenté par les fesses, on trouvera la tuméfaction, l'ecchymose aux parties génitales , au périnée , à l'anus; les muscles des fesses auront une teinte livide , qui se remarquera d'une manière plus sensible aux muscles profonds qui appuient sur le bassin.

Si l'enfant s'est présenté par les pieds , et si l'accouchement s'est terminé facilement, promptement, on ne trouvera que peu de lividité aux pieds , et il n'y aura à la tête ni tuméfaction séreuse, ni ecchymose. Mais si a on fait la version de l'enfant , si on a fait des efforts de traction pour amener le tronc et surtout la tête , on trouvera , par la dissection , sur les jambes, les cuisses, des taches livides , ecchymosées , plus ou moins marquées , formées par la pression des doigts; il n'y aura point de tuméfaction à la tête , mais on trouvera dans le péricrâne , dans le tissu lamineux , des taches rouges , lenticulaires , plus ou moins larges et nombreuses , formées par l'extravasation de quelques gouttelettes de sang; et si la sortie de la tête a exigé de grands efforts de traction , l'articulation de cette partie avec l'axoïde ou seconde vertèbre , est allongée , relâchée , et présente plus de mobilité que dans l'état ordinaire; souvent aussi, dans ces cas , on trouve des ecchymoses, des lividités aux paupières, aux lèvres , et quelquefois même des taches rouges et ponctuées à la surface du cœur.

Enfin, lorsque dans l'accouchement d'un enfant vivant on a été obligé d'employer quelques instrumens, l'impression de leur forme, du mode, du degré de leur action se trouve marquée par une rougeur, une tuméfaction, une teinte livide qui est plus ou moins profonde et persiste plus ou moins long-tems après la naissance.

On pourrait sans doute multiplier ces considérations; mais c'en est assez pour faire sentir combien il faut apporter d'attention et de réserve lorsqu'on est appelé pour examiner le cadavre d'un enfant nouveau-né que l'on trouve caché ou enfoui. Après avoir constaté le volume, la grandeur, le sexe, l'âge de l'enfant, le tems de sa mort, il faut rechercher, déterminer quels ont été la nature, le mode, la durée de l'accouchement, afin de distinguer si les altérations que l'on trouve par la dissection sont une suite, un effet immédiat de l'accouchement ou des violences que l'on aurait pu intenter contre la vie de l'enfant, et les considérations que nous venons de présenter pourront concourir à cet objet important.

L'ecchymose sur le cou mérite aussi, dans les visites juridiques, une attention particulière. Pour en déterminer la véritable cause, il faut observer avec soin la situation de cette ecchymose, si elle se trouve placée à la partie supérieure, moyenne ou inférieure du cou ; il faut en observer l'étendue, la forme extérieure, l'état des parties situées sous la peau ; et en rapprochant toutes les considérations que fournit l'examen des parties, on pourra déterminer la nature, l'espèce de violence qui aura été intentée. Nous rendrons ceci sensible par un exemple qui, en 1736, a beaucoup occupé le tribunal d'Aix.

Un jeune homme est trouvé suspendu à une branche d'arbre par une corde passée autour du cou ; la face est livide, violacée, les yeux saillans, etc. ; mais aucune autre trace apparente de violence ; et si l'on se fût borné à cette seule inspection, on aurait dit avec le peuple que ce jeune homme s'était lui-même pendu. Mais l'expert chargé de la visite, après avoir disséqué avec soin les tégumens du cou, examiné l'état des parties qui y sont situées, ne trouve aucune altération, aucune ecchymose à la partie supérieure de cette région ; mais il découvre sous la peau, un peu au-dessus des clavicules, une ecchymose circulaire et profonde, avec lividité des muscles, aplatissement, rougeur de la trachée-artère, déchirement de quelques faisceaux fibreux ; et d'après cet ensemble de circonstances et de quelques autres qu'il serait trop long de rapporter, il pononce que le jeune homme dont il examine le corps ne s'est point pendu lui-même , mais qu'il a d'abord été étranglé par un lien circulaire placé à la partie inférieure du cou , qu'il a été ensuite suspendu à la branche d'arbre ; et les informations que l'on fit confirmèrent le jugement de l'expert.

Nous avons déjà parlé . §. VI, des ecchymoses qui se forment quelquefois dans l'épaisseur des parois de l'estomac, de l'intestin, à la suite d'efforts réitérés de vomissement , ou de quelque irritation à ces organes ; nous avons aussi parlé de l'engorgement, de la lividité des poumons qui se forme à la mort, par la stase du sang dans leurs vaisseaux : nous ne reviendrons point sur ces objets ; nous ferons seulement une remarque sur l'ecchymose qui survient parfois aux lombes , à un des côtés du thorax, après une plaie qui a intéressé les parois de cette cavité , ou pénétré jusqu'aux organes qui y sont contenus. VALENTIN, *Recherches critiques sur la chirurgie moderne*, prétend que cette ecchymose est toujours le signe certain d'un épanchement de sang dans le thorax ; cependant , très-souvent cette ecchymose ne survient point quoiqu'il y ait épanchement , et quand on la rencontre elle ne dépend point de la transsudation du sang à travers l'épaisseur de la plèvre ; car, dans la vie , quelque minces et poreuses que pa-

raissent les membranes, elles ne permettent point
la transsudation des fluides qu'elles contiennent.
L'observation pratique nous a fourni un cas particulier propre à faire connaître la manière dont
se forment ces sortes d'ecchymoses lombaires à
la suite des plaies pénétrantes du thorax. Un
homme, en se battant, fut blessé à la partie
latérale droite du thorax, entre la quatrième et
la cinquième des côtes sternales, par une pointe
de sabre qui pénétra dans le thorax. Les bords
de la plaie, qui avait à-peu-près 27 millimètres
(un pouce), furent rapprochés, mis en contact
par des bandelettes de taffetas adhésif, soutenues
par des compresses et un bandage de corps. Bientôt la plaie extérieure fut consolidée; mais l'oppression, la dyspnée, l'anxiété augmentaient chaque jour, et indiquaient une lésion intérieure. Le
dixième jour après la blessure, on remarqua une
ecchymose fort large à la région lombaire; mais
les accidens étaient portés à un haut degré, et
le blessé mourut le douzième jour.

A l'ouverture du cadavre, qui fut faite avec
beaucoup de soin, on trouva dans le côté droit
du thorax une grande quantité de sang en partie
fluide; et quoique la plaie fût à l'extérieur bien
consolidée, elle restait béante entre les deux côtes,
et l'on reconnut de la manière la plus évidente

que le sang épanché dans la cavité du thorax refluait par la division qui restait ouverte entre les côtes, et que de là il s'infiltrait dans le tissu lamineux qui se trouve sous le muscle lombo-huméral (grand dorsal), et s'arrêtait à la région lombaire, qui, dans la situation que le malade conservait, était la partie la plus déclive. Après avoir enlevé, abstergé tout le sang contenu dans le thorax, on examina la plèvre, et on reconnut évidemment par sa texture, sa couleur, qu'il ne s'était fait aucune transsudation à travers son épaisseur. Le signe indiqué par VALENTIN comme le plus propre à faire reconnaître l'épanchement de sang dans le thorax est donc illusoire; n'a-t-on pas vu plus d'une fois, à la suite d'une plaie uniquement bornée aux parois du thorax, survenir une ecchymose aux lombes, aux aines, s'étendre même plus loin, suivant la quantité de sang qui s'infiltre dans l'interstice des muscles?

§. IX. La contusion est toujours la suite ou l'effet immédiat d'un choc, d'une violence extérieure, soit qu'un corps dur et obtus mis en mouvement frappe une partie, soit que, par sa masse, sa pesanteur, il agisse en écrasant, distendant les tissus; soit enfin qu'un membre ou autre partie heurte contre un obstacle qui est en repos. Remarquons cependant que les liquides peuvent, jusqu'à un certain point, procurer le même effet. Ainsi, comme l'observe PLATNER (*Institut. chir. ration* , §. 708), une colonne d'eau qui s'échappe par l'orifice d'un tube, et qui tombe d'une certaine hauteur, ou la chute du corps sur une masse d'eau, déterminent aux parties qui en reçoivent l'impression, une ecchymose, une contusion plus ou moins grande. L'explosion, le dégagement de l'air comprimé, condensé, ou d'un fluide gazeux qui se forme et s'échappe tout-à-coup et avec une extrême rapidité, peuvent aussi produire le même effet. RAVATON (*Chirurgie d'Armée, édition de* 1768, *page* 319), en rapporte un cas très-remarquable. Dans un exercice militaire, deux soldats, dit-il, furent chargés d'appliquer le pouce sur la lumière du canon, lorsque l'on bourrait la gargousse ; mais soit que la lumière fût trop grande, soit qu'elle ne fût pas exactement bouchée, le coup partit inopinément, et le feu sortit en partie par la lumière, avec une extrême violence. L'un de ces soldats eut le pouce renversé et brûlé, à l'endroit qui appuyait sur la lumière du canon, avec une plaie légère à la partie interne de ce même doigt ; l'autre eut de plus fracture aux deux phalanges du pouce. Quelle que soit au reste la cause particulière de la contusion, la lésion est essentiellement la même, et consiste toujours dans le froissement, l'écrasement, la dilacération d'une quantité plus ou moins grande des fibres, des réseaux vasculaires sous-cutanés de la partie qui a été frappée ; ainsi, à moins que la mort ne survienne dans l'instant du coup, la contusion est toujours et nécessairement accompagnée d'ecchymose ou extravasation d'une quantité plus ou moins considérable de sang ; car il ne peut y avoir dilacération de quelques fibres ou tissus organisés sans qu'il y ait eu en même temps rupture de quelques vaisseaux capillaires : mais, comme nous l'avons déjà indiqué, l'ecchymose peut exister sans contusion, et elle n'est pas toujours l'effet d'une violence antérieure ; il ne faut donc point confondre ces deux expressions, les employer indifféremment comme synonymes, ainsi qu'on le voit dans un grand nombre de rapports juridiques, dans lesquels les ecchymoses, et même les lividités cadavériques sont indistinctement désignées sous les noms de *contusions* ou *meurtrissures;* inattention qui peut induire le magistrat en erreur, et avoir les suites les plus funestes.

Toutes les parties du corps, même les plus dures, et celles qui sont situées profondément, peuvent être affectées de contusion ; mais les suites, les effets, les phénomènes diffèrent beaucoup suivant la nature, la disposition, l'importance des parties affectées, le degré de leur altération, la forme, le volume du corps qui a frappé, la vîtesse, la force, la direction de son mouvement, et même suivant la saison, la constitution, l'état actuel du sujet qui a été blessé.

Ainsi une contusion peut être légère, apparente, superficielle, bornée à la peau, au tissu graisseux sous-cutané; elle peut être grave, cachée, profonde, s'étendre aux diverses couches des muscles d'une partie, intéresser les nerfs, les vaisseaux, les os, les articulations, les viscères des différentes cavités splanchniques. Quelquefois même, les muscles situés profondément sont fortement contus, sans que les parties qui les recouvrent, présentent aucun vestige sensible d'altération.

Quoique le mode d'altération ou les degrés de la contusion soient extrêmement variables, on peut cependant les rapporter à trois points principaux; 1°. *le simple froissement* des tissus avec rupture de quelques vaisseaux capillaires, ecchymose ou infiltration de sang dans les mailles du tissu lamineux sous-cutané; 2°. *la rupture* ou *dilacération* des tissus, avec ecchymose intermusculaire et thrombus, ou épanchement et accumulation de sang en un foyer; 3°. enfin *l'attrition*, contusion profonde avec écrasement des tissus, stupeur, cessation ou diminution de la circulation dans la partie et tendance à la gangrène; désorganisation complète des parties molles qui paraissent comme mâchées, c'est-à-dire écrasées, comminuées, réduites en une sorte de substance pultacée, mélangée avec une quantité plus ou moins grande de sang noir, fluide, ou à demi coagulé. Ce genre de lésion toujours grave, peut être produit par la chute, la percussion, le trajet plus ou moins rapide d'un corps dur, obtus, pesant, par l'éboulement subit d'une masse considérable de terre; on l'observe surtout aux armées : là, souvent après une bataille, on apporte aux hôpitaux, des militaires qui ne paraissent avoir aucune blessure; ils se plaignent seulement d'engourdissement, de pesanteur à une partie, de la difficulté ou de l'impossibilité d'en exécuter des mouvemens; le plus ordinairement, la peau de la partie affectée ne présente à l'œil aucun changement perceptible; elle conserve sa texture, sa couleur naturelle, mais en touchant la partie, on y distingue une sorte de fluctuation plus ou moins étendue, et si l'on y fait une incision, on trouve, comme l'a dit LE VACHER, une quantité plus ou moins grande de sang épanché; les masses charnues sont écrasées, réduites en bouillie, les os les plus forts, tels que le fémur, sont souvent à nud, dépouillés même du périoste; quelquefois ils sont fracturés. Il n'est pas rare aussi de trouver sur un champ de bataille, des cadavres qui conservent leur forme, leur intégrité, et ne présentent à l'extérieur aucune trace de lésion qui puisse indiquer la cause de la mort; mais on la reconnaît bientôt si on fait l'ouverture de ces corps; en effet, tantôt on trouve un ou plusieurs des viscères de l'abdomen, froissés, contus, écrasés, déchirés, et presque toujours un épanchement plus ou moins considérable de sang noir et fluide, ou des matières contenues dans l'estomac ou l'intestin. Tantôt le désordre se trouve uniquement dans le thorax; le cœur, les poumons sont ecchymosés, contus; quelquefois même leur tissu, ainsi que les gros vaisseaux, sont rompus ou déchirés : et cependant dans ces différens cas, il n'y a à l'extérieur aucune apparence de lésion; souvent même, les os qui forment les parois du thorax ne sont point fracturés, ou ne le sont qu'incomplètement, c'est-à-dire, dans une partie de leur épaisseur (1).

En considérant la nature, la gravité de ces

______

(1) On dit généralement que les fractures ne sont jamais incomplètes, c'est-à-dire, bornées à une partie

lésions intérieures , on sent bien que la mort a nécessairement eu lieu dans l'instant même , et les propriétés vitales ont été si promptement , si complètement anéanties , qu'il n'y a pas eu un

---

de l'épaisseur de l'os , mais cette assertion doit admettre des exceptions , surtout relativement à l'enfance , et à quelques cas ou dispositions particulières. Plusieurs fois , comme nous l'avons indiqué page 432 , nous avons vu , à la suite d'accouchemens longs et difficiles , l'enfant apporter en naissant un enfoncement ou dépression à un des os du crâne , avec des fêlures ou fractures linéaires , bornées à la face interne de l'os. CHESELDEN , *Anat. of the human body* , rapporte qu'il a vu dans deux enfans les cotes fracturées à leur face interne , tandis qu'elles conservaient leur intégrité à la face externe. On observe aussi de ces fractures incomplètes chez des adultes dans lesquels on ne peut soupçonner aucune maladie particulière des os ; il n'est pas rare à la suite d'un coup sur la tête de trouver une fracture à la table interne du crâne , sans que l'externe soit altérée. Dans un homme sain et vigoureux , nous avons vu le plus grand nombre des côtes du côté gauche du thorax , fracturées seulement à leur face interne ; nous en rapporterons les détails (*Voyez* page 451.) Enfin , dans un criminel âgé de quarante ans , qui mourut peu d'heures après avoir subi la torture , nous avons trouvé , au quart supérieur du *cubitus* , une fracture linéaire qui se dirigeait obliquement vers l'extrémité articulaire , et était bornée à la moitié de l'épaisseur de l'os.

temps suffisant pour qu'il se formât une infiltration de sang dans les aréoles du tissu lamineux
intermusculaire ou sous-cutané ; mais quelle est la
cause de ces désordres intérieurs si graves?

Comme ces accidens se remarquent principale-
lement aux armées, à la suite des batailles, on
avait imaginé autrefois que, dans ces cas, la mort
était uniquement causée par *l'air* ou *le vent du
boulet*, c'est-à-dire, comme l'expliquent quelques-uns, par la *simple compression de l'air causée par le passage rapide d'un boulet de canon*,
et cette explication se retrouve encore dans un
Traité de médecine légale publié en 1813; mais
si l'on considère la fluidité, l'expansibilité, la rarité (1) de l'air, l'étendue de l'atmosphère, le peu
de résistance qu'elle oppose au mouvement des
corps ; si, d'un autre côté, on fait attention qu'un
boulet lancé dans l'atmosphère ne peut déplacer
qu'une portion d'air égale à son volume, et qu'en
cédant au mouvement du boulet, cette colonne
d'air se divise en tous sens ; enfin, si l'on compare la densité de l'air à celle d'un boulet de fer,
on est forcé de reconnaître, ainsi que M. LE VA-
CHER l'a démontré (*Acad. de chirurg.*, tom. 4),

---

(1) *Rarité* et non pas *rareté*, expression employée par
LA SALLE, pour désigner l'état d'un corps qui, sous un
grand volume, contient peu de matière.

que dans l'atmosphère l'air ne peut jamais être
comprimé ou condensé au point de devenir une
masse contondante, ou même de faire aucun choc
sensible contre nos parties.

Remarquons aussi que l'action d'un boulet
n'est pas la même dans toute l'étendue du trajet
qu'il parcourt. Dans les premiers instans où la
force de projection est la plus grande, il agit en
même temps par sa masse et sa vitesse ; il perce,
brise, emporte tout ce qu'il touche, tout ce qui
se présente dans le sens de sa direction ; mais
lorsqu'il approche de la fin de sa course, que sa
vitesse est considérablement diminuée, s'il touche
obliquement une partie par la moitié, un tiers ou
un quart de sa circonférence, il agit alors principalement par sa masse, par son poids ; et comme
la peau est souple, extensible, comme les parois
de l'abdomen et du thorax sont flexibles, élastiques, garanties encore par les vêtemens, elles
cèdent à la pression sans se déchirer, se relèvent
ensuite et reprennent leur forme primitive, dès
que le corps comprimant cesse d'agir. Mais les
parties situées plus profondément, qui sont d'un
tissu moins flexible, qui sont appuyées contre
des os, éprouvent nécessairement tout l'effort de
la pression, et sont ainsi contuses, écrasées, déchirées et réduites en une masse pultiforme.

Pour ne laisser aucun doute sur ce point, nous ajouterons que dans plusieurs accidens qui ne dépendaient point d'armes à feu, l'on a observé de même la dilacération , l'écrasement des muscles, des viscères de l'abdomen ou du thorax , sans qu'il y ait aucune apparence extérieure de lésion ; les observateurs pourraient nous en fournir bien des exemples: nous nous bornerons à un seul cas qui nous est propre.

En novembre 1769 , le mommé E. G. , cultivateur à Saulon, âgé d'environ trente ans et d'une forte constitution , regagnait le soir son domicile , en conduisant une voiture attelée de plusieurs chevaux et pesamment chargée de pierres ; tandis que la voiture cheminait, cet homme voulut s'asseoir sur un des chevaux , mais au lieu d'y parvenir il tomba par terre , et ne pouvant se relever assez promptement, une des roues de la voiture lui passa lentement sur la clavicule gauche près du sternum , et continua son trajet obliquement sur tout le côté gauche du thorax. Ce malheureux homme resta sur la place sans donner aucun signe de vie , et ce ne fut que le lendemain matin qu'on le trouva sur la route ; il était couché sur le dos et le trajet de la roue était marqué sur ses habits par une large raie de boue. Cependant il n'y avait à l'extérieur du cadavre aucune apparence de lésion qui pût faire connaître la cause de la mort ; mais après avoir enlevé les tégumens et les muscles qui recouvrent le thorax, nous trouvâmes un écartement, une mobilité extrême à l'articulation sternale de la clavicule gauche ; les ligamens qui l'entourent étaient en partie déchirés ; il y avait aussi au côté gauche du thorax des fractures aux côtes ; mais il n'y avait ni sous les tégumens , ni autour de ces fractures, aucune ecchymose ; ce qui montrait bien évidemment que la mort avait eu lieu dans l'instant même de la pression sur le thorax.

La première côte était fracturée près le sternum ; mais cette fracture était incomplète, car il y avait encore à la face externe quelques lames osseuses qui conservaient la continuité de cette côte ; de sorte que l'on voyait aisément qu'elle avait souffert une pression graduée et très-forte ; la seconde côte était fracturée plus obliquement en dehors, et il y avait au corps de cet os deux fractures distantes l'une de l'autre d'environ trois pouces, ce qui était à peu près la largeur des jantes de la roue ; les autres côtes sternales, ainsi que la première des asternales , étaient également fracturées en deux endroits ; la seconde asternale l'était seulement en un, et toutes ces fractures étaient disposées sur une ligne oblique qui, de

la partie supérieure et antérieure du thorax , s'é-
tendait obliquement à la partie inférieure. Remarquons aussi que toutes ces fractures étaient
incomplètes, partielles , bornées à une partie de
l'épaisseur de ces côtes ; la rupture ou division de
ces os était en effet très-apparente à leur face interne, tandis qu'à l'extérieur ils conservaient toute
leur intégrité.

A l'ouverture du thorax nous ne trouvâmes aucune altération à la pleure ni aux poumons ; le
gauche cependant avait dans toute son étendue
une couleur brunâtre ; mais le péricarde était fort
distendu, plein de sang coagulé ; l'oreillette gauche du cœur était déchirée à sa base près le ventricule, et le déchirement était si considérable que
l'on pouvait facilement porter par cette ouverture deux doigts dans le ventricule gauche.

D'après ce que nous venons de rapporter, il
est donc évident que la pression exercée par le
trajet d'un corps pesant, surtout lorsqu'elle se fait
dans une direction oblique , peut déterminer la
contusion , l'écrasement, la disruption des parties
internes, sans laisser à l'extérieur aucune trace
apparente de son action ; et c'est à de telles causes
et non point à l'impulsion , à la compression de
l'air occasionée par le passage rapide d'un boulet
de canon , qu'il faut attribuer ces contusions

énormes, ces morts instantanées et sans lésion extérieure que l'on observe si souvent aux armées, dans le cours d'une bataille ; mais ces objets sont aujourd'hui trop bien connus pour qu'il soit nécessaire d'y insister davantage.

§. X. Les suites ou effets des contusions sont plus ou moins graves suivant un grand nombre de circonstances, mais surtout suivant la sensibilité de l'organe affecté, l'importance de ses fonctions pour l'entretien, l'exercice de la vie, enfin, suivant l'état dans lequel il se trouvait lors de la percussion; ainsi, dans un homme adulte et vigoureux, la contusion des testicules produit quelquefois une syncope qui peut être mortelle dans l'instant même; d'autres fois elle est suivie de l'inflammation, de la suppuration, de la destruction de l'organe, ou de sa dégénérescence squirreuse ou cancéreuse. — Chez une femme nerveuse, une percussion sur la mamelle, surtout à l'époque de la menstruation, détermine surtout un engorgement qui par la suite peut dégénérer en squirre ou en cancer. — Un coup sur la tête, quelquefois assez léger pour ne produire qu'une ecchymose à peine sensible, est souvent après quelques jours suivi de fièvre, de suppuration à la surface de la méningine (pie-mère) ou entre ses deux lames,

D'autres fois, comme on l'observe lorsqu'une balle a frappé obliquement la tête, et qu'elle a déjà perdu une partie de sa vitesse, la peau du crâne, dans l'endroit frappé, paraît à peine excoriée, ou ne forme qu'une croûte dure et sèche, et cependant l'os sous-jacent est dénudé, contus, et même quelque fois fracturé. — Les faisceaux d'un muscle qui est frappé pendant sa contraction, sont plus facilement, plus profondément dilacérés que s'il était dans le relâchement. — La contusion qui s'étend aux troncs, aux cordons des nerfs qui se distribuent à une partie, est accompagnée d'engourdissemens, de tremblemens, et quelquefois de paralysie. — Celle qui intéresse les artères, les veines principales, peut être accompagnée ou suivie d'hémorragies internes, d'aneurismes, de varices ou de l'oblitération des vaisseaux. — Lorsque la violence s'est portée jusqu'aux os, elle peut en déterminer la dénudation, la fracture, et par suite l'exostose, la carie, l'inflammation, la destruction de la moelle, la nécrostose. — Celle qui attaque les viscères, est suivie d'accidents plus ou moins graves, et quelquefois de la mort dans l'instant de la percussion, suivant la nature de l'organe affecté. — Enfin, quoique bornée à une partie d'un membre, la contusion peut être accompagnée de commotion, ou déterminer par la suite un trouble général qui donne lieu à plusieurs maladies graves, aiguës ou chroniques.

Des détails plus étendus sur la nature, les différences, les suites des contusions, nous éloigneraient de notre objet principal ; nous ajouterons seulement quelques considérations sur la commotion, genre de lésion que plusieurs médecins ont regardée comme un mode ou degré de contusion, et qui toujours est l'effet d'un choc, d'une chute, d'une percussion plus ou moins violente.

§. XI. D'après l'étymologie et la valeur littérale du mot, la commotion (Σεισις HIPP. *commotio*, *concussio*, *succussio*, des Latins), est la secousse, l'ébranlement intérieur que le corps ou une de ses parties éprouvent tout à coup par un choc, une chute, une percussion plus ou moins violente : mais si l'on y fait attention, cette définition, qui paraît si claire et dont on se contente généralement, n'est que la traduction du mot, et désigne seulement le moment, l'action première du choc ; cependant on comprend, sous la même dénomination, les suites ou effets de la secousse ; mais ce qu'il importe le plus en médecine, c'est de connaître l'organe primitivement affecté, la nature de l'affection, les phénomènes ou changemens généraux et locaux qui ont lieu dans son tissu et l'exercice de ses fonctions; ainsi, pour le médecin, la commotion est une affection intérieure qui est produite tout-à-coup par une chute, un choc, une percussion médiate ou immédiate, et elle est caractérisée par un état d'étonnement, de stupeur, d'engourdissement, de diminution plus ou moins grande et durable de la sensibilité, des propriétés vitales, et quelquefois de la mort dans l'instant même.

De tous les organes susceptibles d'éprouver la commotion, l'encéphale y est le plus fréquemment exposé. Quelques-uns même ont pensé que seul il pouvait en être affecté. Du moins les accidens qui résultent d'un choc de la tête, y sont plus promptement et plus fortement prononcés que dans aucune autre partie. Ils ont aussi des suites plus graves, plus fâcheuses et plus variées; cependant on se borne généralement à en distinguer trois degrés.

1°. Lorsque le choc est léger, ses effets se bornent à des vertiges, des éblouissemens ou étourdissemens qui se dissipent dans l'instant ou après peu de minutes; cependant, dans quelques dispositions particulières, il survient, après un intervalle de douze à quinze jours, et quelquefois plus tard, une inflammation de la méningine accompagnée de céphalalgie, de fièvre, et qui souvent se ter-

mine par une exhalation purulente à la surface de
la méningine ou entre ses deux feuillets.

2°. Si l'impression du choc a été plus forte,
le blessé tombe aussitôt dans un assoupissement
léthargique ou coma, avec suspension de toutes
les facultés intellectuelles. Ces accidens, qui per-
sistent plus ou moins long-temps, se terminent
quelquefois par un rétablissement complet, mais
d'autres fois il se forme un foyer de suppuration
dans le parenchyme même de l'organe, qui amène
la mort, après un temps plus ou moins long;
quelquefois aussi il reste paralysie, perte de la
mémoire, faiblesse de quelques-unes des facultés intellectuelles ou sensoriales. Dans ce second degré de commotion, il y a quelquefois contusion du cerveau, épanchement de sang
ou fracture du crâne; souvent aussi il arrive qu'à
l'instant même du coup, le sang sort par les con-
jonctives, le nez et les oreilles, ce qui semble
démontrer que la circulation de l'encéphale a
éprouvé tout-à-coup un changement, tel que le
sang a reflué ou a été repoussé dans les vaisseaux
circonvoisins.

3.° Enfin, la mort peut avoir lieu dans l'instant
même du choc, sans qu'il y ait épanchement de
sang, de sérosité ou autre lésion apparente.

Pour concevoir la cause de ces différences, nous

nous arrêterons à quelques considérations générales sur la structure et la disposition de l'encéphale.

1°. Outre l'importance de cet organe dans l'adulte et la grande influence qu'il exerce sur toutes les parties et sur toutes les fonctions, il reçoit une très-grande quantité de sang qui lui est apportée par quatre grosses artères : et ces artères, flexueuses dans leur trajet, forment à sa base un cercle d'anastomoses, dont partent des branches, qui après s'être divisées et sous-divisées, se partagent en rameaux très-fins et très-nombreux qui pénètrent toute la substance du cerveau; observons aussi qu'en entrant dans le crâne, ces artères perdent une partie de l'épaisseur de leurs parois, et sont ainsi plus minces, moins résistantes.

2°. Cet organe est d'une consistance molle et pulpeuse, peu élastique, facile à déprimer; et outre les ramuscules sanguins qui se distribuent dans son tissu, il est en même temps pénétré de fluide blanc, séreux; aussi, comme l'expérience nous l'a démontré, la dessication diminue considérablement son volume, et lui fait perdre au moins les trois quarts de son poids; ajoutons enfin que cet organe si important, si délicat, éprouve à chaque instant un mouvement alternatif d'élévation et d'abaissement, déterminé par la pulsation des artères, et l'afflux du sang qui y arrive ; il éprouve aussi, et en même temps, un léger mouvement de gonflement ou dilatation et de resserrement tonique ou fibrillaire ; enfin, il remplit exactement la cavité du crâne, dont les parois sont formées par des os plus ou moins durs, épais, élastiques et articulés d'une manière plus ou moins serrée.

Quoiqu'on ne connaisse pas d'une manière positive l'essence du mouvement, du moins on peut en observer, en apprécier les effets, et en déduire des conséquences applicables à notre objet ; ainsi :

1°. Toutes les fois qu'un corps en mouvement frappe un corps immobile ou en repos, il lui transmet toujours soit la totalité, soit une portion plus ou moins grande de son mouvement, et détermine dans son tissu la vibration de ses molécules constituantes ;

2.° Si le corps frappé est dur, élastique, il reprend aussitôt sa forme, et le corps frappant éprouve une déviation, une réflexion plus ou moins grande dans sa direction et sa vitesse primitive ;

3°. Si le corps frappé est mou, peu élastique, incapable de réagir, le mouvement du choc se perd entièrement dans son tissu, d'où résulte dans le corps frappant , cessation totale ou diminution du mouvement, et dans le corps frappé , ébranlement, vibration de ses molécules constitutives , changement dans la forme , la disposition de son tissu ; changement plus ou moins durable suivant la force, la vitesse, la direction du choc.

Il serait trop long, peut-être même déplacé , de rapporter ici les preuves expérimentales sur lesquelles sont fondées ces propositions ; elles sont exposées avec détail dans tous les traités de physique ; nous nous bornerons donc à considérer les effets d'un choc ou percussion plus ou moins violens sur la tête.

On pense généralement que lorsqu'il est frappé, le crâne éprouve un changement de forme. Cette boîte osseuse , dit SABATIER , s'applatit dans le sens de la percussion , et s'élargit dans le sens opposé, pour s'élargir ensuite dans le premier sens, et s'applatir ensuite dans le second, comme il arrive à tout corps élastique et rond. Ces oscillations se répètent et s'affaiblissent jusqu'à ce que le repos renaisse. La commotion est d'autant plus forte, que le corps contendant agit avec plus de force , et que le crâne résiste plus. Elle est moindre dans les circonstances contraires ; en sorte que si la masse et la vitesse du corps qui frappe étant les mêmes, le crâne résiste, la commotion est violente, et que s'il se rompt, l'effet se réduit presque à rien. Il arrive ici la même chose que lorsqu'on essaye de briser une planche mince dont on tient une des extrémités avec les mains, pendant qu'on frappe avec l'autre sur un corps dur. Lorsque cette planche résiste, l'ébranlement qui se communique aux mains, se fait vivement sentir par une sorte de frémissement qui se propage plus ou moins à l'avant-bras et même au bras ; et lorsqu'elle cède, cet ébranlement est presque nul.

D'après ces faits généralement admis, si nous examinons ce qui arrive à l'encéphale par l'effet d'un choc, nous trouverons que les oscillations ou frémissemens produits sur le crâne par l'impression du choc, s'étendent et se propagent dans le tissu même de l'organe, en dérangent tout à coup les molécules constitutives et la circulation intérieure, tendent à exprimer et à faire rétrograder les fluides dont il est pénétré, dans les vaisseaux circonvoisins, et qu'ainsi sa substance, comme le dit LITTRE (Académie des sciences, 1705), est au toucher et à la vue plus serrée et plus compacte que de coutume, et ne remplit pas à beaucoup près toute la capacité intérieure du crâne ; état que l'on a désigné sous le nom d'affaissement du cerveau (*cerebri subsidentia collapsus*). SABATIER (Médecine opératoire, Tom. I, pag. 115) a vu la même chose sur un sujet mort subitement par l'effet d'un coup à la tête. Le cerveau, dit-il, ne remplissait pas le crâne, et il se voyait un vide notable entre les parois de cette cavité et lui; LORRY, ayant assommé un chien par un grand coup sur la tête, l'animal tomba mort, et son crâne, ouvert au même instant, ne laissa voir dans le cerveau qu'une dépression des deux grands lobes, qui occupaient moins d'espace, et qui s'étaient retirés comme sur eux-mêmes (Mémoires des savans étrangers , Tom. III.). DUMAS (Physiologie, tom. III, pag. 327) dit qu'il a remarqué le même affaissement du cerveau avec contraction et endurcissement de sa substance , sans aucune lésion extérieure apparente chez un frénétique, qui, au milieu d'un accès, se précipita par la fenêtre du second étage d'une maison élevée; mais ce qui est très-remarquable , le même fait est rapporté par l'auteur d'une manière bien différente dans le tome 5 du Recueil périodique de la société de médecine de Paris. Il y est dit, page 184, qu'à l'ouverture du cadavre, on trouva un *épanchement de sang* épais et grumeleux sous le pariétal droit. Que croire d'après ces récits si différens?

Nous avons eu plusieurs fois occasion d'assister à l'ouverture de personnes mortes sur-le-champ par un coup ou une chute sur la tête;

mais nous n'avons jamais observé l'affaissement du cerveau ; cependant, nous sommes loin de le nier. En effet, comme cet organe est mou, pulpeux, et pénétré d'une grande quantité de fluides, l'ébranlement qu'il éprouve dérange la disposition de ses molécules constituantes, change le mode de circulation, suspend l'action impulsive des artères, et fait refluer une partie des fluides dans les vaisseaux circonvoisins, ce qui peut lui donner plus de compacité. On peut même rendre cet effet sensible sur le cadavre. RUISCH, dans sa douzième lettre (*de cerebri corticali substantiâ*) rapporte que pour conserver plus long-temps au cerveau sa forme et prévenir son altération, il poussait d'abord dans les vaisseaux une injection de cire, et qu'ensuite, en ébranlant et secouant la tête, il en faisait sortir les fluides séreux, et qu'ainsi le cerveau acquérait la consistance d'un fromage récent, qui pouvait se conserver sans altération, pendant un certain temps, *dein lympham in cerebri tubulos largè stagnantem modestè excutio, undè ejus substantia stabilis evadit, atque duritiem casei recentis nanciscitur.*

Nous avons souvent répété sur le cadavre ce procédé de RUISCH, et nous avons remarqué que des secousses ou percussions répétées sur le crâne augmentent d'une manière sensible la consistance

du cerveau , et, comme nous l'avons déjà remarqué page 19, en brisant le crâne à coups de
marteau , on voit le sang refluer dans les réseaux
capillaires ou s'infiltrer entre les deux lames de la
méningine.

La commotion du cerveau peut être déterminée , non-seulement par une percussion directe
et immédiate sur le crâne ou par un choc contre
un corps dur, mais encore par une percussion in-
directe, telle qu'une chute sur les pieds , les ge-
noux , le bassin , le menton ; elle peut aussi être
déterminée par une violente agitation ou rotation
de la tête , comme le remarque CALLISEN (*pa-*
rag. MLXXX), *vel caput violentam rotatio-*
nem , aut agitationem passum fuerit ; enfin , par
une explosion électrique , et même, dit-on encore, par une violente et subite décharge de canon.

La direction dans laquelle le coup a été porté,
paraît contribuer à ses effets. Ainsi, dit *Marc-
Antoine* PETIT (page 339 de ses Observations
cliniques), les commotions qui se font du sommet de la tête à sa partie inférieure, sont les plus
dangereuses ; elles peuvent même donner subitement la mort, parce que le cerveau, pesant alors
sur lui-même, comprime tous les nerfs qui naissent de sa base. Peut-être pourrait-on dire avec
plus de raison que, dans cette direction, le sang

apporté au cerveau éprouve tout-à-coup une résistance qui en arrête le cours et le fait refluer
dans les vaisseaux circonvoisins ; peut-être pourrait-on ajouter que les molécules constitutives de
cet organe si mou, éprouvent tout-à-coup un plus
grand dérangement dans leurs dispositions.

Les commotions sont moins dangereuses de
droite à gauche et de gauche à droite, et moins
encore d'avant en arrière.

L'âge paraît aussi avoir de l'influence sur
les suites de la commotion cérébrale ; toujours
très - grave dans le vieillard, elle l'est moins
chez les enfans, vraisemblablement à cause de
l'activité de la circulation, et aussi parce qu'à
cet âge le cerveau est encore peu développé et
que son action n'est pas aussi nécessaire pour l'entretien de la vie.

Les commotions du rachidion, moelle épinière ou cordon rachidien, ne sont pas aussi souvent mortelles que celles du cerveau ; mais les
suites en sont infiniment plus longues ; les para-
lysies qui en sont le résultat cèdent difficilement
au temps ou à l'action des remèdes.

En général, la commotion est d'autant plus
fâcheuse que le corps contondant agit avec plus
de force et porte sur une plus grande surface ;
cependant la saison, le climat, la disposition par-

ticulière, l'état de l'individu, lorsqu'il a été blessé, concourent aussi à rendre plus ou moins fâcheuses les suites de la commotion ; ainsi , on a vu plus d'une fois, dans des personnes délicates et nerveuses, ou disposées aux inflammations , la suppuration de la méningine , et même la mort survenir plus ou moins promptement après un coup ou un choc très-léger.

A ces considérations générales sur la commotion du cerveau, convient-il de rappeler cette opinion des anciens qui , d'après des idées astrologiques , attribuaient à la lune , et suivant ses phases, une influence plus ou moins grande sur les corps terrestres et principalement sur le cerveau ? Ainsi, disait à ses élèves *Gabr.* FALLOPIA (Opera omnia , ed. Francof., appendix , pag. 60), vous devez savoir que, dans les pleines lunes, le cerveau éprouve de la turgescence et est rempli d'humidité , tandis que dans les autres phases de cet astre , le cerveau ne remplit pas entièrement le crâne , et laisse un certain espace vide , ce qui est très-vrai, comme je m'en suis assuré par des dissections , *et hoc sciatis esse verissimum quod ego in dissectionibus observavi.* MORGAGNI, qu'on n'accusera pas d'être par trop crédule, après avoir rapporté ce passage et cité *Jean* SALTZMANN qui assure avoir vu un interstice d'à peu près un pouce entre le crâne et les lobes antérieurs du cerveau , dit aussi qu'il n'a pas trouvé également dans tous les sujets le crâne également rempli par le cerveau, mais qu'il n'a pas fait attention si cette différence correspondait aux phases de la lune ; cependant, ajoute-t-il un peu plus bas , comme le volume du cerveau peut augmenter plus ou moins par une cause quelconque qui détermine l'afflux ou la raréfaction du sang, je ne vois pas trop pourquoi on pourrait nier dans quelques cas , et même dans le vivant, ce changement de volume. *Non satis video cur illud minus , magisve a calvaria distare interdum posse vel in viventibus , pernegemus.* (De sed. et morb, causis , epist. LI , n°. 10.)

Mais pour s'assurer d'une manière positive si réellement le cerveau remplit plus ou moins la capacité du crâne , il ne faut pas en faire l'ouverture ni à coups de marteau , ni même avec la scie , car , comme nous l'avons déjà remarqué , des secousses ou l'ébranlement violent de la tête , en altérant ou diminuant les porosités , les aréoles du cerveau , augmentent sa consistance et diminuent son volume ; il conviendrait donc, après avoir découvert le crâne, de placer à son sommet une couronne de trépan pour y faire une ouverture sans entamer la méninge : alors on plongerait la tête dans un vase plein d'eau simple ou colorée, et en faisant une ouverture à la méninge, l'eau s'introduirait dans l'espace vide et en ferait connaître l'étendue. Ainsi, on pourrait juger du degré d'affaissement ou de rapetissement qu'aurait éprouvé le cerveau.

Il serait trop long d'indiquer les altérations diverses que les autres organes peuvent éprouver par l'effet d'une secousse ou violence extérieure : on les comprendra facilement, en considérant leur texture, leur sensibilité, les fonctions et le mode de circulation qui leur est propre ; ainsi, dans l'état de grossesse, la commotion de l'utérus détermine l'avortement ; celle du foie détermine l'ictère, la douleur de l'organe, la congestion et par fois la suppuration. D'après quelques cas particuliers, il nous a paru que la secousse ou une violente percussion sur un os long comme le tibia, produisait la commotion de la moelle contenue dans sa cavité, et occasionait par la suite un fungus médullaire, la nécrose et la carie de cet os.

§. XII. Avant de terminer cette dissertation, il se présente encore deux questions importantes pour la médecine légale, et qui ne nous paraissent point encore avoir été traitées.

1°. *Peut-on faire des contusions sur un cadavre?*

2°. *Peut-il survenir spontanément des ecchymoses après la mort ?*

Plus d'une fois on a vu des hommes pervers
frapper, maltraiter un cadavre; tantôt pour assouvir la haine qu'ils avaient pour l'individu lorsqu'il vivait; tantôt pour déterminer une accusation contre un particulier, appuyer et agraver
les torts qu'on lui impute. Dans ce cas, on peut,
lors de la visite du cadavre, trouver les muscles,
les tissus parenchymateux des parties qui ont été
frappées, écrasés, plus ou moins dilacérés, par-
tagés en plusieurs lambeaux; les os même peuvent
être fracturés. Pour reconnaître et distinguer ces
violences consécutives à la mort, il faut considérer deux circonstances différentes.

Si les blessures ou les percussions n'ont eu
lieu que vingt-quatre ou trente heures après la
mort, lorsque les membres sont devenus roides,
lorsque le corps est refroidi, et que le sang est
exprimé des tissus parenchymateux ou coagulé
dans ses vaisseaux, on reconnaîtra facilement
que ces violences sont consécutives à la mort,
parce que les lèvres de la division sont pâles,
sans gonflement, sans rétraction, qu'il n'y a
point à sa surface aucun caillot adhérent, qu'il
n'y a point d'infiltration de sang dans les aréoles
de la partie déchirée ou du tissu lamineux en-

vironnant. La solution serait plus difficile si les percussions avaient eu lieu peu de temps après la mort, lorsque le corps est encore chaud, le sang fluide, et que les muscles conservent encore une grande partie de leur contractilité : cependant, même dans ce cas, il n'y aura ni tuméfaction, ni infiltration dans les tissus aréolaires ; le sang qui aura suinté par les orifices des vaisseaux dilacérés restera fluide, ou ne formera qu'un caillot sans adhésion aux surfaces divisées. Enfin, les recherches des circonstances antécédentes et concomitantes conduiront à la véritable connaissance de l'objet.

Des coups plus ou moins violens ou répétés, la chute d'un cadavre d'un lieu élevé, peuvent produire la fracture de quelques os. La rupture du cerveau, du foie, de la rate et de quelques autres viscères qui se trouveraient alors remplis, distendus, les testicules, peuvent être violemment serrés, écrasés après la mort ; et dans tous ces cas il n'y a jamais d'engorgement et d'infiltration de sang dans les tissus circonvoisins. Mais peut-il survenir spontanément des ecchymoses après la mort ?

Lorsque l'action vitale cesse, le corps éprouve, avant de passer à la putréfation complète, à la destruction totale, un grand nombre de changemens successifs ou simultanés ; à mesure que la chaleur, que les propriétés contractiles s'éteignent, les membres se roidissent, le sang s'arrête dans les vaisseaux capillaires ; il remplit les vaisseaux des parties les plus déclives ; mais, lorsque la putréfaction s'avance, que le tissu des parties molles perd sa consistance, le sang reprend de la fluidité, il suinte ou s'échappe à travers les parois ou par la rupture des vaisseaux qui le contiennent, et forme ainsi, en se rassemblant sous la peau, des tumeurs molles fluctuantes, qui, lorsqu'on les ouvre, contiennent un fluide noirâtre, sanguinolent. Ces tumeurs sanguines, ces ecchymoses ou thrombus cadavériques surviennent principalement aux parties les plus déclives, au pourtour de celles sur lesquelles porte le corps. Lorsqu'un cadavre est dans la bière ou couché horisontalement sur le dos, c'est à l'occiput, aux lombes qu'on les observe spécialement : il n'est pas rare cependant de voir le scrotum, les paupières se tuméfier, et distendus par un épanchement sanguinolent formé dans le tissu lamineux qui entrait dans leur composition ; mais la fétidité du cadavre, l'état de dissolution de toutes les parties, feront facilement distinguer de la véritable ecchymose ce genre d'épanchement sanguin qui se forme quelquefois après la mort.

QUESTION MÉDICO-LÉGALE,

RELATIVE AUX BLESSURES.

PEUT-ON *déterminer si les blessures que l'on trouve sur un individu ont été faites par lui-même, ou si elles ont été faites par un adversaire ?*

Dans le plus grand nombre de cas de blessures pour lesquels on requiert le rapport des médecins, les circonstances de la rixe sont si bien connues, et peuvent être si facilement constatées par la déposition des témoins, par la déclaration même du plaignant, qu'il ne peut y avoir aucun doute sur la cause des lésions, sur leur véritable auteur. Dans ces cas qui sont les plus ordinaires, les fonctions de l'expert se bornent à constater la forme, la situation, la grandeur des blessures, à indiquer le genre d'instrument qui les a produites, à déterminer quelles peuvent en être la durée, les suites, quel traitement elles exigent; mais il est des cas particuliers, où, pour remplir l'objet de la justice, il convient encore de rechercher, de déterminer si les blessures qui existent sur un individu ont été faites par lui-même, ou si elles ont été faites par un adversaire. La solution de cette question, qui n'a point encore été traitée par les auteurs de médecine légale, est toujours délicate, souvent embarrassante et très-difficile. La forme, la situation, la direction, l'état de la blessure, peuvent dans quelques cas servir à déterminer le jugement des experts; mais ces moyens ne suffisent pas toujours, et pour assurer son jugement, l'expert doit en même temps rapporter, comparer toutes les circonstances accessoires ou concomitantes du cas particulier qui lui est soumis, considérer le temps, le lieu où la blessure a été faite, la manière dont elle a pu être faite, s'il est possible ou même probable que, dans les circonstances données, l'individu se soit blessé lui-même et de propos délibéré, etc.

Quelques exemples pourront répandre du jour sur cet objet délicat, complexe, et faire sentir la nécessité de considérer, de peser toutes les circonstances du cas que l'on a à examiner.

PARÉ (liv. 10, ch. 31) rapporte qu'un Anglais qui avait quelque somme d'écus et une assez grosse chaîne d'or, fut, sous le prétexte de jouer, conduit dans les vignes près de Vincennes ; là il fut assailli par son compagnon qui lui coupa la gorge, lui donna encore quelques coups de dague (sorte de poignard ou d'épée courte), et pensait bien l'avoir tué, le laissant presque en sa chemise ; cependant *le narré qui avait feint être mort, se leva et fit tant qu'il se traîna à la maison d'un paysan, d'où il fut transporté à Paris. Alors on m'envoya quérir pour le panser ; je trouvai qu'il avait la trachée-artère avec l'œsophage entièrement coupés, et subit je recousus sa playe, prenant la trachée-artère et approchant, le plus près qu'il me fut possible, les deux extrémités l'une contre l'autre, puis y appliquai remèdes avec compresses et ligature propres, et incontinent qu'il fut ainsi habillé, il commença à parler et nommer celui qui lui avait fait cet excès. Le meutrier tôt après fut arresté et trouvé saisi des hardes dudit patient;* ce qui ne laissait aucun doute sur l'exactitude de la déclaration.

A ce récit, PARÉ ajoute le cas également remarquable d'un Allemand, pensionnaire chez un banquier, *qui par une frénésie ou forte opinion, la nuit se coupa la gorge d'un couteau, et se donna plusieurs autres coups, tant au thorax qu'au ventre, dont aucuns ne pénétraient au dedans, et les autres étaient superficiels. Le lende-*

main matin, aucuns de ses compagnons le voulant visiter, le trouvèrent fort mal avec une grande quantité de sang respandue autour de lui , et voyant tel spectacle, croyaient et pensaient que c'eût été son serviteur qui lui avait fait tels excès, parce qu'il couchait en sa chambre, lequel fut prins et mené prisonnier au Chastelet, en lui mettans sus (en l'accusant) avoir ainsi meurdri (1) son maître. Or je fus envoyé quérir pour visiter et panser le malade, et voyant la trachée-artère et l'œsophape coupés, avec plusieurs autres playes, n'eus aucune espérance de sa vie , pourquoi fus d'avis qu'on appelast Étienne de la RIVIÈRE, chirurgien ordinaire du Roy, et Germain CHENAL, chirurgien juré à Paris, et fut conclu entre nous qu'il fallait recoudre la playe de la gorge, comme il a été récité ci-devant. Promptement la playe cousue et bandée, ledit patient allemand commença à parler, et confessa que lui-même s'était

---

(1) MEURDRI. Nous remarquons cette expression que l'on trouve dans PARÉ et d'autres écrivains de ce siècle, pour faire sentir la véritable signification du mot *meurtrissure* , qui, comme nous l'avons indiqué, pag. 395, ne doit pas, dans un rapport judiciaire, être employé indistinctement et comme synonyme *d'ecchymose*, parce qu'il présente l'idée d'une violence faite par un adversaire.

fait tel excès, et déchargea du tout son propre serviteur, en nos présences, et de plusieurs autres, et principalement de deux notaires et d'un commissaire du Chastelet; par ce moyen fut mis ledit serviteur hors de prison, et absous entièrement par la confession que fit son maître (1).

Ainsi, par les attentions, l'adresse, l'intelli-

---

(1) Outre le point de doctrine médico-légale qui nous intéresse spécialement ici, nous trouvons dans ces cas deux particularités qui paraissent mériter quelque attention.

1°. Des expériences faites par GALIEN sur des animaux, et souvent répétées par la suite, semblaient avoir démontré que les animaux perdaient la voix dès que les nerfs trachéaux (comm. récurrens ou vocaux) avaient été coupés, et qu'ils ne la recouvraient qu'après un temps plus ou moins long. Cependant, quoique dans les deux cas cités par PARÉ , ces nerfs eussent nécessairement été coupés, puisque l'œsophage l'était complètement, les blessés parlèrent aussitôt que les bords divisés de la trachée-artère , furent rapprochés par des sutures, et soutenus par un bandage approprié ; il faut donc conclure de ces faits, qu'au moins, dans l'homme, la formation de la voix dépend essentiellement des nerfs laryngiens (com. larynges), et non point des nerfs trachéaux, comme on l'a dit et comme on le rapporte encore.

2°. PARÉ observe expressément, que ces deux blessés *vécurent quatre jours ; que, pendant ce temps, ils furent*

gence de PARÉ, toute incertitude fut dissipée, la vérité fut reconnue, et la justice rendue avec équité; mais si ces deux blessés n'eussent point recouvré la parole, s'ils n'eussent pu donner des renseignemens sur la cause de leur accident, ou bien, ce que l'on a vu plus d'une fois, s'ils fussent morts sur-le-champ même par l'effusion d'une grande quantité de sang, que serait-il arrivé? Celui qui avait assassiné l'Anglais dans les vignes près Vincennes, n'aurait-il point échappé

---

alimentés seulement par des clystères et des choses odoriférantes nutritives, comme mie de pain chaud trempée en vin, parce qu'ils ne *pouvaient nullement avaler, et que l'œsophage s'était retiré vers l'estomac.* Comme l'œsophage n'est uni aux parties circonvoisines que par un tissu filamenteux, lâche, très-extensible, il est sans doute facilement entraîné, retiré du côté de l'estomac, lorsqu'il a été coupé transversalement; mais cette rétraction est-elle bien grande? la résistance est-elle insurmontable? ne pourrait-on pas, dans le fond de la plaie du col, retrouver l'extrémité froncée, retirée de l'œsophage? et avant de rapprocher les bords divisés de la trachée-artère ou du larynx, ne pourrait-on point, pour nourrir plus sûrement le blessé et conserver plus long-temps sa vie, introduire dans l'œsophage une sonde élastique, dont une extrémité entrerait dans l'estomac, et l'autre sortirait par la bouche ou les cavités nasales?

aux recherches, aux poursuites de la justice? et ce malheureux domestique que l'on accusait si injustement d'avoir assassiné son maître, parce qu'il couchait dans la même chambre, et que déjà l'on avait traîné dans les prisons, n'y aurait-il pas péri de chagrin, de misère, de maladies, et à l'aide des réponses arrachées par la torture, n'aurait-il point même été conduit à l'échafaud ? Mais sans nous égarer dans de telles suppositions, voyons ce qui nous concerne plus particulièrement; qu'aurait fait dans ces deux cas, le médecin appelé pour constater le genre et la cause de la mort? Sans doute il n'aurait pas manqué d'indiquer, dans son rapport, le nombre, la forme, la situation des différentes plaies; il aurait surtout insisté sur la plaie située à la partie antérieure du cou; il aurait rapporté que non-seulement la trachée-artère et l'œsophage avaient été coupés transversalement, mais encore le tronc des artères céphaliques; et de là il aurait conclu que la plaie du cou avait causé la mort dans l'instant même, par la grande hémorragie qui avait eu lieu; en se bornant à cet énoncé, on ne touche pas le point essentiel qui doit fixer la sollicitude du magistrat; le *quid* ou le matériel du fait est constaté, mais on ne détermine, ou n'indique même point *per quem*, si la mort peut être l'effet du suicide ou d'un assassinat.

Dans tous les cas où l'on ne peut par témoins acquérir des renseignemens sur l'auteur des lésions, et lorsque l'on peut douter si la mort ne serait pas l'effet d'un suicide ou d'un accident imprévu, involontaire, il faut considérer avec la plus grande attention, non-seulement la situation, l'état du corps, mais encore tout ce qui l'environne, et sans s'immiscer de la marche à suivre dans la procédure juridique, le médecin expert peut, en examinant, en rapprochant, en pesant toutes les circonstances qui se présentent à son observation, fournir au commissaire instructeur des indices, des aperçus propres à diriger les recherches ultérieures, et conduire à la découverte de la vérité. Ainsi dans le premier cas où nous supposons que l'on a trouvé l'Anglais mort dans les vignes de Vincennes, baigné dans son sang, et percé de plusieurs coups de *dague*, si l'on considère le lieu, l'état du corps qui est dépouillé de ses vêtemens et presque en chemise, si quelques-unes des plaies sont situées à la face dorsale ou postérieure du tronc, on ne peut douter de l'assassinat.

Reportons actuellement nos considérations au second cas rapporté par PARÉ, et supposons que l'Allemand qui en fait le sujet, est mort sur-le-champ, et qu'avant de mourir il n'a pu parler ni donner, soit par gestes, soit par écrit, aucuns renseignemens sur la cause de son état. Quelle différence dans toutes les circonstances concomitantes? Ici ce n'est point dans un lieu écarté, mais c'est dans le sein d'une ville populeuse, dans une maison habitée par plusieurs personnes, que la scène a lieu; et , comme tout semble l'indiquer ici, si l'on eût trouvé cet homme couché dans son lit , entouré de ses rideaux, ayant près de lui un couteau ensanglanté, si la forme des plaies répondait à celle du couteau, si toutes étaient situées à la face sternale ou antérieure du tronc, si le sang était seulement répandu autour du corps, si on n'en apercevait aucune trace dans les autres parties de la chambre, enfin ce que l'on pouvait si facilement constater sur-le-champ, si les voisins n'eussent entendu aucun bruit, aucun tumulte extraordinaire, si aucun des effets du blessé n'eût été enlevé ou déplacé , s'il eût été constaté que depuis quelque temps, ce jeune homme était malade , qu'il avait quelque sujet de chagrin, d'inquiétude, si ses amis qui le voyaient journell.ment, avaient remarqué qu'il fût taciturne, plus triste qu'à l'ordinaire, ce concours, cet ensemble de circonstances, était assurément bien propre à donner l'idée d'un suicide, et si on les eût pris en considération, on n'aurait pas, sur une apparence

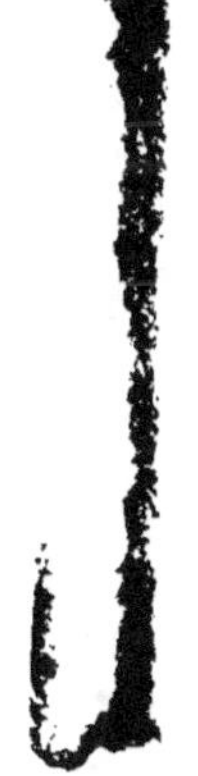

illusoire , traîné en prison ce malheureux domestique qui couchait dans la chambre de son maître.

D'après ce qui vient d'être dit, on aperçoit combien, dans ces sortes de cas, il faut apporter d'attention aux circonstances concomitantes ou antécédentes. Il importe surtout de prendre des informations exactes sur l'état habituel du sujet, de rechercher avec soin si , quelque temps avant l'accident, il n'a pas eu quelques affections morales, si l'on n'a pas observé quelques changemens manifestes dans son caractère, ses discours, ses mœurs, son régime; car la manie, l'hypocondrie , la nostalgie, diverses affections fébriles, nerveuses, conduisent au suicide, ou inspirent les idées les plus bizarres; et quelquefois les affections morbides sont cachées par une apparence de raison, de santé, qui en impose au vulgaire, et ne peuvent être bien reconnues que par le médecin observateur. Nous pourrions en citer plusieurs exemples ; mais nous reviendrons sur cet objet dans la suite de cet ouvrage, lorsque nous traiterons du suicide et des moyens de le distinguer de l'assassinat.

Dans le grand nombre de rapports que DEVAUX a recueillis dans son ouvrage, nous en trouvons un (page 219), relatif à la question qui nous occupe, nous le transcrivons non comme un modèle à suivre, mais parce qu'il donnera lieu à plusieurs remarques.

RAPPORT *de la condition d'un coup d'arme à feu, pour savoir si l'arme a crevé dans la main du blessé, ou si le coup a été tiré exprès sur sa personne.*

« Rapporté par moi soussigné, maître chirurgien juré, à Paris, que de l'ordonnance verbale de nosseigneurs du grand-conseil, j'ai vu et visité le nommé *Edme Hamoy* dit *Langevin*, en présence de M. *Lucas*, procureur de la partie, qui ont requis de moi si les blessures dudit *Langevin* ont été faites par une arme à feu, crevée dans les mains du blessé, ou par un coup de cette arme qui lui aurait été porté en dehors. Après avoir considéré avec attention toutes les cicatrices, leur figure et leur situation, je les ai trouvées trop ramassées entre elles pour procéder d'une arme crevée entre les mains du blessé, laquelle cause toujours à la main de terribles écartemens qui produisent des cicatrices fort étendues. Ce qui me fait croire que ces cicatrices ont succédé à un coup qui a été tiré de propos délibéré sur la personne dudit *Langevin*.

» Fait le 14 avril 1662. »

31*

REMARQUES.

Ce rapport est défectueux par l'omission des principales circonstances, par la négligence dans l'exposition de l'état actuel du sujet, de la partie blessée, et ces défauts se remarquent dans presque tous les rapports que DEVAUX a recueillis. On n'avait point encore établi d'une manière précise, ainsi que nous l'avons fait (*Voyez* page 100), les règles, les divisions qu'il faut observer dans la rédaction des rapports ; on se bornait au simple énoncé des blessures, souvent sans indiquer leur forme, leur direction, leur disposition particulière, et toujours sans faire aucune mention des circonstances antécédentes ou concomitantes ; enfin, on pensait qu'un rapport ne peut être trop court, et qu'il remplit complètement l'intention de la justice, lorsqu'il présente l'opinion ou jugement de l'expert. Sans doute un rapport judiciaire doit être court, précis et aussi court qu'il est possible, mais en même temps il doit être exact, c'est-à-dire contenir tout ce qui est nécessaire pour bien faire connaître la nature, les causes et les effets de l'objet soumis à l'examen de l'expert ; et ces détails doivent être si clairs, si précis, qu'en les lisant, l'homme impartial, instruit, puisse sur-le-champ reconnaître la justesse des conclusions de l'expert. Sans cette condition essentielle, le rapport ne peut mériter aucune confiance, et comme nous le voyons encore de temps en temps, chacun peut à son gré, ou suivant ses vues particulières, attaquer, constater, rejeter entièrement l'opinion de l'expert, parce que l'on ne trouve point, dans son rapport, les motifs qui doivent servir de base à la conclusion, ou parce que ces motifs sont mal ou incomplètement exprimés. Ainsi, dans le rapport que nous venons de transcrire, l'expert dit que l'examen de la partie blessée *lui fait croire que ces cicatrices ont succédé à un coup qui a été tiré de propos délibéré sur la personne dudit* LANGEVIN; mais les motifs qui pourraient servir de base à cette étrange conclusion, ne se trouvent point dans le rapport; et sans indiquer la figure, l'étendue, la situation des blessures, l'expert se borne à dire que *ces cicatrices sont trop ramassées entre elles, pour procéder d'une arme à feu crevée entre les mains du blessé,* accident qui *cause toujours à la main de terribles écartemens, qui produisent des cicatrices très-étendues.* Cette remarque est judicieuse, mais n'est cependant pas toujours fort exacte, car lorsque, par l'explosion de la poudre, le canon d'un fusil vient à crever dans les mains de celui qui l'a tiré, la forme, la grandeur de la blessure diffèrent beaucoup suivant le lieu de la crevasse du canon, et la force de l'explosion ; si la crevasse du canon s'est faite principalement en bas et sur les côtés, la main qui le soutient (et le plus ordinairement c'est la main gauche), présente de grands délabremens ; la paume de la main est noircie par l'inflammation de la poudre, le plus ordinairement déchirée profondément en différens sens ; souvent aussi le pouce, les doigts sont en partie déchirés, écartés ou déjetés en dehors, et parfois quelques os du métacarpe ou des doigts sont fracturés; toujours enfin les désordres sont beaucoup plus grands, plus marqués à la face interne ou palmaire de la main, qu'à sa face externe ou sus-palmaire. Au contraire, lorsque la blessure de la main provient d'un coup de fusil chargé d'une ou plusieurs balles, et tiré par un adversaire, la plaie a un aspect bien différent; sa forme est plus régulière; et si la balle poussée avec force, a traversé l'épaisseur de la main, son entrée est circulaire, enfoncée, déprimée, et sa sortie qui est diamétralement opposée à l'autre, est plus irrégulière, et surtout relevée au-dessus des tégumens; si la force de projection était moindre, la balle est arrêtée dans le tissu de la partie, et son trajet plus ou moins oblique, parfois éloigné de son entrée; et d'après la position la plus ordinaire de la main dans les divers mouvemens, on

trouvera presque toujours l'entrée de la balle , à
la face externe ou sus-palmaire, et la sortie à la
face interne. Ainsi, en recueillant, en rapprochant
toutes les circonstances , en considérant la figure,
l'étendue, la situation de la blessure, le trajet plus
ou moins oblique de la balle, on pourra déterminer d'une manière précise si la blessure que l'on
est chargé d'examiner est produite par la crevasse
accidentelle d'un fusil que l'on tirait, ou si elle
provient d'un coup tiré par un adversaire; on
pourra même, jusqu'à un certain point, déterminer si le coup a été tiré de loin ou de très-près.

Il est cependant des cas particuliers où la blessure, quoique faite par un adversaire, peut avoir
son entrée à la face palmaire de la main. Mais en
rapportant toutes les circonstances qui ont précédé et accompagné la blessure, on pourra encore
en assigner la cause et le mode, ainsi qu'on le
verra dans l'article suivant.

PRÉCIS *des circonstances qui ont déterminé la
visite d'un grand nombre de militaires blessés,
après les batailles de Bautzen et de Wurtchen.*

Article communiqué par M. le baron LARREY,
chirurgien en chef de l'armée.

« Etant à Dresde , après la campagne de Silésie, le chef suprême de l'armée à qui j'avais rendu

compte (pour ce qui me concerne) du résultat des batailles de *Bautzen* et *Wurtchen*, témoignait sa surprise aux officiers-généraux de sa cour sur le grand nombre de blessés que ces deux batailles avaient produits. Plusieurs de ces personnages, pour donner à ces deux journées tout l'éclat que leur chef paraissait désirer, cherchèrent à lui persuader qu'une grande partie de ces soldats et notamment ceux qui avaient les mains entamées, les doigts déchirés ou emportés, s'étaient blessés volontairement pour se retirer du combat et se soustraire au service militaire ; il repoussa d'abord cette idée, mais bientôt il y fut ramené par divers propos inconsidérés, et surtout par l'assertion de plusieurs médecins d'un grand nom, qui, d'un ton tranchant, prétendaient pouvoir facilement distinguer la blessure qui aurait été faite volontairement par l'individu lui-même, de celle qui serait faite par un adversaire. Quelques-uns même plus audacieux, osèrent dire qu'ils avaient été témoins de ces mutilations volontaires : ainsi, disaient-ils, il faut des mesures énergiques, des exemples frappans pour arrêter une telle contagion morale.

» D'après tant de propros avancés et répétés d'une manière si positive, un ordre du jour prescrit la formation d'un jury composé du chirurgien

en chef de l'armée, et de quatre chirurgiens principaux, à l'effet de visiter tous les soldats qui seraient blessés à la main ou mutilés d'un doigt, et
de désigner ceux qui seraient reconnus pour s'être
blessés eux-mêmes. On assigna pour lieu du ras-
semblement et de la visite la maison de la douane,
au camp retranché sur la route de *Bautzen*, et il
me fut ordonné de procéder sans délai à cette
opération.

» Comme on était persuadé d'avance que l'examen du jury confirmerait entièrement les idées
que l'on s'était formées sur la nature et la cause
de ces blessures, on avait déjà arrêté de prendre,
dans le nombre de ces blessés, quatre individus
de chacun des corps d'armées (et il y en avait
alors douze) pour être conduits devant M. le
grand-prévôt, interrogés, condamnés et ensuite
fusillés chacun à la tête de leur corps respectif,
afin, disait-on, de contribuer à la guérison de la
funeste maladie morale de l'armée; une instruction particulière portait aussi de faire tomber ce
choix sur ceux qui, soit sur la physionomie, soit
sur des rapports particuliers, paraîtraient instiga-
teurs de ces mutilations, ou de mauvais sujets:
enfin, l'instruction portait d'autres détails qu'il
est inutile de rappeler ici.

» Avant de me conformer à cet ordre rigoureux qui, disait-on , devait rester secret jusqu'au moment de l'exécution et qui cependant fut bientôt divulgué , je voulus éclairer le chef suprême de l'armée et lui présenter quelques considérations propres à lui faire connaître d'une manière précise les causes particulières qui, dans le cas actuel , avaient pu déterminer ces sortes de blessures.

» 1°. C'est toujours après des batailles, après des engagemens plus ou moins opiniâtres et nombreux, que l'on a vu de ces mutilations aux doigts, de ces blessures aux mains; que déjà plus d'une fois on a élevé des doutes sur leurs véritables causes; mais si l'on veut bien y faire attention, il est difficile, pour ne pas dire impossible, que dans le combat un soldat puisse, avec une arme à feu, se mutiler les doigts sans être aperçu par ses camarades, et par conséquent sans que le fait soit bientôt divulgué. Le mécanisme de cette opération, de quelque manière que l'on veuille l'imaginer, est d'ailleurs aussi difficile que dangereux.

2°. En nous attachant spécialement aux batailles de Lutzen et de Bautzen, on doit remarquer que, dans ces deux journées mémorables pour les troupes françaises, la plus grande partie des combattans était formée de jeunes conscrits qui n'avaient jamais fait d'exercice, et lorsque l'on commandait un feu de file sur trois rangs, il est arrivé plus d'une fois, que ceux du premier rang ont eu les doigts mutilés ou la paume de la main noircie, déchirée, percée par le feu de ceux qui formaient le second ou troisième rang.

» 3°. D'autres fois, après avoir tiré plusieurs coups de fusil, ces jeunes gens qui ne savaient point encore nettoyer leur arme, ont eu la paume de la main percée ou les doigts emportés par l'explosion subite et inattendue d'une nouvelle charge qui chassait en même temps la balle et la baguette qu'ils introduisaient dans le canon de leur fusil (1).

» 4°. Souvent dans une mêlée, le soldat, soit pour arracher le fusil à son adversaire, soit pour détourner le coup, en saisit le canon, et si, dans

---

(1) Il est d'ailleurs bien constaté par tous les hommes impartiaux, que dans ces deux journées, les jeunes conscrits ont montré beaucoup de courage ; mais que sans expérience, les baïonnettes croisées, le fusil armé, ils tiraient à tort et à travers sans distinguer l'ennemi, et ont aussi blessé leurs camarades sans s'en apercevoir. M. Deparis, chirurgien du 36e. régiment, qui s'est trouvé à ces affaires, fut aussi lui-même blessé au pouce de la main gauche et eut le bras traversé d'une balle.

ces mouvemens tumultueux, la main se trouve à l'extrémité du fusil, et si l'arme fait feu, le soldat aura la paume de la main brûlée, noircie par la combustion de la poudre, déchirée par la balle et un ou plusieurs des doigts seront arrachés ou emportés.

» 5°. Dans une charge en échelons ou en ligne oblique, la plus grande partie des balles des troupes opposées, porte sur les mains et les doigts des soldats, comme on l'a spécialement observé à Esselingen et à Celsberg; ce qui avait déjà fait imaginer que ces sortes de blessures avaient été faites volontairement.

» 6°. Dans la guerre des montagnes, les soldats qui en gravissent les flancs, sont obligés, pour tirer sur l'ennemi qui occupe les hauteurs, de lever plus ou moins leur fusil; dans cette position, les mains, et surtout la gauche, sont nécessairement les points les plus saillans, les plus facilement atteints par les balles de l'ennemi; aussi dans ces sortes d'attaques, les blessures des mains et des doigts sont extrêmement nombreuses, comme on a eu l'occasion de l'observer en Espagne et en Silésie.

» D'après ces différentes considérations également fondées sur l'observation et l'expérience, on voit pourquoi les blessures des mains, la mu-

tilation des doigts ont été si communes à la suite
de quelques batailles, de quelques engagemens
particuliers; et quand il se présente tant de causes
évidentes, pourquoi donc en supposer une qui
répugne également à la raison, à la nature, à
l'honneur, le bien le plus précieux pour le soldat
français?.....

» Mais l'ordre était donné, il fallut s'y conformer; on avait conduit à la maison de la douane
deux mille trois cent cinquante militaires blessés
aux mains ou aux doigts, que l'on avait retiré
des hôpitaux circonvoisins; et le jury chirurgical
s'étant rendu au lieu désigné avec les officiers de
l'état-major et un officier de la gendarmerie, pro-
céda en leur présence à la visite de chacun des
blessés, en inscrivant leur nom, leur âge, leur
département, le temps de leur service et surtout en prenant une note exacte du nombre,
de la forme, de la situation des blessures,
ainsi que du temps et des circonstances où
elles avaient eu lieu; enfin, après cette pénible
visite, qui commença à cinq heures du matin
et dura quatre jours consécutifs, le jury rédigea le rapport suivant, qui contient le résultat
de ses opérations.

RAPPORT DU JURY CHIRURGICAL , *établi au camp de la Douane , près de Dresde.*

« D'après l'ordre du chef suprême de l'armée ; en vertu de celui de S. Ex. M. le comte directeur de l'administration de l'armée , exprimé dans sa lettre du 13 juin ,

» Le jury chirurgical, composé de MM. le baron LARREY , inspecteur général , chirurgien en chef de l'armée ; EVE , chirurgien principal, chevalier de plusieurs ordres ; CHARMES , chirurgien major , membre de la Légion-d'Honneur ; THUBANT , chirurgien major des hôpitaux et ambulances ; BECOEUR , chirurgien major des hôpitaux et ambulances ; s'est réuni, le 16 du même mois de juin 1813 , à cinq heures du matin, au lieu désigné , à l'effet de procéder à la visite de deux mille trois cent cinquante militaires de toutes armes , blessés aux mains et aux doigts.

» Cette opération faite sans interruption depuis le moment où elle a été commencée, jusqu'à ce jour 19 juin à midi, a eu pour témoins un officier d'état-major et un officier de gendarmerie, envoyé par M. le grand-prévôt de l'armée.

« L'examen fait avec le plus grand soin a porté :

» 1°. Sur le caractère des blessures et les infir-
mitésqui en résultent ;

» 2°. Sur les causes qui ont produit ces blessures, et la manière d'agir de ces causes ;

» 3°. Sur les circonstances qui ont accompagné
ou précédé ces blessures.

» Il résulte de cet examen :

» 1°. Que presque toutes les blessures ont été
faites par des corps contondans, poussés par
armes à feu, et un petit nombre par armes blan-
ches, dirigées contre ceux qui en ont été atteints ;

» 2°. Que la majeure partie des blessés a présenté
en même temps d'autres blessures en diverses parties de la surface du corps, ou des déchirures plus
ou moins multipliées des vêtement, faites par le
passage de divers projectiles ;

» 3°. Que le petit nombre de blessés chez lesquels
les circonstances précitées ne se sont pas offertes
d'une manière aussi évidente, se compose préci-
sément d'anciens soldats, du dévouement desquels
il n'est guère permis de douter.

» Enfin le jury déclare qu'il n'est point de signes
certains qui fassent connaître la différence existant
entre deux plaies par arme à feu, reçues même à
brûle-pourpoint et produites l'une par l'effet de la

volonté de l'individu , et l'autre par celui d'une puissance étrangère à sa volonté.

» Le jury, en se résumant, déclare qu'il est physiquement impossible d'établir le moindre soupçon, qu'aucun des militaires visités par lui se soit mutilé volontairement, et il pense que la lecture des états qu'il a fait dresser de tous les blessés soumis à sa visite, en expliquant le nombre, en apparence si grand, de mutilations, contribuera à dissiper l'opinion défavorable qui s'est répandue sur le compte de ceux qui les ont éprouvées.

» Ces états indiquent aussi la validité et le genre d'invalidité des blessés.

» En foi de quoi nous avons rédigé et signé le présent rapport.

» Au camp de la Douane, près Dresde, le 19 juin 1813. »

— « Ce rapport était bien loin de répondre aux assertions, aux intentious, aux désirs de ceux qui l'avaient provoqué ; mais il était fondé sur l'exactitude, l'impartialité la plus grande ; il était appuyé par des notes détaillées que, lors de la visite, le jury avait prises sur chacun des individus blessés ; aussi, malgré la disgrâce dont j'étais menacé, et pour prévenir toute interprétation fausse et captieuse, je voulus remettre moi-mettre le travail du jury au chef suprême de l'armée , espérant qu'il voudrait bien encore m'entendre.

» Comme il avait été prévenu par tout ce qu'on lui avait dit, il me fit d'abord plusieurs objections auxquelles je répondis d'une manière précise ; et après diverses observations sur le civisme et la bravoure de nos soldats , sur la nature des plaies d'armes à feu , leurs différences dans quelques cas particuliers , il approuva entièrement le travail du jury ; et, pour en témoigner sa satisfaction , il annula sur-le-champ sa première décision, et ordonna que tous les militaires qui avaient été visités seraient renvoyés à leur corps respectif, pour y recevoir la destination qui leur était assignée dans l'état annexé au rapport du jury.

» Ainsi se termina cette grande affaire qui compromettait en même temps la vie de plusieurs militaires et l'honneur des armées françaises. »

FIN.

EXPLICATION DES PLANCHES.

Quoique dans les §. VIII, IX et suivans nous ayons exposé avec beaucoup de détail la manière de procéder à l'ouverture des cadavres , et que nous l'ayons souvent et depuis long-temps démontrée dans nos leçons publiques, cependant comme elle n'est point encore assez généralement suivie , nous avons cru devoir ajouter ici quelques figures propres à en faire connaître la forme et les avantages.

Nota. Les coupes dont nous donnons ici la figure sont convenables dans le plus grand nombre de cas; il en est cependant quelques-uns où elles doivent être modifiées, ainsi que nous l'avons indiqué dans plusieurs articles.

PLANCHE PREMIÈRE.

Cette planche représente le torse d'un homme adulte vu par sa face sternale ou antérieure, et sur laquelle on a tracé par une ligne ponctuée la forme elliptique de l'incision que l'on doit faire à la peau et aux muscles sous-jacens pour ouvrir en même temps le thorax et l'abdomen, ainsi que nous l'avons indiqué avec les détails nécessaires dans le §. IX et dans notre *Table synoptique de l'ouverture des cadavres.*

Après cette première incision pour ouvrir le thorax, il ne reste plus qu'à scier les côtes sur les parties latérales et le sternum près son extrémité supérieure, ce qu'il faut faire avec précaution pour ne point entamer les poumons, et pour cela on soutient chacune des côtes avec une forte érigne, à mesure qu'on les scie.

*Planche I*ere.

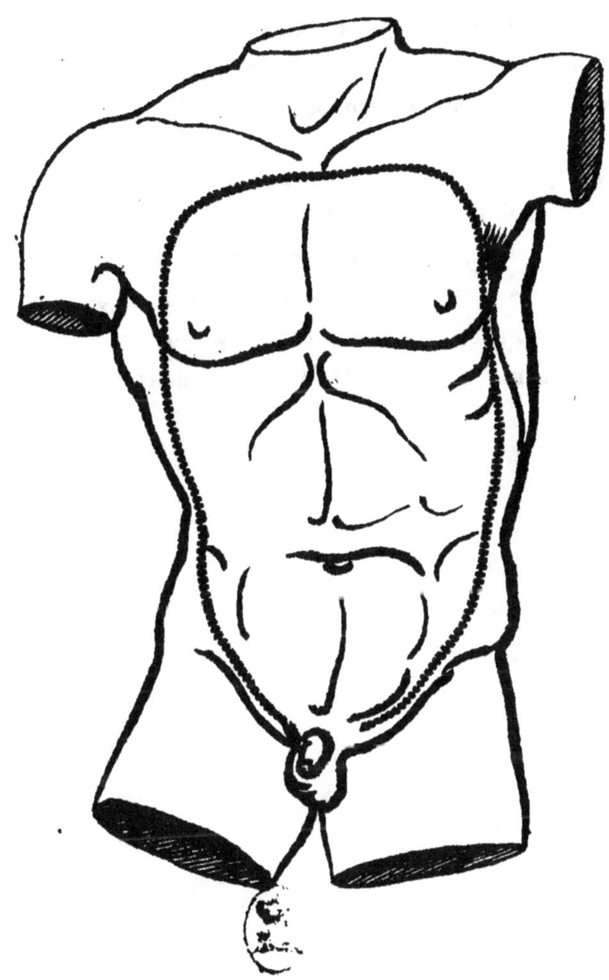

PLANCHE II,

Cette planche représente une autre coupe qui convient dans quelques cas particuliers, et lorsqu'il faut procéder séparément à l'ouverture du thorax, puis à celle de l'abdomen, ainsi qu'il est indiqué page 66.

Dans cette seconde coupe, après avoir fait les incisions tracées dans la figure et avoir séparé les lambeaux de la face sternale du thorax, on peut avec la scie couper les côtes d'un côté et les détacher ensuite avec le scapel de leur articulation au sternum, puis passer ensuite à l'examen de l'autre côté de la cavité de la poitrine.

Planche II.

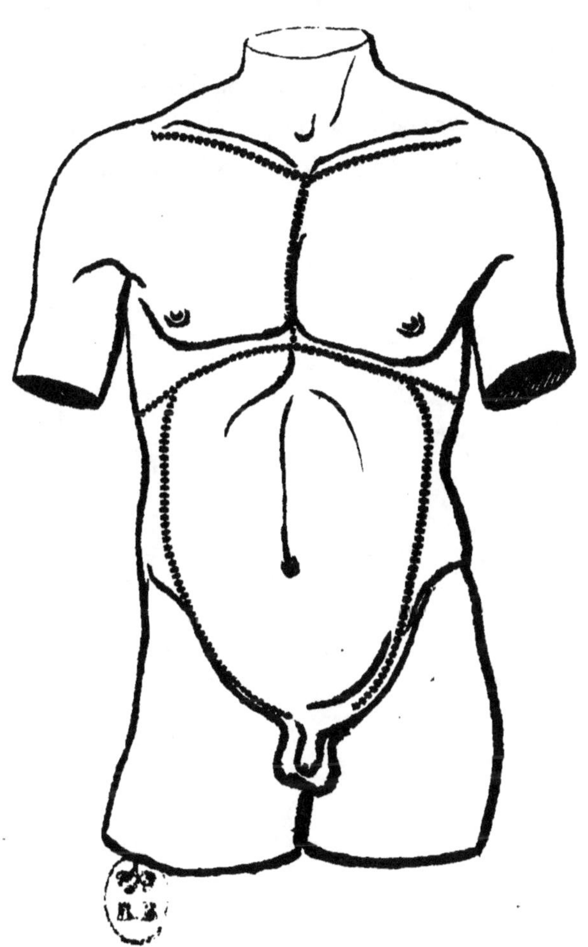

PLANCHE III.

Dans cette planche on a tracé par des lignes ponctuées des coupes que l'on doit faire tant aux tégumens
et aux muscles , qu'à l'os de la mâchoire diacranienne ,
pour l'ouverture de la bouche, du larynx et de la trachée-
artère , comme on l'a décrit page 84 et suivantes.

(5o5)

Planche III.

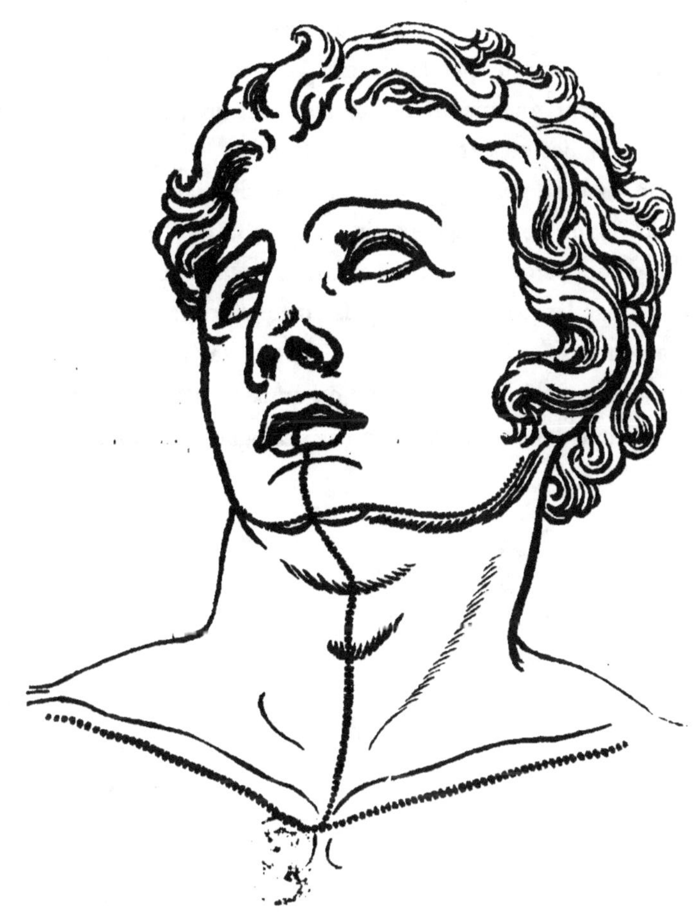

PLANCHE IV.

Cette plànche est relative à l'ouverture du crâne, et comme il importe que le cerveau, ainsi que la méninge, n'éprouvent aucune altération ou déchirure, il faut que la coupe des os soit faite avec attention, et que la calotte osseuse puisse être enlevée sans de grands efforts ; pour cela il convient d'appliquer dans la direction de la coupe des os quatre ou cinq larges couronnes de trépan, par lesquelles on passe la lame flexible d'un couteau-mousse avec laquelle on décolle la méninge qui est adhérente à la face interne du crâne. C'est ce que l'on a exprimé dans cette planche par des lignes ponctuées.

Planche IV.

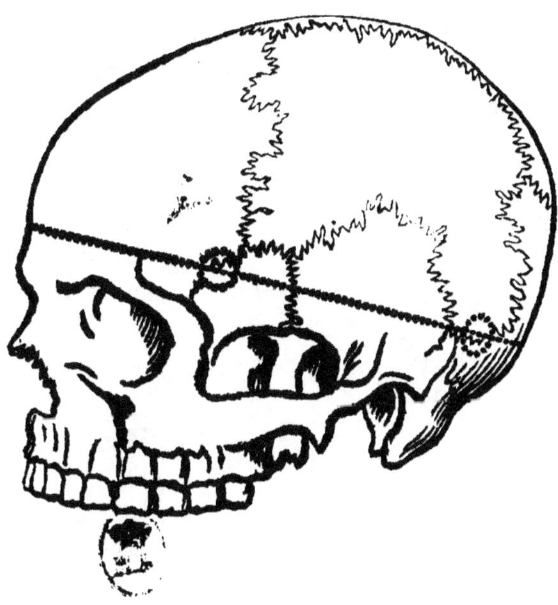

PLANCHE V.

Cette planche représente une coupe qu'il convient de faire au crâne dans quelques cas particuliers, comme il a été indiqué page 59.

Planche V.

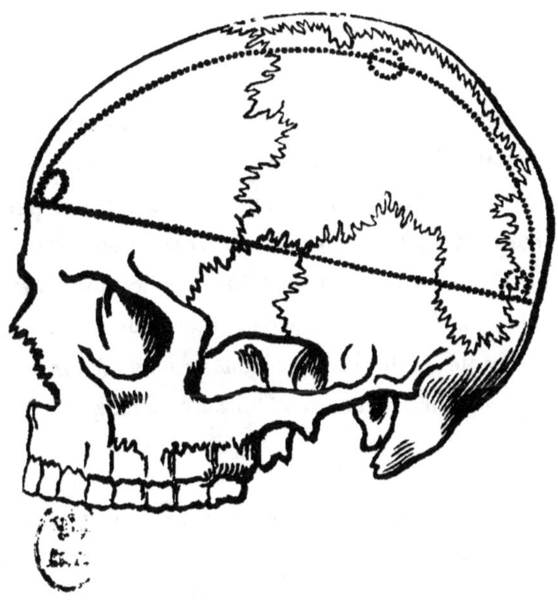

PLANCHE VI.

Cette planche est destinée à faire connaître dans tous ses détails l'instrument que nous employons pour déterminer le diamètre, la longueur des différentes parties du corps et les rapporter à une échelle uniforme et constante. Nous avions d'abord donné à cet instrument le nom de *typomètre*; mais par la suite nous avons cru plus convenable de le désigner sous le nom de *mécomètre*, qui signifie littéralement mesure de longueur.

Comme on l'a indiqué page 36, cet instrument est essentiellement composé d'une tige cylindrique de bois dur et poli, longue de dix à douze décimètres; il ressemble à une canne ordinaire et peut en servir; il a une pomme et une douille : il en diffère seulement par une coulisse ou rainure qui, de la douille ou extrémité inférieure, s'étend jusqu'à la pomme. Cette rainure ou coulisse porte sur ses bords, d'un côté la division décimale ou métrique, et de l'autre la division en lignes, pouces et pieds. A cette longue tige on adapte, à l'extrémité supérieure qui en forme la pomme, une lame de cuivre poli que l'on y arrête à angle droit, ce qui forme un point fixe, immobile; on y place ensuite un curseur

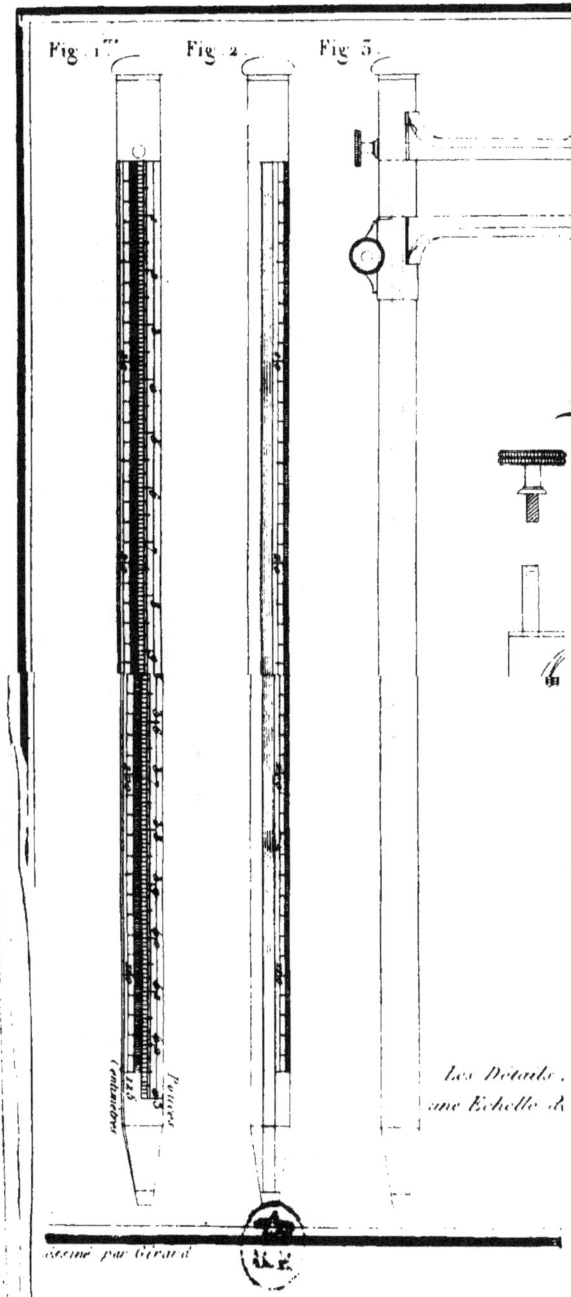

Fig. 1.ère
Fig. 2.
Fig. 3.
Centimètres
Pouces
Les Détails.
une Echelle d.
dessiné par Girard

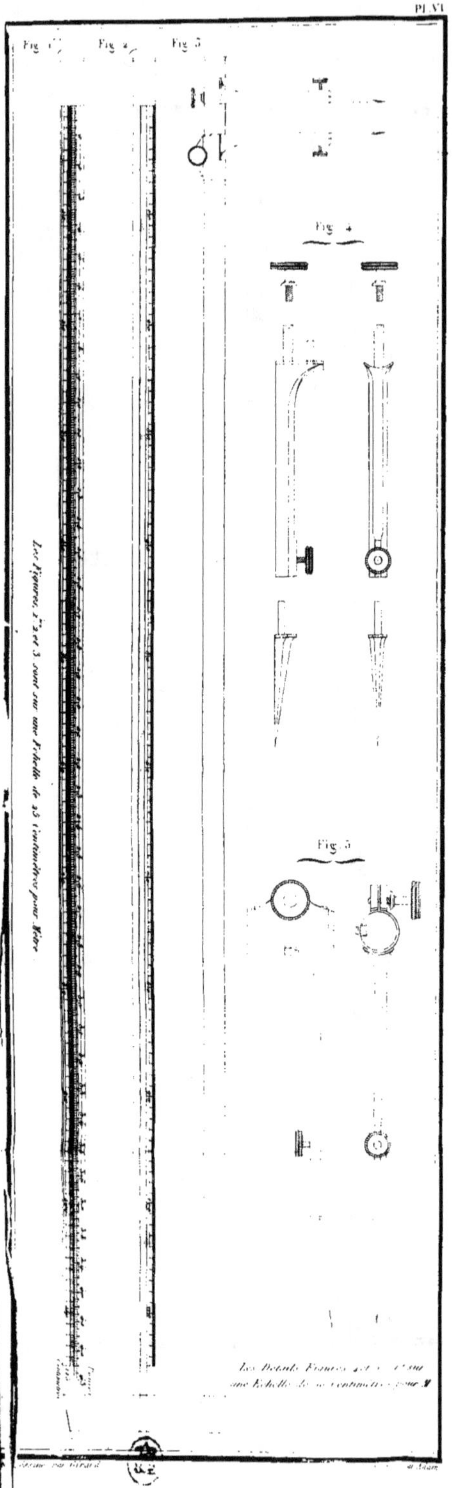

Les Figures, 1.e 2 et 3 sont sur une Échelle de 25 Centimètres pour Mètre.

de même métal et de même forme, qui porte une languette ou mentonnet qui remplit la rainure et que l'on
peut à volonté écarter, rapprocher du point fixe, et
même arrêter au moyen d'une vis.

La figure première représente le mécomètre sur lequel
on aperçoit la rainure qui, de son extrémité inférieure,
s'étend jusqu'à la pomme. Sur les côtés de cette rainure
se trouvent tracées la division décimale, et de l'autre la
division ordinaire. On remarque aussi à la pomme deux
trous qui en traversent l'épaisseur et servent à y placer
la lame de cuivre qui en forme le point fixe.

La figure 2ᵉ. représente le même mécomètre avec la
rainure longitudinale sur le côté de laquelle on a seulement gravé la division ordinaire.

La figure 3ᵉ. représente le même instrument sur lequel on voit la lame qui en forme le point fixe, et le
curseur que l'on rapproche ou l'on éloigne, suivant la
longueur du corps dont on veut déterminer la mesure
précise.

Les figures 4ᵉˢ. représentent la tige qui forme le
point fixe et le bouton qui sert à l'assujétir ; on voit aussi
une pointe de compas qui peut s'adapter à son extrémité libre. On peut de même, lorsque l'on veut prendre
les mesures ou diamètres sur un corps vivant, y adapter
une tige portant un bouton arrondi, et servir ainsi de
compas de proportion.

Les figures 5ᵉˢ. représentent les détails du curseur ; on
y remarquera principalement, 1º. la languette ou men-

tonnet qui remplit exactement la rainure et y glisse facilement sans dévier à droite ou à gauche ; 2°. la vis
par laquelle on peut serrer et arrêter le curseur.

Nota. Le curseur, ainsi que la lame qui forme le point fixe,
ne s'adaptent à la tige que lorsqu'on doit se servir de l'instrument ; hors cela, on les conserve séparément dans une petite
boîte que l'on peut facilement mettre en poche.

TABLE DES MATIERES

PAR ORDRE ALPHABÉTIQUE.

A

B

V

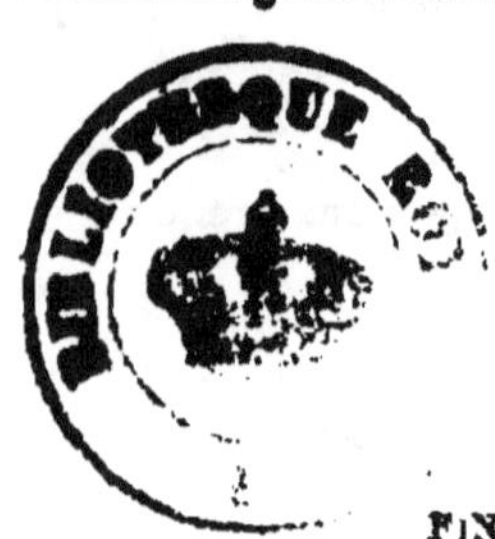

FIN DE LA TABLE.